U0236387

JIMANXING
SHANGKOU
HULI

常用
急慢性伤口护理

卜平元　阳　萍　张　红　主编

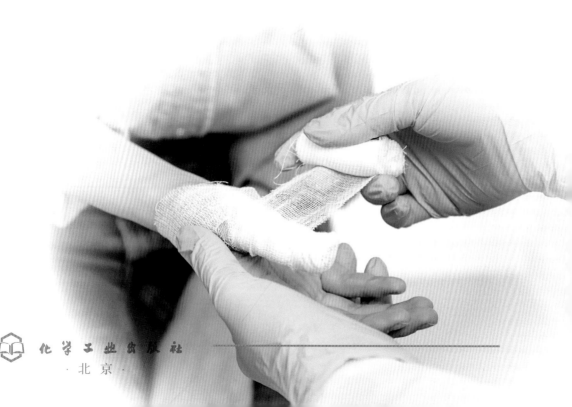

化学工业出版社
·北京·

内容简介

本书参考国内外最新文献资料，结合临床护理真实的案例，较全面地介绍了急慢性伤口病理生理、评估、处理、健康宣教等基础理论和最新研究状况；对急慢性伤口的创面处理、临床治疗等方面的救治作了详细阐述；特别是在本书中各章节的案例分享完全来自临床实践经验，原创性地总结和论述了创面的处理流程，并将创面治疗方法、护理方案、健康指导贯穿于全书，较全面地反映了临床常见急慢性创面临床护理特点与关键技术，临床实用性强。适合护士以及护士生阅读参考。

图书在版编目（CIP）数据

常用急慢性伤口护理 / 卜平元，阳萍，张红主编．
北京 ： 化学工业出版社，2024. 6. -- ISBN 978-7-122
-45870-4

Ⅰ．R473.6

中国国家版本馆CIP数据核字第20241RN568号

责任编辑：戴小玲　　　　　　　文字编辑：何　芳
责任校对：刘　一　　　　　　　装帧设计：张　辉

出版发行：化学工业出版社
　　　　（北京市东城区青年湖南街13号　邮政编码100011）
印　　装：中煤（北京）印务有限公司
710mm×1000mm　1/16　印张19¼　字数501千字
2024年6月北京第1版第1次印刷

购书咨询：010-64518888　　　　　售后服务：010-64518899
网　　址：http://www.cip.com.cn
凡购买本书，如有缺损质量问题，本社销售中心负责调换。

定　　价：148.00元　　　　　　　版权所有　违者必究

编写人员名单

主　编　卜平元　阳　萍　张　红

副主编　何　利　李　曦　胡　蛟　卜　艳　欧阳玲姣　王　川　吴　超

编　者（排名不分先后）

卜平元（中南大学湘雅三医院）　　　卜　艳（长沙泰和医院）

曹海梅（中南大学湘雅三医院）　　　胡　蛟（中南大学湘雅三医院）

李　曦（中南大学湘雅三医院）　　　李　佳（中南大学湘雅三医院）

刘　雁（中南大学湘雅二医院）　　　刘佳佳（河南鹤壁市人民医院）

王　川（中南大学湘雅三医院）　　　王　佳（长沙泰和医院）

欧阳玲姣（中南大学湘雅三医院）　　阳　萍（中南大学湘雅三医院）

张　力（吉林省吉林市中心医院）　　周　勇（娄底市第一人民医院）

那洪波（大连瓦房店市中心医院）　　梁戈傲（中南大学湘雅三医院）

徐　丹（中南大学湘雅三医院）　　　彭蓉芬（中南大学湘雅三医院）

孙慧蓉（中南大学湘雅三医院）　　　陈彩虹（湘潭市中心医院）

孙丽媛（广东中山市人民医院）　　　彭　浩（中南大学湘雅三医院）

何　利（中南大学湘雅三医院）　　　何　微（中南大学湘雅三医院）

彭晓艳（湘西自治州人民医院）　　　张　红（中南大学湘雅医院）

吴　超（解放军总医院第五医学中心）

绘　图　余　典（长沙理工大学）

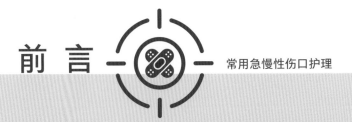

前 言

常用急慢性伤口护理

随着《"健康中国2030"规划纲要》《健康中国行动（2019—2030年）》《全国护理事业发展规划（2021—2025年）》的颁布和实施，医学科学技术的飞速发展，人民群众对医疗卫生服务需求的不断提高，对临床医疗护理工作提出了更高的要求。因此，提高护理队伍整体素质，规范各级医疗机构医务人员的执业行为、全面提升护理技能，已经成为一件刻不容缓的事情。中南大学湘雅三医院组织资深临床医疗和护理专家，以图片和文字形式，形象、直观、规范地指导常见急慢性伤口的处理流程。

本书从伤口护理发展的历史、皮肤的解剖与生理、伤口的基本护理方法，以及常见的急慢性伤口、临床特殊伤口的护理；重点概括了各种伤口的病因、发病机制、分级、治疗原则、护理（包括护理目的、评估、处理流程、健康指导）；甄选临床真实案例详细阐述了护理程序在常用急慢性伤口护理过程中的综合运用，在提升护理技能的同时融入了全病程管理的服务理念。融科学性、实用性和可操作性于一体，促进护理人员技能的提升，对护理人员掌握急慢性伤口的延续护理具有很强的指导意义。本书适合护士及护士生阅读参考。

本书在编写过程中得到了中南大学湘雅三医院、中南大学湘雅医院、中南大学湘雅二医院、湘西自治州人民医院、长沙泰和医院、广东中山市人民医院、湘潭市中心医院、娄底市第一人民医院、吉林省吉林市中心医院、大连瓦房店市中心医院、河南鹤壁市人民医院、长沙理工大学等单位的大力支持和积极协助，在此，谨一并致以诚挚的谢意。由于编者水平有限，书中难免存在不足之处，恳请同行专家、护理界同仁和读者批评指正。

编 者

2024年2月

目 录

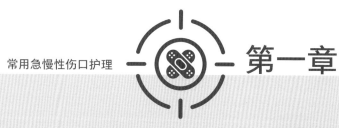

第一章

概述

第一节　伤口护理发展的历史

皮肤是人体最大的器官，成人总面积可达 $1.2 \sim 2m^2$，厚度为 $0.5 \sim 4.0mm$（不包括皮下脂肪层），重量约占人体体重的 16%，参与构成人体的第一道防线。各种各样的皮肤创伤，可能是最常见且最频繁的身体伤害。人类表皮的抵御力相当顽强，完整的表皮能将成批的细菌挡在身体以外，与此同时，血管中的免疫细胞也能发现并摧毁它们；但要是表皮破损或免疫功能下降，这些微生物就会乘虚而入。因此，皮肤照护作为基础护理的重要部分，反映了患者皮肤完整对于生命健康的重要性。现代伤口护理的各种处置指南、专家共识，都来源于翔实的基础医学研究的结论和最佳的临床证据，关于伤口处置的步骤，结合了临床重症医学、药理学、内科学、烧伤整形医学、医学美容、医学营养学等相关学科。伤口护理作为临床基础护理密不可分的工作，体现了护理工作的价值。如何为患者提供全程、高效的伤口护理技术，是伤口护理所面临的机遇与挑战，除外伤、创伤等意外伤害外，各种疑难复杂伤口如压力性损伤、动静脉溃疡、糖尿病足溃疡、大小便失禁、放射性皮炎、癌性伤口等也依然是老龄化社会伤口护理领域的重点和难点。

近年来，随着经济发展水平的提高，特别是"大健康"理念的提出，人们对于生命质量的关注度不断提高。在医院内，伤口专科护士在临床伤口护理工作、持续改进护理质量、提高患者生活质量等方面起到了积极的推进作用。但我国目前仍存在卫生配置不合理、老龄化不断加剧和慢性病发病率逐年上升等难题。在西方发达国家，家庭伤口护理因为具有较好的经济效益和社会效益，已成为国家卫生保健系统的重要组成部分。然而，我国的家庭护理尚处于初级发展阶段，并没有形成规范化的服务体系，比如缺乏互联网＋护理服务的法律保障，居家养老或者老年服务机构缺乏完整的护理技能培训等。伤口专科护士需要向养老机构、基层医疗服务站、社区以及家庭提供更多的专业指导，促进老年人照护者护理技能，更好地将伤口护理专科规范化。

一、伤口治疗发展史

最早关于伤口和损伤的记载是起源于战争和意外伤害而导致的结果，伤口治疗的记录源于古代幼发拉底河苏美尔人在黏土平板上和古埃及人在莎草纸上所存留下来的记载。在远古人类居住的山洞墙壁上，也有人类劳作狩猎受伤的绘图。尽管没有确切的记载，但考古学界在世界各地发现的许多史前人类头骨都显示，某些颅骨曾经经历过环锯术或钻孔术。从这些钻孔的边缘钝化程度看，这些人在术后还存活了相当长的时间。而要实施这种手术，都要面对头皮伤口的问题，更不用说在生命中还要为生存而经历各种战争、狩猎、生活意外所带来的皮肤创伤。

公元1世纪，罗马医学作家塞尔苏斯在他编写的百科全书中首次记录了完整的治疗外伤伤口的方法。他记载了伤口愈合所需要的时间，并建议压迫止血以及持续按压或结扎血管达到止血的方法。他对处理伤口的描述已经与现代医学处理外伤伤口的方法非常相近："一定要清理干净伤口内部，避免有血凝块留在里面，否则会引起化脓和发炎，使伤口难以愈合……最后，伤口的边缘要用线缝合，或者用夹子一类的工具夹紧"。他还提出了伤口炎症的四个主要症状即红、肿、热、痛，这依然是今天伤口炎性反应的表现。1426年该百科全书被发现以后，从1478年开始印制，从而成为西方医学史上的第一本医学课本。在庞贝古城的考古挖掘中发现了一些外科手术工具，现存于意大利那不勒斯国家考古博物馆，这些被发掘的手术工具与塞尔苏斯的记载非常吻合。

在中国古代，甲骨文中已有外科伤口病名的记录，把粉末用于皮肤伤口的方法有记录可追溯至我国春秋战国年代。彼时，中医外科学逐步形成，代表作有《黄帝内经》，记载了创伤、冻伤等多种疾病的处理。东晋葛洪的《肘后备急方》也记载有烧灼和压迫止血法。唐朝孙思邈的著作《千金要方》以及明朝李时珍的《本草纲目》也记载了传统的关于伤口的中草药处理方法。封建时期较为常见的宫廷阉割术，主要作用是制造阉人提供给封建帝王当太监。而这种阉割术对创面止血的方法，流传至清代，就是用明矾粉末和树脂的混合物涂敷在伤口。我们经常在武侠小说中看到的神药、金创药，其实并不是某个具体的药方，而是指专门治疗兵器创伤的药。实际上所有治疗外伤的药都可以叫作金创药。这些药的配方并没有统一的配制标准。

在抗生素发现之前，人们用于预防伤口感染的方法，最常用的是火烧和油灼。人类对火似乎都有种天然的崇拜，希波克拉底有一句名言"手术刀治疗不了的，火可以治疗；而火治疗不了的，那就一定没治了。"伴随这一观念，这种恐怖的疗法在治疗严重皮肤外伤上沿袭了两千年，人们一度认为这是最有效地避免伤口感染致死的办法，甚至发展出用烧开的油浇在伤口上的方法，而这种治疗方法直到1536年才被法国军医安布列斯·帕雷终结。帕雷对一些受伤的士兵使用了鸡蛋黄、玫瑰花油和松节油的混合物来涂抹伤口，那些使用混合物治疗的伤员只是略感疼痛，伤口也没有发炎；而另一方面，那些用热油浇灼过伤口的伤员则不但感到剧痛，且伤口红肿。就这样，意外结束了传承千年的用热烙铁或热油浇灼伤口的传统疗法。可是，没有抗生素，这种做法并不能完全降低并发伤口严重感染的风险。

1962年，英国皇家医学会Winter博士在动物实验中证实，在湿性环境下，伤口愈合的速度是干性愈合速度的2倍，并提出湿性愈合理念。这一发现为现代伤口护理奠定了理论基础。1963年，Hinman博士首次在人体伤口中得出了同样的结论。而国内，直到20世纪90年代，随着医护人员对伤口湿性愈合理论的认知转变以及伤口专科护士的培养和发展，湿性医疗技术才逐步被认可。

伤口湿性愈合是指运用药物或者敷料保持伤口密闭或湿润的环境，促进愈合，为伤口愈合创造最佳的生长环境。伤口使用敷料可以分为传统敷料和现代敷料。传统敷料包括纱布和棉垫，具有简单的包扎、止血、保护和防止感染的功能，因为吸附的渗液和渗血干燥后附着于伤口，很难去除，此外还可以引起疼痛，损坏新生上皮，同时敷料脱落失去外层保护，导致发生炎症反应的概率增加。随着伤口研究的不断发展，人们意识到，敷料不仅可以覆盖伤口，还可以达到促进伤口愈合的作用。到20世纪，以聚合物纺织材料为支架的敷料诞生。1974年，全球第一块商业密闭性敷料安舒妥诞生，之后藻酸盐敷料、水胶体敷料相继问世。现代敷料除了封闭伤口，防止污染，还加入了生物活性物质，具有加速表皮生长、胶原蛋白合成、创面微血管再生等作用，患者疼痛感明显降低，同时也减轻了工作人员的劳动强度。

二、国内外伤口护理发展现状

（一）国外伤口护理现状

在国外，伤口护理专业发展迅猛，伤口护理不仅要有专业的理论基础，还要有扎实的临床实践技能，满足临床和科研的需求。伤口专业的人才培养需要学士学位或者硕士学位的注册护士，通过规范化的理论培训和临床实践，考核合格即可获得相关的证书。成为伤口专业领域具备专业能力的注册护士，即高级的实践注册护士。

伤口护理以创面修复中心或者多学科诊疗模式开展工作。以美国伤口处理的医疗模式为例，其伤口护理中心以多学科分工合作（MDT）的模式开展工作，MDT团队既有分工又有合作。团队成员由伤口治疗的专家组成，包括外科医师、内分泌科医师、皮肤整形医生、营养科医生、疼痛科医生以及伤口联络员、随访人员等。MDT团队为伤口护理提供诊疗方案，并制订人员培训和质量控制计划，收集数据，随访追踪，不断提高伤口护理水平，促进伤口护理学科发展。

（二）国内伤口护理发展现状

国内的伤口护理发展起步较慢。20世纪80年代，大多数人依然凭借个人经验处理伤口，干性愈合在很长一段时间内主导了伤口处理的主要依据。纱布、棉垫、绷带依然是伤口处理的基本组成。1988年由第二军医大学附属长海医院喻德洪教授推动了伤口、造口、失禁护理的启动，伤口护理随之得到推广。在造口伤口失禁护理教育的全球化发展中，Norma Gill基金会倡导"结对工程"发展造口伤口失禁护理。2001年在广州，由中山大学护理学院、香港造口治疗师协会和香港大学专业进修学院一起创办了国内的第一所造口治疗师学校，是我国造口护理发展史上的里程碑。同年7月中华护理学会召开了"造口治疗专科进展"研讨会，专家们一致认为造口伤口失禁护理属于专科的护理范畴，造口、伤口治疗师的培养对国内专业护士的地位起到了良好的推动作用。2003年11月中华护理学会通过成立造口、伤口、失禁护理专业学术委员会，明确了作为造口、伤口、失禁护理方面的临床专科护士的执业范围，其主要职责是负责腹部肠造口的护理、预防及治疗肠造口并发症，负责慢性伤口和失禁的护理，为患者及家属提供专业指导，健康咨询服务和心理护理。2010年第一所伤口治疗师学校在四川大学华西医院成立。随之，现代伤口愈合的新理念得到广泛应用。

随着我国造口伤口专科护士培训的起步和不断壮大，已经涌现了一批具有造口伤口失禁护理经验的专业护士，经过了系统的专科理论学习和临床实践，能够参与复杂专科患者的伤口决策处理，具有较强的自主性和独立判断伤口的能力。在临床医疗工作中发挥着多种角色功能，包括护理会诊、健康咨询、随访、信息收集等。造口伤口失禁专科护士能够处理各种类型的复杂伤口、瘘管并参与患者全病程管理和各种并发症的处理、指导患者居家功能康复训练。同时，患者居家康复期间所遇到的伤口问题可直接到伤口护理门诊寻求专业帮助，或者通过互联网+线上咨询。基于这种需求和相关护理专业的发展，在全国各地的医院都相继开设了伤口护理门诊。

（三）伤口护理管理模式

目前，伤口护理门诊的运作模式根据各医院的管理模式差异也存在不同的权属，大致分为以下三种模式。

（1）病房门诊居家一体化的人员和专科护理门诊的成本核算（包含院内其他科室的护理会诊）　专科护士和所在病房一起管理全院疑难复杂伤口，以服务全院其他科室伤口工作为主线，每周都会有固定的单元护理门诊，住院患者出院后将后续的伤口治疗转向专职门诊。这种专科护理服务工作模式，运行较为简单，以点带面，容易推行，经济运行成本科室一体承担。

（2）护理部权属下的伤口造口治疗学组　伤口专科护士岗位人员管理由护理部统一领导，为全职伤口或者兼职的伤口专科护士，服务于全院病房和门诊，伤口专科护士承担压力性损伤的质量控制管理工作。并在护理部和门诊部的共同管理下，开设伤口门诊。全院的护理会诊，支出由发出会诊的科室申请并承担，劳务费用归属门诊部。专科护士的绩效奖金等按照各医院行政人员标准支付。伤口专科护士需要提供直接和间接的临床护理服务，开展全院护士的教育与培训，从事循证及科研，同时参与临床专科的质量管理。

（3）多学科合作的伤口护理中心　部分医院设立多学科合作（MDT团队）的伤口护理中心，成立一个独立成本核算的护理单元，在MDT团队的指导下（胃肠外科、肝胆胰外科、血管外科、烧伤科、创伤外科、营养科、高压氧科、内分泌科、康复科等相关科室），形成独立的有一定规模的伤口治疗中心。具备有资质的伤口专科护士，并配备有相关医疗科室的医师作为技术指导及顾问。进行普通伤口的护理，某些复杂疑难伤口的术前准备，及时组织多学科会诊，给出诊疗方案。

为了能更好地为患者提供专业的服务，伤口护理门诊的开展可以加速伤口愈合，缩短患者的治疗周期。多学科合作是专科护理走向更高层次发展的必然趋势，无论哪种模式发展的推行都需要调动很多的资源和部门的配合。在伤口专科护理门诊的发展史上，多学科护理中心是一个高度上的飞跃，能够很好地发挥专科护士的专业能力，更好地诠释护理学作为一级学科的地位，并能全程为伤口患者提供最佳的处理方法。

（四）伤口护士角色定位

国内伤口专科护理经过几十年的发展已初具规模，伤口专科护士的角色定位目前也较为明确。

1. 提高临床专科护理能力

在临床护理工作中，准确处理伤口，采取正确的护理措施使伤口患者得到有效的护理，比如压力性损伤、药物外渗、各类慢性、难愈性的伤口等通过制订完善的护理方案减少并发症的发生。对全院各病区压力性损伤、失禁性皮炎或其他皮肤损伤问题的预防和处理进行临床专业性指导，对存在的共性问题进行分析并给出整改方案，并对全院皮肤不良事件进行汇总、分析、跟踪、整改、反馈，采用质量管理工具对皮肤不良事件进行闭环管理，同时制订专科计划，年终总结，上报相关护理管理数据平台。

2. 培训教育

临床护士需要具备伤口护理的基本知识和技能，此外，伤口专科护士需要定期对全院不同的护理专业人员提供伤口专科的技能教育培训，传播新的学科发展理念，促进专科知识的普及。对于ICU、老年病房、内分泌科、创伤外科、血管外科等重点科室进行培训。同时，对于专科知识的更新，比如专家共识、行业标准，都需要及时跟进。

3. 健康指导

通过开展伤口专科门诊，由获得专业资质的伤口专科护士坐诊，为出院后的患者解决康复问题，能够全面处理和预防伤口问题及其并发症的发生；通过电话随访，了解患者居家或者社区康复时可能出现的护理问题，并能及时地给予专业指导。对患者和照护者进行健康指导全覆盖，包括一般健康护理、饮食宣教、功能康复锻炼等。定期开展伤口康复知识讲座，提高慢性伤口患者的自护能力，指导居家伤口患者的一般护理技能，减少和降低再住院及并发症的发生。

4. 临床科研

随着护理学科的不断发展，护理专业地位的不断提升，护理已成为医学类的一级学科，这也对专科护理提出了更高要求。只有不断提高伤口专业的临床技能，才能推动伤口护理学科的发展。科研的目的是发现临床护理研究问题，提出解决办法。通过在临床工作中发现处理这些问题，研究解决这些问题，并用数据分析后得到研究成果，找到解决问题的依据，并汇总为专业的文章、编写专科论著、形成行业内共识，共同促进伤口专科领域的不断壮大。

第二节　皮肤的解剖与生理

一、皮肤的解剖

皮肤（skin）是人体最重要的器官之一，可与外界环境直接接触，个体之间会存在不同，各种颜色的皮肤（白、黄、红、棕、黑）人种差异会有所不同，儿童会比成人皮肤薄，眼睑部位皮肤最薄，足底、手掌、背部皮肤相对较厚。皮肤覆盖在人体表面，保护体内各种组织器官免受外界物理性、化学性、机械性和其他病原微生物的侵害。皮肤的两个最为重要的保护屏障作用为：一方面阻止体内的水分、电解质以及其他物质的丢失，维持内环境平衡；另一方面阻止外来的有害物质的侵犯，保持内环境稳定。

皮肤由表皮、真皮、皮下组织构成。皮肤中尚有由表皮衍化而来的附属器官如毛发、指（趾）甲、皮脂腺、汗腺等。除此之外，人体皮肤中还含有丰富的肌肉、血管、淋巴管、神经和肌肉等。

皮肤通过皮下组织与深层组织相互附着，通过真皮纤维束的牵引，形成了致密沟纹，称为皮沟（groove of skin）。皮沟将皮肤划分为大小不等的细长条状隆凸，称为皮嵴（ridge of skin）。较深的皮沟将皮肤表面划分成菱形或多角形的微小区域，称为皮野。真皮结缔组织纤维束的排列方式决定了皮肤具有一定走向，在皮肤组织缺失修复过程中具有极其重要的意义。因此，外伤、创伤以及术后的伤口，若沿着皮肤松弛张力线受损，则裂口较小，修复后瘢痕不明显，反之则裂口较宽，容易形成瘢痕。

（一）表皮

1. 表皮层的结构

表皮为皮肤最外面的结构，表皮层由外向内可分为五层，分别是角质层、透明层、颗粒层、棘层、基底层。

（1）角质层（stratum corneum） 位于表皮的最上层，是由5～20层扁平的角质细胞组成，而角质细胞已经死亡，细胞正常结构消失，胞质中充满着角蛋白，是构成角质细胞的主要成分。角质层表层细胞之间桥粒消失，或形成残体，不断脱落，形成皮屑。

（2）透明层（stratum lucidum） 位于颗粒层的上方，由2～3层扁平的细胞构成，透明层仅见于掌跖等表皮层较厚的部位。在电镜下，其细胞核与细胞器消失，胞质内充满了角蛋白丝，细胞的界限不清，折光性强。

（3）颗粒层（stratum granulosum） 位于棘层的上方，由扁平细胞或梭形细胞组成，在角质层薄的地方，由1～3层细胞构成，在掌跖等角质层厚的地方可厚达10层。该层的细胞核和细胞器退化，其胞质内充满大小形状不等的透明角质颗粒（keratohyalin granule），胞质内膜颗粒增多，其所含的糖脂等物质以胞吐的方式被释放到细胞间隙中，封闭细胞间隙，对表皮渗透起着重要的屏障作用。

（4）棘层（stratum spinosum） 位于基底层的上方，由4～8层的多角形细胞组成，其细胞表面有许多细小的突起，相邻的细胞突起互相连接，形成了桥粒。电镜下可见胞质内有很多微丝束附着于桥粒，棘层的上部胞质中有散在分布的胞膜颗粒，称为角质小体。

（5）基底层（stratum basale） 位于表皮最底层，由一层矮柱状细胞组成，基底层细胞具有分裂能力，是表皮的干细胞，此处细胞分裂、分化，成熟为角质层细胞，并最终由表皮脱落，其过程约28天，称为表皮通过时间或更替时间。

2. 表皮层细胞类型

（1）角质形成细胞（keratinocyte） 是表皮最主要的构成细胞，约占表皮细胞的80%。角质形成细胞可产生角蛋白，参与表皮分化及角化的病理生理过程。

（2）黑素细胞（melanocyte） 是产生黑色素的细胞，位于表皮的基底层，黑素细胞最大的特征是胞质内含有黑素小体（melanosome），黑素小体内含酪氨酸的细胞器，能将酪氨酸转化为黑色素。黑素细胞通过其树枝状的突起向角质形成细胞提供黑色素。黑素细胞的数量与部位年龄有关，不同肤色的人种黑素细胞的数量几乎是一样的，而肤色的深浅主要取决于黑素颗粒的大小、分化等。黑素能遮挡及反射紫外线，保护真皮及深部组织。

（3）朗格汉斯细胞（Langerhans cell） 是一种免疫活性细胞，分布于基底层以上的表皮及毛囊上皮中，一般以面颈部居多，掌跖部较少。有多种表面标记，能够识别，结合和处理侵入皮肤的抗原，参与机体的免疫应答。

（4）梅克尔细胞（Merkel cell） 位于基底层细胞，有短指状的突起，更多分布于感觉灵敏的部位（鼻尖、指尖），同时具有非神经末梢介导的感觉作用。

（5）角质形成细胞间及其与真皮间的连接

① 桥粒（desmosome）：是连接角质形成细胞间的主要结构，由相邻细胞细胞膜的卵圆形致密增厚而共同构成。桥粒由两类蛋白质组成，即跨膜蛋白和胞质内的桥粒斑蛋白。桥粒具有很强的抗牵张力，再加上由细胞间张力细丝构成的连续结构网，细胞间的连接更为牢固。在角质形成细胞的逐渐分化、成熟过程中，桥粒可以分离或重新形成，使得表皮细胞能够上移至角质层，并有规律地脱落。桥粒的破坏可引起角质形成细胞之间的分离，临床上表现为表皮内水疱或大疱。

② 半桥粒（hemidesmosome）：是基底层细胞与下方基底膜带的主要连接结构，其结构类似半个桥粒。

③ 基底膜带（basement membrane zone BMZ）：基底膜带位于表皮与真皮之间，皮肤的附属器与真皮之间、血管周围也同时存在。是由四层结构组成，分别是胞膜层、透明层、致密层和致密下层。这四层结构结合在一起以后，使真皮与表皮紧密连接，具有渗透和屏障保护作用。

表皮中没有血管的分布，血液中的营养物质是通过基底膜带进入表皮，表皮的代谢产物也是经过基底膜带进入真皮，当基底膜带损伤时，炎症细胞、肿瘤细胞等大分子物质可通过基底膜带进入，基底膜带结构的异常会导致表皮与真皮分离，通常表现为表皮下水疱或者大疱。

（二）真皮

真皮（dermis）位于表皮下，在表皮和皮下组织之间，其组织胚胎来源于中胚叶，分为乳头层（papillary layer）和网状层（reticular layer），两层之间无明确界限。乳头层是位于真皮层最上面、最薄的层，结缔组织凸向表皮底部形成许多乳头状突起，扩大了表皮与真皮的连接面，乳头层含有丰富的毛细血管和毛细淋巴管。网状层位于真皮层下方，有较大的血管、淋巴管以及神经穿过。属于结缔组织，由纤维、基质及细胞成分组成。真皮含有毛囊、汗腺、皮脂腺以及附属器官和丰富的血管、神经、淋巴管、肌肉。

1. 纤维

（1）胶原纤维（collagen fiber） 含量最丰富，为真皮的主要成分，占95%。真皮中下部的胶原纤维聚成粗大的纤维束，几乎与平面平行，走向不一。在网状层纤维束较粗，排列疏松，相互交织成网，各自延伸在不同的水平面上。真皮内胶原纤维主要成分是Ⅰ型胶原纤维，含量最丰富（80%～90%），其次是Ⅱ型胶原纤维（8%）。由于纤维韧性大，纤维束呈螺旋状，抗拉力强，有一定的伸缩性。

（2）网状纤维（reticular fiber） 是幼胶纤维，被认为是未成熟的胶原纤维，分布在乳头层及血管经周围，纤维较细。由网状原纤维（reticular fibril）组成，其主要成分为Ⅲ型胶原纤维。

（3）弹力纤维（fibroelastica） 在网状下部较多，在电镜下，呈波浪状，相互交织成网状，缠绕在胶原纤维束下以及皮肤附属器官周围。弹力纤维是由弹力蛋白（elasticin）和微原纤维（microfibril）构成。弹力纤维具有较强的弹性。除给予皮肤弹性外，也形成了皮肤及其附属器官的支架。

2. 基质

基质（matrix）是一种没有定性的、均匀的胶样物质，填充于纤维、纤维束间隙和细胞间，其成分主要为蛋白多糖（proteoglycan）。有许多微孔隙的分子筛立体结构，小于这些间隙的物质（如水、营养物质）等能够自由通过，进行物质间的交换；大于这些间隙的物质如细菌等则不能通过，被局限于局部，有利于吞噬细胞的吞噬。为皮肤各类成分提供物质支撑，为物质代谢提供场所。

3. 细胞

（1）成纤维细胞（fibroblast） 能够产生胶原纤维、弹力纤维和基质。

（2）肥大细胞（mast cell） 存在于真皮下和皮下组织中，其中位于真皮乳头层的最多，其胞质内的颗粒能够储藏和释放组胺（histamine）及肝素（heparin）。

（3）组织细胞 是网状内皮系统的一个组成部分，可以吞噬代谢产物、微生物、色素颗粒和异物，达到清除的作用。

其中成纤维细胞和肥大细胞是真皮中主要的常驻细胞。

（三）皮下组织

皮下组织（subcutaneous tissue）也称皮下脂肪层，位于真皮的下方，真皮和肌膜之间，由组织胚胎层的中胚层分化而来，由疏松的结缔组织和脂肪组织（脂肪小叶）组成。皮下组织与真皮之间没有明确的界限，同时也含有汗腺、血管、淋巴管和神经等组织。皮下组织的厚薄根据年龄的大小、性别、部位和营养状态各有差异。皮下组织可以防止散热，储存能量，抵御各种外来的机械性刺激。

（四）皮肤附属器

1. 汗腺

分为外泌汗腺（小汗腺）和顶泌汗腺（大汗腺）。汗腺一般说的是小汗腺，位于皮下组织的真皮网状层。除唇部、龟头、包皮内面和阴蒂外，小汗腺分布全身，以掌、跖、腹股沟等地方比较多。汗腺的主要功能是分泌汗液，调节体温。大汗腺主要位于腋窝、乳晕、脐窝、肛门周围和外生殖器等部位。

2. 皮脂腺

除手掌足底外都有皮脂腺，皮脂腺分为单泡腺和单分支管腺，导管相对较短，与毛囊上皮相连接，开口于毛囊的上部。位于立毛肌和毛囊夹角之间，同时立毛肌收缩可促进皮脂腺排泄。乳晕、口腔黏膜、小阴唇、男性包皮内侧等处的皮脂腺单独开口于皮肤。

3. 毛发

由角化的上皮细胞构成，皮肤内的部分称为毛根。毛囊末端较为膨大的部分称为毛球。露出体表皮肤外的部分称为毛干。毛发又分为硬毛和毳毛，硬毛又分为长毛（比如头发、胡须、腋毛、阴毛）和短毛（比如眉毛、睫毛、鼻毛等）。

4. 指（趾）甲

是覆盖指（趾）末端伸面的坚硬角质部分，由多层致密的角化细胞构成。疾病、营养不良、环境、生活习惯等各种因素都可影响指（趾）甲的生长和性状。

（五）皮肤的血管、神经和肌肉

1. 血管

以血管丛的方式分布于真皮和皮下组织内，由内而外可分为5丛：①皮下丛，位于皮下组织的深部，是皮肤中最大的血管丛，供给皮下组织血运；②真皮下丛，位于皮下组织的下部，为汗腺、汗管、毛乳头和皮脂腺提供营养；③真皮中丛，位于真皮组织的深部，主要调节血液循环，并为汗管、毛囊和皮脂腺提供营养；④乳头下丛，位于乳头层的下部，血管的走向保持与皮肤平行，主要功能是储血；⑤乳头层丛，位于乳头层上部，主要功能是为真皮乳头和表皮提供营养。

2. 神经

皮肤内神经分布较为丰富，主要分布于真皮和皮下组织中。按其功能可分为感觉神经和运动神经，各种刺激通过中枢神经系统与靶器官完成各种神经反射活动。皮肤的神经支配呈节段性，但相邻间的部分交叉重叠。

（1）感觉神经　分为神经小体和游离神经末梢，前者除有神经纤维的终末外，部分还含有特殊结构的感受器小体，如位于表皮内的触觉感受器，又名Meissner小体，位于表皮内的痛觉感受器和分别位于真皮浅层、深层的温觉感受器和压力感受器。后者一般呈细小树枝样，多分布于表皮下和毛囊周围，目前认为无神经小体部位的神经末梢也能感受和区分不同刺激。

（2）运动神经　来自交感神经的节后纤维，其中肾上腺能神经纤维支配立毛肌、血管、血管球和大小汗腺的肌上皮细胞；胆碱能神经纤维支配小汗腺的分泌细胞。

3. 淋巴管

皮肤中的淋巴管较小，起始于真皮乳头层的毛细淋巴管形成乳头下浅淋巴网和真皮深淋巴网，然后汇入皮肤深层和皮下淋巴管，经淋巴结到达大的淋巴管，进入全身的大循环。

4. 肌肉

立毛肌是皮肤内最为常见的肌肉类型，由纤细的平滑肌纤维构成，一端起自真皮乳头层，另一端伸入毛囊中部的结缔组织鞘内，当感受到紧张或寒冷刺激时可使立毛肌收缩，毛发直立。面部皮肤内可见横纹肌，又称为表情肌。

二、皮肤的功能

皮肤被覆于人体表面，是身体的第一道屏障，对人体的内环境稳定起到十分重要的作用。皮肤具有屏障感觉、调节体温、免疫物质代谢等多种功能。皮肤能接受外界环境的各种刺激，应对外界环境的各种变化。

（一）屏障功能

皮肤的屏障作用主要表现在如下几个方面：可以保护机体内部各种组织和器官免受机械性、物理性、化学性或生物性等有害因素的损伤，还可以防止体内的水分、电解质和其他物质的丧失。

1. 对物理性损伤的防护

表皮的角质层处在最外面，皮肤对物理性损伤（如摩擦、冲撞等）具有一定的防护作用，角质层是主要的防护结构，具有一定的韧性，能耐受较轻的摩擦和搔抓。同时角质层具有弹性，能缓冲外来的冲击和撞击。皮肤在经常受摩擦的部位，角质层可增厚。真皮层的胶原纤维、网状纤维、弹力纤维等交织成网，使皮肤具有弹性和伸展性。皮下脂肪层能够对外力起到缓冲作用，避免和减少血管、神经等组织受到伤害，起到防护作用。

角质层是电和热的不良导体，角质层对光线照射起着使光线漫散的作用，而底层的黑色素则可防止光线吸收，可保持皮肤白嫩。皮脂腺分泌皮脂，借助于这层皮脂膜保护皮肤和内脏器官，使皮肤不受干燥和温度等急剧变化的影响，同时起着隔热层的作用。

2. 化学性刺激的防护功能

皮肤的角质层和皮脂对一般的化学物质有一定防御作用。但是当身体接触高浓度的酸、碱和盐类后，皮肤马上受到腐蚀，发生化学性烧伤，而强碱对皮肤的损害尤为严重。

3. 对微生物的防御功能

角质层细胞之间排列紧密，其他层的角质形成细胞也通过桥粒结构互相镶嵌，因此能防止微生物侵入；角质层含水量少，皮肤表面呈弱酸性，不利于细菌生长，完整的皮肤形成一道重要的天然屏障；一些皮肤表面的正常细菌通过产生酯酶，对另外的细菌如白色念珠菌具有一定的抑制作用。

4. 防止营养物质的丢失

角质层具有半透膜的性质，可以防止体内营养物质及电解质的丢失。而皮肤表面的皮脂膜能够减少水分的丢失。

（二）体温调节功能

皮肤有丰富的血管网及250万个汗腺，分泌面积平均约为$1080m^2$。汗腺的分布各部位差异较大，手掌和足底最多。皮肤靠这些汗腺散热维持体温和调节体温。皮肤的体温调节在体内有化学性和物理性两种机制。当皮肤感受到热刺激时，皮肤血管扩张，血流量增加，皮肤散热增加；受到冷应激时，血管收缩，皮肤血流量减少，皮肤散热减少。体表散热通过辐射、对流、传导和汗液蒸发实现。

（三）感觉功能

皮肤与外界直接接触，皮肤分布着感觉神经末梢和特殊的感觉神经受体，把外部的刺激传送到大脑神经，身体会形成有意或无意的反应。皮肤的感觉可以分为两类：一类是由体外单一刺激引起的单一感觉，如触觉、痛觉、冷觉和温觉。痛觉神经游离在神经末梢，广泛分布于全身皮肤的表层和脏器黏膜内；另一类是复合感觉，是由大脑综合分析后形成的一种感觉，比如湿、糙等感觉。

（四）吸收功能

皮肤具有吸收功能，并受皮肤的结构与部位、理化性质等因素的影响。皮肤的吸收部位主要是角质层，其次为毛囊和皮脂腺、汗腺。皮肤的吸收能力与角质层的厚薄、完整性以及通透性很多因素相关，不同的部位，角质层厚薄不同，吸收的能力也不同。当人体皮肤角质层被破坏时，皮肤的吸收能力增强，此时应注意外用药物的使用，避免因吸收过量引起不良反应。角质层的水合程度越高，则皮肤的吸收能力越强。正常情况下，皮肤只能吸收少量的水分和气体。此外皮肤还可以吸收重金属和盐类。外界的环境温度升高，使皮肤血管扩张，血流量增加，吸收能力也会增强。但皮肤在病理情况下比如充血等损伤也会影响皮肤的吸收功能。

（五）分泌和排泄功能

皮肤里有许多小的腺样体，这些腺体称为皮脂，能润滑皮肤，维持皮肤一定的柔软性。同时也是水和电解质的储存库，含水量占体重的18%～20%。皮肤的分泌和排泄功能通过小汗腺、顶泌汗腺（大汗腺）和皮脂腺完成。小汗腺发汗受到周围环境以及体内温度、精神因素和饮食的影响。在情绪激动、精神紧张等刺激的情况下，可引起掌跖、前额部位出汗，称为精神性出汗。进食辛辣等刺激性食物时，也可导致口周、鼻面等处出汗，称为味觉性出汗。汗液主要为水分，有少量的无机离子、乳酸、尿素等。小汗腺的分泌对维持体内电解质平衡非常重要，顶泌汗腺在青春期、情绪激动及环境温度增高时，其分泌会增加。一些人的顶泌汗腺会分泌一些有色的物质（黄、绿、黑或红），称为色汗症。皮脂腺和汗腺同样具有排泄功能，还能排泄少量废物皮脂，但如果皮脂导管发生堵塞，就会形成痤疮。皮脂是多种脂类的混合物。皮脂腺的分泌受到多种激素的影响，雄激素可加快皮脂腺细胞的分裂，雌激素可使皮脂分泌较少或停止分泌。

（六）新陈代谢功能

皮肤和大多数组织一样，参与整个机体的代谢活动，但由于其解剖结构和生理功能的特殊性，同时它在生物化学代谢方面也具有其特殊性。

1. 糖代谢

皮肤中主要的糖为糖原、葡萄糖及糖胺聚糖（黏多糖）等。在有氧的条件下，表皮中50%～70%的葡萄糖是通过有氧氧化作用提供能量；在缺氧的情况下，则70%～80%通过无氧酵解来提供。身患糖尿病时，皮肤中的糖含量增加，破坏了表皮的环境，容易引起细菌及真菌的感染。真皮中黏多糖含量丰富，黏多糖与蛋白质形成蛋白多糖（又称黏蛋白），蛋白多糖与胶原纤维形成网状结构，起着支持、固定真皮、皮下组织的作用。黏多糖的降解通过酶促反应来完成，此外，内分泌失调或者内分泌系统疾病也可影响到黏多糖的代谢。

2. 蛋白质代谢

皮肤的蛋白质主要包括纤维性和非纤维性两种蛋白质，纤维性蛋白质主要包括角蛋白、胶原蛋白和弹性蛋白，非纤维性蛋白包括细胞内的核蛋白以及调节细胞代谢的酶类。角蛋白是角质形成细胞和毛发上皮细胞的代谢产物和主要成分，胶原纤维和网状纤维分别以不同类型的胶原蛋白为主，弹性蛋白是弹性纤维的最主要构成成分。

3. 脂类代谢

皮肤中的脂类包含脂肪和类脂质，占到皮肤总重量的3.5%～6%。脂肪的主要功能包括储存能量和氧化作用，并参与某些生物活性物质的合成。表皮细胞在不同的分化阶段，其类脂质的组成会有很明显的不同。死亡的角质层细胞和衰老的颗粒层细胞，与处于增殖和分化的基层及棘层细胞中的脂质相比，其类固醇含量较高，而磷脂则较为缺乏。表皮中的必需脂肪酸为亚油酸和花生四烯酸。花生四烯酸在日光作用下可合成维生素D，而维生素D同时可以帮助钙的吸收，可以预防佝偻病。血液中的脂类代谢异常会影响到皮肤的脂类代谢，如高脂血症时，脂质沉积于真皮部位，形成皮肤黄瘤。

4. 水和电解质代谢

皮肤中的水分主要蓄积于真皮中，能起到调节全身水代谢的作用，机体脱水时，皮肤可提供其水分的5%～7%，可以补充循环血容量。儿童皮肤的含水量高于成人，而成年女性略高于男性。

（七）皮肤的免疫功能

皮肤不仅是免疫反应的效应器官，还能主动参与启动和调节皮肤相关免疫反应的作用。皮肤免疫系统包括免疫细胞和免疫分子两个部分。

1. 皮肤的细胞免疫系统及其成分

角质形成细胞是表皮数量最多的细胞，具有合成和分泌白介素、干扰素等细胞因子的作用，同时还可通过表达MHC-Ⅱ类抗原、吞噬并粗加工抗原物质来参与外来抗原的呈递。还可调控T淋巴细胞的增殖和迁移并参与免疫调节、免疫耐受、免疫监视、排斥反应和接触性变态反应等。

2. 皮肤的分子免疫系统及其成分

（1）细胞因子（cytokine） 表皮内多种细胞均可在适宜刺激下（如抗原、紫外线、细菌产物以及烧伤、创伤等）合成和分泌细胞因子，后者不仅在细胞分化、增殖、活化等方面有重要作用，还参与免疫自稳机制和病理生理过程。细胞因子不仅在局部发挥作用，还可以通过激素样方式作用于全身。

（2）黏附分子（adhesion molecule） 是介导细胞与细胞间或细胞与基质间相互接触或结合的分子结构。黏附分子大多为糖蛋白，少数为糖脂，按其结构特点可分为四类：整合素家族（integrin family）、免疫球蛋白超家族（immunoglobulin superfamily）、选择素家族（selectin family）和钙黏素家族（cadherin family）。在病理状态下，黏附分子表达增加，可使血清中可溶性黏附分子水平显著升高，因此，可以作为监测某些疾病的指标。

（3）其他分子 皮肤表面存在分泌型IgA，皮肤局部免疫中通过阻碍黏附、溶解、调理吞噬、中和等方式参与皮肤抗感染和抗过敏的作用；补体可通过溶解细胞、免疫吸附、杀菌和过敏毒素及促进介质释放等来参与免疫反应；皮肤神经末梢受外界刺激后可释放感觉神经肽，对中性粒细胞、巨噬细胞等具有趋化作用，导致皮肤局部损伤产生皮疹和红斑反应。

皮肤是人体免疫系统中不可缺少的重要组成部分，免疫反应的启动阶段及效应阶段均需要多种细胞和细胞因子参与。皮肤的免疫分子和免疫细胞形成一个较为复杂的系统，共同参与机体内其他免疫系统，并相互作用，共同调节，维持着皮肤微环境和机体内环境的稳定。

（八）呼吸功能

皮肤有汗孔进行呼吸，将表面活性组织内的水转化为水蒸气蒸发，排出二氧化碳，吸收过来的氧气成为血液中的氧。皮肤的吸氧功能相当于肺部的1/180，而呼出的二氧化碳为肺部的1/70。

（九）皮肤的pH值

在人体皮肤的表面存留多种成分，包括盐分、乳酸、尿素、尿酸、氨基酸、游离脂肪酸等酸性物质，所以皮肤常常呈现弱酸性。正常皮肤表面pH值为5.0～7.0，皮肤只有在正常的pH值范围内，使皮肤处于吸收营养的一个最佳状态，此时皮肤抵御外界侵蚀的能力以及弹性、光泽、水分等，都在最佳状态。皮肤表面的这种弱酸环境对酸、碱均具有缓冲的能力，称为皮肤的中和作用。皮肤对酸性物质有相当的缓冲能力，被称为酸中和作用；而对碱性物质的缓冲作用，称为碱中和作用。当肌肤表面接收到碱性物质的刺激而改变pH值时，皮肤脂肪膜也有能力在短时间内，将肌肤表面的酸碱度调整回到正常的pH值。

第三节 伤口的护理

一、伤口概述

伤口是指经受外界物理性（外科手术、外力、射线、环境温度）、化学性（化学药物、毒物、化学试剂）和生物性（动物咬伤）等致伤因素以及机体内部因素（局部血液循环障碍）的作用下所致的自体完整性、正常的解剖结构和组织功能障碍的损坏。

（一）伤口分类

较为常见的伤口分类根据愈合的时间、受污染的情况、组织颜色、致伤原因、伤口的深度、皮肤的完整性等多种方法分类。

1. 根据愈合的时间为例分类

一般分为急性伤口和慢性伤口，区分急性伤口和慢性伤口并没有一个特定的时间，但不同种类的伤口愈合过程也会有所不同，因此也就导致了愈合时间的差异。

（1）急性伤口通常情况下是指因外力导致的2周内能够愈合的伤口称为急性伤口。

（2）慢性伤口愈合的时间一般是指超过2周，因其他原因比如感染、异物等导致伤口愈合不顺利，愈合过程停止或者部分停止，这类伤口统称为慢性伤口，其中有很大一部分是由急性伤口发展演变为慢性伤口的。

不管是急性还是慢性伤口，一旦出现伤口，机体就会启动自愈进行自我修复。

2. 根据伤口受污染情况分类

（1）清洁伤口　指没有污染的无菌手术切口，比如无菌手术的外科切口，或者是没有被污染的水疱，二度烫伤完整的水疱在完全无菌的操作下去除疱皮而形成的伤口。

（2）污染伤口　已经被细菌污染但还没有发生感染的伤口，比如急性创伤伤口，还包括呼吸系统、消化系统、生殖系统或者已经污染但没有形成感染的腔隙或者窦道的手术切口。

（3）感染伤口　有肉眼可见的脓性分泌物，培养出细菌生长或者细菌数量超标，伤口局部组织表现为红、肿、热、痛或者其他全身感染性症状。

3. 根据伤口组织颜色分类

（1）黑色伤口（图1-1）　伤口血液供应不足，覆盖有黑色的痂皮或者没有血管的坏死组织，一般没有渗出液或者极少渗出液，伤口处于炎症期。

（2）黄色伤口（图1-2）　伤口有坏死残留物或者脂肪液化渗出液，感染产生的脓性黄色分泌物。伤口基底部为脱落细胞和已经死亡的细菌，同时有腐肉、渗出液以及感染，伤口处于炎症期。

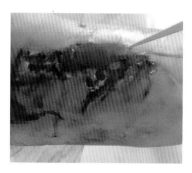 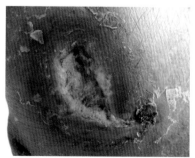

图1-1　黑色伤口　　　　　图1-2　黄色伤口

（3）红色伤口（图1-3）　基底部表现为健康的红色新鲜肉芽组织，边缘整洁、清洁，伤口处于炎症期或者增生期。

（4）粉色伤口（图1-4）　伤口有新生的粉红色上皮组织覆盖在表面，通常是修复期上皮化的阶段，伤口处于修复期。

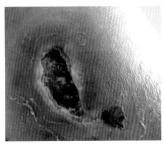
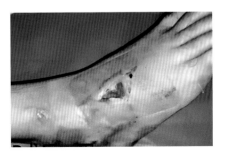

图1-3　红色伤口　　　　　　　图1-4　粉色伤口

4. 根据伤口深度分类

（1）部分皮层损伤伤口　伤口表皮和真皮部分损伤或缺失的伤口，比如擦伤伤口、二度以下烧伤创伤伤口、Ⅱ期压力性损伤等。

（2）全皮层损伤伤口　伤口累及表皮、真皮以及皮下组织，有时涉及筋膜和肌肉损伤的伤口，比如静脉性溃疡、深度烧烫伤、Ⅲ期以上压力性损伤。

5. 根据皮肤完整性分类

（1）闭合性伤口　指受伤部位的皮肤完整没有伤口，但可以明显观察到局部组织肿胀，皮下组织有血肿或者积液，比如挤压综合征早期、扭伤。

（2）开放性伤口　指受伤部位的皮肤完整性受损、功能有障碍、皮下组织和其他结构暴露。

6. 根据致伤原因分类

包括多种原因（物理性、化学性、生物学）造成的创伤性伤口，血管因素引起的动脉性溃疡或者静脉性溃疡，糖尿病血管神经病变以后合并糖尿病足溃疡，以及多种原因导致的压力性损伤等。

（二）伤口愈合

伤口的愈合是指由于致伤因子使皮肤等组织出现离断或者缺损后的愈合，包括细胞再生、肉芽组织增生以及瘢痕形成的一系列复杂工程。伤口愈合进程从伤口的形成开始，首先反应的是凝血过程，伤口周围的毛细血管小血管反应性收缩，促使局部血流减少；血小板聚集形成血凝块；血小板释放活性物质使血管进一步收缩；最后机体凝血过程全部启动，凝血机制形成，伤口愈合开始。最终伤口完全闭合，闭合后的伤口功能性瘢痕组织的重建。

1. 伤口愈合的类型

（1）一期愈合　是指表皮的更替愈合或线性愈合，一般外科手术切口大部分呈线性愈合，部分表皮受损伤口呈皮肤的更替愈合。伤口愈合后可能会出现色素沉着，一般不会留有瘢痕，愈合时长为5～12天。

（2）二期愈合　是指瘢痕愈合，形成原因为外科切口感染或者伤口裂开，皮肤全层损伤，由于组织缺失后需要大量的肉芽组织完成伤口填充，最后由上皮细胞覆盖，因此容易产生瘢痕，一般愈合时长大于25天。

（3）三期愈合　是指伤口的延迟愈合，当伤口严重污染或者是伤口感染时，不适宜手术闭合伤口，必须清除感染灶，清创引流，待感染控制后，再次手术缝合达到伤口愈合。

2. 伤口愈合的过程

伤口的生理性愈合过程，一般会经历三个时期：炎症期、修复期（增生期）及成熟期（重塑期）。

（1）炎症期　又被称为清创阶段（debridement phase），在伤口形成的2～3天的阶段，局部组织缺血，组胺和血管活性物质释放，局部血管扩张，部分坏死组织和致病性微生物促使机体产生防御反应，免疫细胞吞噬坏死组织碎片，刺激成纤维细胞增殖分化，同时自身蛋白酶消化溶解坏死组织，创面自洁，启动组织修复。

（2）修复期　又被称为增生期（proliferative phase），包括上皮再生（epithelial regeneration）和肉芽组织（granulation tissue）的形成，从伤口的第2～24天不等，巨噬细胞释放生长因子，加快了肉芽组织的形成，成血管因子同时生产新的血管，成纤维细胞产生胶原蛋白。从而保护伤口，减少出血，防止感染。伤口修复是从伤口周边健康的基底细胞开始增生，从伤口的周边向中心地段爬行，最后使伤口完整地被再生的上皮细胞所覆盖。

（3）成熟期　当伤口被上皮细胞完全覆盖后，进展到伤口成熟期，新生的肉芽和上皮进一步分裂分化，使其表皮增厚，结缔组织增加，变得成熟，伤口局部颜色减退，逐渐恢复到正常功能，直至伤口完全愈合。

伤口的病理愈合也被称为慢性伤口愈合，是一个耗时较长、恢复较为复杂的过程，与正常的伤口愈合差异较大。因多种因素导致伤口缺乏愈合的必要条件，临床表现为伤口长时间停留于炎性期或者增生期的一个病理性愈合过程。

在伤口愈合的过程中，影响伤口愈合的因素很多，分为全身因素和局部因素。全身因素包括年龄、营养、潜在性或伴随疾病、药物使用情况、放射治疗、肥胖、吸烟以及心理状况等多种情况。局部因素是指伤口局部血流状态、伤口异物、伤口感染、伤口的温度和湿度以及伤口局部处理情况等。

（三）伤口床的准备

伤口床准备（wound bed preparation，WBP）即对导致伤口发生的全身性情况、伤口局部情况的系统评估，主要是为了清除伤口的细菌性、坏死性和细胞性负荷，同时使用敷料、生长因子等药物和酶为创面创造一个相对适宜的微环境，快速促使伤口愈合，为进一步手术治疗或者康复做好准备的一个过程。伤口床准备是一个比较新的概念，既涉及伤口病理性愈合整体过程，也兼顾伤口愈合各个时期所需要的条件，同时强调伤口床的外观和达到愈合所需的环境。伤口床概念的提出使慢性伤口的局部处理和急性伤口的处理得以区分，成为一个相对独立而又系统的理论。

伤口床准备的"TIME"原则（图1-5）即清除坏死组织（tissue）、控制感染（infection）、保持伤口湿度平衡（moisture）、促进伤口边缘聚拢（edge）。T代表清除坏死组织，组织是否有坏死或者是失活组织，这些因素都是影响伤口不愈合的原因，必须进行清创，才能促使伤口进入增生期。I代表控制感染，评估伤口感染或者炎症状态，当伤口有感染发生时会让伤口持续在炎症期，需要尽快减少伤口的细菌承载。M代表保持伤口的湿度平衡，评估伤口湿润环境，伤口过于干燥或者湿润都会影响正常愈合，干燥的伤口会影响角质细胞上皮化形成；过度湿润，有浸泡现象，表示渗出液量过多。E代表促进伤口边缘聚拢，伤口的边缘若无上皮细胞移行现象或者伤口边缘有潜行和窦道的形成，表示伤口内的细胞可能已经衰老，丧失了增生的能力，或对药物（生长因子）的刺激没有反应。

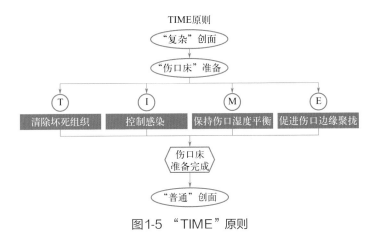

图1-5 "TIME"原则

伤口床准备的目的是给伤口提供一个良好的愈合环境，清创是一个逐步清除坏死组织的过程，预防和控制细菌感染是愈合不可或缺的必要条件，长时间不愈导致的慢性伤口或多或少都存在细胞老化和失调的现象，需要伤口治疗师及时发现并做出相应的正确决策，为伤口的愈合创造有利条件。

二、病情评估

伤口评估是一个持续的动态的过程，在伤口愈合过程中必须对患者进行全身情况和局部皮肤状况的评估，随时调整治疗和护理方案，并注意伤口的恢复程度，判断可能的预后，同时实施有效的伤口干预措施，以达到最好的康复效果。

【目的】

（1）了解病史，为伤口的治疗与护理提供依据。

（2）用工具测量伤口，前后治疗护理对比，确定治疗护理的有效性，同时也有利于统计相关数据。

【评估】

（一）患者全身状况评估

1. 患者的营养状况（测量患者营养状况的方法）

（1）患者身高和体重的测量　通过测量身高和体重计算患者的BMI指数，是最简单的评估方法。

（2）蛋白质检测　肝功能结果可以用来评估患者有没有低蛋白血症。

（3）红细胞检测　可以直接评估血液中红细胞运送氧到细胞组织的能力，以及是否存在贫血状况。

2. 年龄

年龄是一种最为直观的评估方法，一般老年人的伤口愈合较正常成年人慢，由于老年人身体代谢以及细胞活性的降低，组织的再生能力减弱而致伤口愈合延迟，伴随愈合的质量下降。

3. 药物使用

药物对伤口愈合有着直接或者间接的作用，根据不同药物对凝血机制以及炎症反应过程和增生的抑制作用，愈合时间都会有不同程度影响，肉芽和瘢痕组织的形成都会受到牵连，伤口的抗撕拉愈合的能力会比同期低。

4. 凝血功能

血液系统疾病、营养不良或接受抗凝药物治疗的患者，其凝血功能障碍，出凝血时间受到影响，伤口出血时间过长从而影响伤口愈合。

5. 血管功能

血管功能是不是健全，关系到血液供应是否良好。血管功能不全包括静脉功能不全和动脉功能不全。①静脉功能不全：由于静脉功能不全使下肢血液回流受阻，下肢的静脉压力升高，会导致脚踝部分的表层静脉血管受压而发生水肿；又因为静脉压力上升，使得纤维蛋白原由血管内渗出至局部组织，形成纤维蛋白环层，阻挡组织中氧气的运送，营养物资的交换以及废物的排泄。②动脉功能不全：由于局部动脉功能不全，造成局部组织没有血流供应，导致缺血、缺氧，使局部组织产生溃疡。

6. 神经系统障碍

神经系统障碍时患者知觉、感觉和运动受损，包括昏迷、半身麻痹、神志不清、长时间卧床、大小便失禁及肢体的活动受损。感觉系统受损的患者对刺激没有反应，无法通过自卫保护伤口。同时活动受限的患者血流速度减慢，甚至出现肢体肿胀，导致伤口愈合的速度减慢。失禁的患者容易造成尿路感染或皮肤溃烂，而感染加重影响伤口愈合。

7. 代谢疾病的评估

（1）糖尿病 糖尿病患者伤口难以愈合的最主要原因有周围神经病变导致足部感觉不灵敏或麻痹；动脉硬化导致血液循环受阻使组织坏死；血糖过高导致伤口愈合初期的炎症受损，白细胞功能失常，胶原蛋白合成受阻以及血液循环不良，增加了伤口感染的机会。

（2）肾功能衰竭 可以影响全身废物和毒素的排泄、水及电解质的平衡及凝血功能障碍，增加伤口感染概率。

8. 免疫状态

免疫应答在伤口愈合中起着非常重要的作用，当机体免疫力降低时，由于白细胞数目减少，蛋白质摄取受阻碍，可以延迟伤口愈合。如艾滋病、癌症、化疗、放疗的患者，由于药物以及免疫能力低下，造成机体细胞分裂受阻，无法正常合成蛋白质，使白细胞数目减少，妨碍巨噬细胞的正常功能，无法引导正常的炎症反应。

9. 心理状态

虽然伤口是局部的，但对患者的影响是全身心的。心理学家认为，适度的心理应激反应有助于调节机体免疫系统功能，如果心理反应过于强烈或担忧、焦虑、恐惧、悲观等负性心理明显时，则会抑制机体的免疫功能。伤口愈合，特别是糖尿病等原发性代谢性疾病的慢性伤口的愈合，很大程度上需要患者的配合。

（二）局部因素的评估

1. 伤口的类型及其所处的愈合阶段

根据伤口分类的方法进行判断。可以按照受伤时间、致伤原因等进行初步评估。

2. 伤口局部的临床表现

（1）湿润或者干燥脱水 伤口的合适湿度会促使表皮细胞增生的速度增快。因为表皮细胞移动时若受到干燥蛋白纤维的阻挠，则表皮细胞很难移行，必须再向下层湿润的细胞层移行并通过结痂处，而表皮细胞增生移行的速度减慢，伤口愈合的时间则延长。

（2）伤口局部水肿 伤口明显的水肿会使伤口缝线或伤口周围组织受压，致使血流受阻，氧气及营养物质不易被送至伤口组织，导致伤口愈合速度减慢。

（3）皮肤局部的温度　通过手的触摸可以直接感知。

（4）伤口的气味　伤口感染时会产生恶臭味，除去密闭性敷料时也会有气味。结痂和坏死组织易造成细菌感染，产生异味，同时痂皮还会影响伤口收缩过程，不利于伤口的湿性愈合。

（5）组织渗出液　是指伤口组织渗出的液体及细胞滞留在组织或伤口床中。观察其总量时可用百分比表示，也可用敷料潮湿的程度来记录伤口渗液，渗液的颜色和总量随愈合程度的好坏而变化。

（6）组织异物　受伤环境以及感染可导致伤口组织异物存在。

3. 感染

感染是伤口恢复过程中最为严重的干扰因素，感染严重时可导致组织受损，从而阻碍伤口愈合。观察伤口局部有无红、肿、热、痛，周围组织是否存在红肿，有无脓性分泌物或渗出物，有无恶臭，伤口内的肉芽是否容易破碎、出血、颜色灰暗等。每天定时监测体温，关注相关的实验室检查。如果血常规显示白细胞异常，则应考虑感染的存在。

4. 伤口局部

局部受摩擦、牵拉、压迫，都会造成伤口表面皮肤和深部血管及肌肉组织的损伤。

5. 伤口边缘及周围皮肤

观察伤口边缘的颜色、厚度、卷边、潜行情况，观察伤口周围皮肤颜色、完整性，注意有无红斑、瘀斑、色素沉着、糜烂、浸渍、水肿等。

6. 伤口的解剖部位

某些部位的伤口由于皮下组织稀薄，会比较难以愈合，如胫前的伤口、关节部位的伤口等；有些部位要全面考虑可能出现的护理问题，如骶尾、臀部的伤口容易被污染，也不容易固定；四肢的伤口在包扎时要考虑到功能位置以及后期的恢复等。

7. 疼痛程度

患者对疼痛的反应，可抑制自体免疫系统的活动，间接地阻碍伤口愈合。比如糖尿病周围神经病变，对疼痛的感觉较为迟钝。疼痛作为一种主观感觉，要客观判定疼痛的轻重程度比较困难。

三、伤口护理常用操作技术

（一）伤口的测量

处理伤口前，必须对伤口进行全面的评估，包括对伤口大小、深度、腔隙、窦道、颜色、位置进行具体描述，便于判断伤口的严重程度以及预后效果。

【目的】

判断伤口的严重程度、可能出现的状况以及预后。

【评估】

（1）评估伤口现状，作为伤口护理和进展的依据。

（2）预判可能需要的治疗时间。

【操作流程】

1. 用物准备

线状测量工具如厘米尺、同心圆尺，描绘伤口的工具如透明膜、带有测量格的新型敷料，各色记号笔，数码照相机，伤口记录表。

2. 患者及环境准备

（1）了解患者的就医需求。

（2）患者现病史、既往史、过敏史、受伤史。

（3）室内温度和光线适宜。注意保护患者隐私。

3. 操作方法

（1）测量伤口的大小

① 伤口的二维测量：用厘米制的尺测量，沿人体长轴测出伤口最长处为伤口的长度，沿人体横轴测出伤口最宽处为伤口的宽，描述为长（cm）×宽（cm），如2.5cm×1.5cm。

② 三维测量：使用无菌的棉棒或探针放入伤口最深处，然后标记棉棒或探针与表面皮肤平行处，测量棉棒或探针顶头处到标识点的长度就是伤口的深度，描述为长×宽×高。

③ 容量的测量：用来测量较深和范围较广的伤口，先用无菌薄膜把伤口粘紧，在创口处注入0.9%氯化钠注射液，量就是伤口的容积。

④ 潜行的测量：潜行指伤口皮肤边缘与伤口床之间的袋状空穴，无法用肉眼见到的深部被破坏的组织；测量方法与深度测量相同，用棉棒或探针沿伤口四周逐一测量，记录时以顺时针的方向来描述。

⑤ 瘘管和窦道：瘘管是指由先天性原因或者疾病导致体内空腔脏器等形成一端通向人体体表、另一端与空腔脏器相通的管道。窦道是指由体表通向深部组织的病理性盲管，只有一个开口。测量时使用探针沿窦道方向伸入直到盲端，用镊子夹住露在皮肤表面的探针，再进行测量（图1-6）。

（2）伤口的部位　准确描述伤口的部位能为确定伤口的病因提供线索。如压力性损伤常发生在骶尾部，静脉性溃疡常发生在"足靴区"，缺血性溃疡好发于肢体末端，糖尿病足常发生在足底部。

（3）伤口的组织类型　采用组织颜色分类的方法分为黑、黄、红、粉（具体参见前文）。混合型伤口内有上述各种颜色，表示伤口内混有部分肉芽组织和部

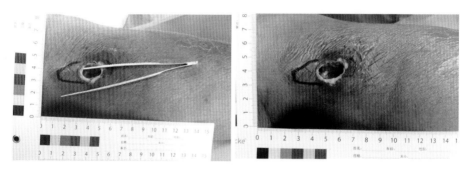

图1-6 伤口测量方法

分腐肉或坏死组织，例如红黄、红黄黑或黄黑等，可用"四分之几"或"八分之几"来说明某种伤口颜色所占的比例。

（4）伤口的渗液　渗液是指由血管中渗透出来的液体及细胞留在组织或伤口床中。渗液的评估包括渗液量、渗液的形状、渗液是否黏稠以及气味的评分。

（5）伤口的边缘和周围组织　在愈合过程中，上皮细胞迁移穿过整个伤口床，覆盖伤口表面。伤口边缘是否湿润、完整、连接伤口的部位和伤口基本的高度是否一致，包括观察伤口边缘的颜色、厚度、卷边、潜行情况。伤口周围皮肤颜色、完整性，注意有无红斑和色素。

【观察要点】

（1）伤口测量需要客观、真实、准确、及时记录。

（2）直接拍摄患者照片时，需要患者知情，伤口照片应直观、还原度高。

（3）准确描述和记录伤口（附录A　伤口处理记录表）。

（二）换药术

伤口换药又称更换敷料，包括检查伤口、除去伤口脓液和分泌物、清洁伤口及覆盖敷料。

【目的】

保持伤口局部清洁，预防和控制伤口感染，同时促进伤口愈合。

【评估】

（1）评估患者全身基础状况，能否耐受换药操作，如果病情危重需随时抢救、生命体征不平稳的患者，防止因换药操作影响患者的抢救。

（2）评估患者既往史、皮肤过敏史，发疱性疾病在选择伤口敷料时应谨慎，同时特别注意儿童使用的伤口敷料，应禁止使用和慎用的产品。

【操作流程】

1. 用物准备

治疗盘、无菌换药包、生理盐水、消毒剂、无菌敷料、医用手套、垫巾、

注射器和软针头（按需）、医疗垃圾
桶，见图1-7。

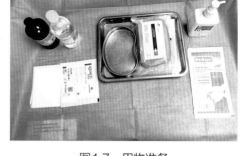

图1-7　用物准备

2. 患者及环境准备

（1）患者了解换药的目的和过程。

（2）患者按需排尿排便，勿空腹，以防止换药时发生低血糖。

（3）室内温度和光线适宜。注意保护患者隐私。

3. 操作方法

（1）协助患者取舒适体位，暴露伤口位置，铺垫巾。

（2）手消毒，戴手套，打开换药包，将生理盐水和消毒剂分别倒于两个弯盘内浸湿棉球。

（3）揭除伤口敷料。沿与伤口长轴平行方向揭除敷料，弃于医疗垃圾桶内。若敷料与伤口粘连，可以用生理盐水湿润与伤口粘连的部分，再轻轻地顺着伤口长轴揭去，揭下外层敷料后用镊子沿伤口长轴平行方向取下内层料。若内层敷料与伤口粘连，待敷料与伤口分离后再轻轻地顺创口长轴揭去。

（4）观察伤口的位置、大小、气味、渗液，了解有无潜行、窦道或者瘘管，以及皮肤情况有无浸渍、颜色异常等。

（5）清洁伤口及周围皮肤　清洁伤口：用浸有生理盐水的棉球从伤口中间向外擦拭，擦拭范围包括伤口及周围的皮肤。有腔隙的伤口或窦道：用注射器抽取生理盐水以每秒1mL的流速冲洗伤口，可重复3～4次。

（6）用干纱布蘸干伤口（方向同清洁伤口）。

（7）选择合适的敷料，用两层敷料覆盖伤口。

（8）整理用物、洗手。

【观察要点】

（1）观察伤口及周围皮肤，包括伤口位置、大小、气味、渗液，有无潜行、卷边、窦道或瘘管，周围皮肤情况有无浸渍、颜色异常等。

（2）特别注意观察血液循环障碍、免疫功能低下者、合并神经系统疾病以及凝血功能障碍者换药后的全身和局部反应。

（3）注意观察伤口肢体的肿胀、末梢血运和局部疼痛等特殊反应。

（三）清创术

清创（debridement）作为一种开放性伤口的常用处理技术，其目的不仅可以减少存在于伤口内部病原微生物的数量，同时可直接去除影响愈合的一些失活组织、坏死组织、异物，还可以探查伤口组织的深度，较为直观地观察伤口，以便做出正确的伤口评估。清创最早由巴黎学者Desault提出，即利用手术方式除去坏死组织，后来被广义地解释为各种伤口各种形式的清创术。

清创是局部治疗伤口的重要组成部分，每一种清创方法都有其优缺点和适应证，选择合适的清创方法对促进伤口愈合具有重要的作用。临床上应根据伤口的特点、有无感染的存在、患者全身状况以及合并症、患者的治疗意愿、可利用的技术和资源以及操作者的资质能力等来综合考虑。清创方法的选择并不是孤立进行的，而是随着伤口条件的改善而联合使用，例如：无感染的焦痂伤口可覆盖片状水胶体，待焦痂软化可以使用保守性锐器清创，便于清除大部分的残余焦痂，然后使用机械清创，选择水凝胶等保湿敷料进行自溶清创等。

清创术需遵循的原则：减少对正常组织的损伤，促进组织修复和愈合。清创的类型很多，临床上有如下几种清创类型及方法：机械清创（mechanical debridement）、手术清创（surgical debridement，图1-8）、保守性锐器清创（conservative sharp wound debridement, CSWD）、自溶清创（autolytic debridement）、化学清创（chemical debridement）或酶学清创、生物清创（maggot larva debridement）、超声波清创（ultrasonic debridement）以及联合清创。下面介绍一种机械清创的操作流程。

【目的】

清除阻碍和导致延迟伤口愈合的各种腐肉和坏死组织、失活组织、特殊物质或异物。

【评估】

（1）评估患者全身状况，能否耐受清创术，综合病情的危重程度选择合适的清创术。

（2）评估患者既往史、皮肤过敏史、伤口敷料的使用、有无引流、引流管是否通畅。

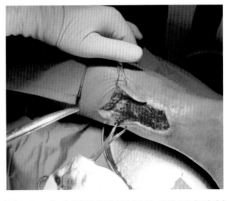

图1-8　左小腿软组织缺损并感染手术清创

【操作流程】

1. 用物准备

治疗盘、无菌换药包、生理盐水、消毒剂、无菌敷料、医用手套、垫巾、无菌剪刀、无菌手术刀片（按需）及医疗垃圾桶。

2. 患者及环境准备

（1）患者了解清创的目的、过程。

（2）评估患者全身状况，能耐受局部机械清创。

（3）室内温度和光线适宜，注意保护患者隐私。

3. 操作方法

（1）协助患者取舒适体位，暴露伤口位置，铺垫巾。

（2）手消毒，戴手套，打开清创包，选择合适的消毒剂，将生理盐水和消毒剂分别倒于两个弯盘内浸湿棉球。

（3）将伤口浸泡在生理盐水中来软化腐肉或黑色结痂，促进痂皮脱落，同时可以清洗伤口上的细菌。

（4）湿纱布浸泡法，此类方法较适用于有中等量坏死组织或腐肉的伤口，不适合用于已有肉芽组织生长或上皮化的伤口。注意浸泡的时间，接触纱布的时机，当湿纱布上的水分蒸发后，更换纱布时可将部分坏死的组织或腐肉一起移除，但也很容易破坏新生成的肉芽组织或上皮组织。当这些坏死组织软化后，在清洁伤口的过程时，即可随着棉棒擦拭或生理盐水冲洗一并被带走，以达到清创的目的。

（5）揭除伤口敷料，观察伤口周围皮肤、位置、大小、气味、渗液，有无潜行、窦道或者瘘管，皮肤情况有无浸渍、颜色异常等。

（6）清洁伤口及周围皮肤，用浸有消毒剂的棉球从伤口外向中间环形擦拭伤口周围皮肤，勿使消毒剂流入伤口内，避免用擦拭伤口周围皮肤的棉球再擦拭伤口；再用生理盐水棉球清洁。有坏死组织的伤口先用无菌剪刀清除坏死组织，然后由外向内清洁伤口。

（7）用干纱布蘸干伤口（方向同清洁伤口）。

（8）选择合适的敷料，用两层敷料覆盖伤口。

（9）整理用物、洗手。

【观察要点】

（1）观察伤口及周围皮肤的肿胀程度、局部疼痛情况、外层敷料渗血或渗液的量等。

（2）特别注意有凝血功能障碍者的局部和全身反应情况，局部使用止血药物，必要时静脉使用止血药物。

（3）观察伤口周边皮肤有无过度浸润，一般建议浸泡时间不要超过15min。浸泡器具要进行终末消毒灭菌处理，避免造成交互感染。

（四）创面培养

怀疑伤口有感染或疑似感染或者有长时间不愈的征象时，可以在伤口表面进行微生物培养。培养应在再次换药之前进行。

【目的】

查找伤口不愈的原因，为抗生素的使用提供理论依据。

【评估】

（1）伤口外观有红、肿、热、痛、脓性分泌物并伴有臭味。

（2）评估患者的伤口类型、大小、深度、颜色、气味、有无异物。

（3）伤口内有异物或坏死组织较多或有残留。

【操作流程】

1. 用物准备

① 治疗车上层：治疗盘、无菌棉棒、消毒剂、无菌敷料、无菌手套、垫巾、无菌培养瓶或无菌试管、无菌换药包、生理盐水等。

② 治疗车下层：垃圾桶。

2. 患者及环境准备

患者按需排尿排便。患者不要空腹，以防止换药时发生低血糖。室内温度和光线适宜，注意保护患者隐私。

3. 操作方法

（1）协助患者取舒适体位，暴露伤口位置，铺垫巾。

（2）伤口清洁方法同伤口换药。

（3）在创面上旋转棉棒，由伤口的一边到另一边，采用"十点法"用棉棒来回涂抹取样，注意受力均匀，避免用力过重导致创面出血，将深部的渗液沾到棉棒内。注意棉棒不可触及伤口周围的皮肤。

（4）将棉棒放入无菌干燥试管（图1-9）内，不可触及试管边缘以及试管外，尽快送微生物室进行细菌培养。怀疑厌氧菌感染时需使用特殊的培养试管，取样后的棉棒要与底部的二氧化碳包或氮气包完全接触。

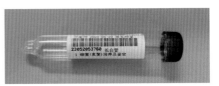

图1-9　创面培养无菌干燥试管

（5）根据伤口情况选择合适的无菌敷料覆盖伤口。

（6）撤除垫巾，脱手套，整理用物，洗手。

【操作要点】

（1）观察棉棒取样处无脓性液体或黑痂。

（2）注意无菌操作原则，及时送检。

（五）引流管护理

外科手术后放置引流管是为了将人体组织间或体腔中积聚的脓、血、液体导引至体外，防止积血和积液导致术后感染，影响伤口愈合。

【目的】

将局部的渗液以及一些脓液充分引流，减少感染的症状。

【评估】

（1）评估患者生命体征和病情。

（2）评估引流液的颜色、性质和量。

（3）观察伤口敷料有无渗出液、有无皮下气肿和血肿。

【操作流程】

1. 用物准备

① 治疗车的上层：治疗盘、无菌棉棒、消毒剂、无菌敷料、无菌手套、垫巾、一次性使用引流袋。

② 治疗车的下层：垃圾桶。

2. 患者及环境准备

患者按需排尿排便，勿空腹；室内环境温度和光线适宜，注意保护患者隐私。

3. 操作方法

（1）协助患者取舒适体位，暴露伤口位置，铺垫巾。

（2）伤口清洁方法同伤口换药。

（3）引流管分为封闭式引流管及开放式引流管两种。封闭式引流管又分为普通虹吸引流管及负压引流管两种，保持引流管持续负压。

（4）定期更换引流袋，一般24h更换一个引流袋，需要注意无菌操作，引流袋一般要低于引流平面，预防逆行感染。

（5）注意观察引流液的量颜色及性状。若出现引流液中有新鲜出血或引流管周围有消化液、粪便或尿液外漏情况，应及时通知医师，并做好局部皮肤保护。

（6）做好引流管口护理，引流管周围采用碘伏消毒，每日1次，引流管周围可包裹油纱类敷料，有红肿时可包裹碘伏纱布。当引流管周围出现脓性渗出液时，进行细菌培养（方法参考细菌培养技术）。

【观察要点】

（1）及时观察引流液的颜色、量和性状。引流管一般留置3～7天。24h渗液＜20mL为拔管指征。

（2）引流管采用高举平台法固定管道，既可避免管道压迫皮肤引起医疗器具相关性压力性损伤，又可避免非计划性拔管或管道脱出。

（六）瘘管的护理

瘘管通常是指器官与器官或者器官与皮肤之间的一种不正常通道，临床上以肠瘘最为常见。

1. 形成肠瘘的病因

（1）先天性因素　先天性肠瘘比较少见，主要原因是肠套叠和腹外疝处理不及时导致。

（2）外伤性因素　常见于腹部创伤，比如锐器刺伤、刀刃伤等导致肠管多处损伤，包括开放性损伤和闭合性损伤两种。

（3）手术因素　手术时误伤肠管，常见于吻合口瘘或者术后形成肠瘘。肠道的缺血性疾病、急性肠穿孔、肠梗阻、人工流产或者妇科手术误伤，以及内镜损伤也常形成肠瘘。

（4）放射性的损伤　腹部肿瘤放射性治疗引发的损伤较为多见。

（5）炎症　多是因为化脓性感染导致。

2. 肠瘘的临床表现

（1）腹部表现　肠瘘好发于裂开的切口、引流管的部位、脓肿的部位及有活动性病变部位。瘘口有气体、胆汁、肠液或食物排出，是肠瘘的主要临床表现（图1-10）。

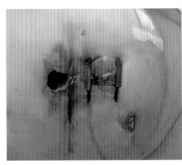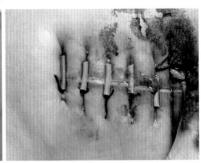

图1-10　肠瘘

（2）全身表现　有不同程度的水、电解质失衡以及酸碱代谢失衡、负氮平衡和低蛋白血症。有感染者可出现体温、血象升高等感染症状。严重者可导致脓毒血症、器官功能障碍或多器官衰竭，甚至死亡。

（3）相关检查　肠瘘可以根据临床体征明确诊断，但仅靠伤口持久不愈合或者破溃时诊断，可能会延误病情，应辅以其他辅助检查明确诊断。腹部CT和造影是早期诊断最好的辅助手段。

3. 治疗

肠瘘治疗的关键是早期诊断，采取及时的彻底引流，控制感染，合理营养，纠正水、电解质、酸碱紊乱等内稳态失衡。

（1）全身治疗　肠瘘发生后早期或肠道功能未恢复时可使用胃肠外营养支持。感染得到控制，肠蠕动恢复后尽早给予肠内营养。及时引流漏出液是控制感染及促进肠瘘愈合的重要环节。若出现脓毒血症等严重的全身感染症状时，应根据细菌培养结果选用敏感的抗生素进行治疗，避免加重感染。同时在操作过程中应加强监测及保护脏器功能。

（2）局部治疗　①充分引流，直到肠液不再溢出至瘘管以外的腹腔内，可持续负压引流。管状瘘一般在3～6周可自愈。②堵瘘治疗：可将瘘管填充堵塞，使肠液沿肠管正常地流向远端肠管。

（3）手术治疗　对于不能自愈的肠瘘，手术治疗是治疗肠瘘的最后选择。肠瘘手术相对较复杂，创伤较大，在严重的腹腔或全身感染、低蛋白血症等情况没有改善前，手术都存在极大风险。只有控制感染，全身情况得以改善的条件下，才能保证手术成功。

（七）肠瘘的护理

肠瘘的临床护理比较复杂且烦琐，要详细评估瘘管的具体情况，运用专业知识与护理技能促使创面及瘘口愈合或为手术治疗创造条件。

【目的】

（1）保持引流通畅，预防和控制感染。

（2）收集流出物，准确记录流出量，保持瘘管周边皮肤完整。

（3）促进创面愈合和瘘管闭合。

（4）控制异味，减轻患者焦虑及提高舒适度。

【评估】

（1）评估出现瘘管的时间、瘘管位置、瘘管类型、间距、排出物情况、周围皮肤等情况。

（2）评估患者生命体征、感染情况以及病史，保护瘘管周围皮肤。

（3）评估家庭参与和支持度。

【操作流程】

1. 用物准备

① 治疗车上层：治疗盘、皮肤消毒剂、造口袋、生理盐水、无菌敷料、皮肤保护粉或者皮肤保护剂、冲洗液、无菌手套、垫巾。

② 治疗车下层：医疗垃圾桶。

2. 患者及环境准备

患者接受引流管护理。室内温度和光线适宜，注意保护患者隐私。

3. 引流管的护理

（1）引流管的选择　根据瘘口的大小，选用口径合适的引流管。

（2）调节冲洗液速度　一般每日冲洗液总量为3000mL，滴速30～40滴/分，调整负压，保持引流管通畅。

（3）记录　根据肠液流出量及黏稠度调整负压值，记录引流量，包括冲洗液量、引流管流出量及外溢部分流出量。

4. 漏出液收集与皮肤护理

（1）引流口瘘的护理

① 清洗：生理盐水棉球清洗瘘口及周围皮肤并抹干。

② 皮肤保护：刺激性皮炎患者可给予皮肤保护粉和喷洒无刺激性的伤口保护膜，保护瘘口周围皮肤。

（2）切口瘘的护理　尽量将切口与瘘口隔离，防止漏出液污染切口。消毒切口及周围皮肤，清除瘘口内坏死组织时用生理盐水棉球清洗干净。感染期选用藻酸盐银敷料或美盐敷料填充，以控制感染，渗液量较少时可以水胶体敷料

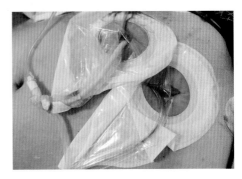

图1-11　肠瘘使用造口袋

或泡沫敷料覆盖创面，渗液量较多时考虑用造口袋收集渗液（图1-11），以保护周围皮肤。

【健康指导】

（1）指导患者保持良好的心境和乐观的态度，正确对待疾病。

（2）向患者告知各项护理措施的配合事项。

（3）指导患者开始进食时的注意事项。进食开始时食物宜"软、细、渣"，由少量开始逐渐增多。

（4）鼓励和指导患者早期活动。

（八）负压伤口治疗技术

负压伤口治疗技术（negative pressure wound therapy，NPWT）为一种新型伤口敷料的材料创新与负压引流的理论相结合的伤口治疗方法，首先从美国开始已逐渐向全球普及。国外文献中一般将此医疗技术称为真空辅助闭合（vacuum assisted closure，VAC），而在我国又常被称为真空封闭引流技术或负压封闭引流技术（vacuum sealing drainage，VSD），目前已经成为各大医疗机构包括烧伤、创伤、内分泌等与伤口治疗相关的科室、中心所必备的重要设备与技术。

负压伤口治疗技术主要适用于慢性难愈性伤口，比如糖尿病足、压力性损伤、下肢静脉溃疡、手术切口感染或者裂开、各类皮肤软组织感染切开引流形成的伤口、烧伤创伤、筋膜切开减张等。

负压伤口治疗系统的构成，包含负压泵（图1-12）、内置引流罐、吸盘（图1-13）、连接管路（图1-14）、连接Y型管（图1-15）、止液夹（图1-16）、海绵无菌敷料（图1-17）、贴膜等。专用的电动负压泵：负压泵的大小、形状、重量各不相同。

【目的】

防止伤口积液、积血，减轻水肿，保持伤口良好的湿性环境，减轻感染，刺激组织增生，加快伤口的闭合。

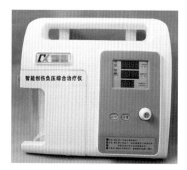

图1-12　负压泵

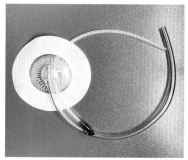

图1-13　吸盘

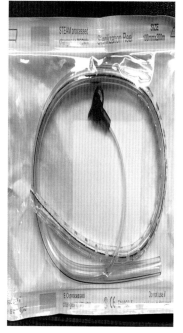

图1-14　连接管路

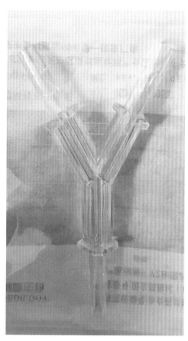

图1-15　连接Y型管

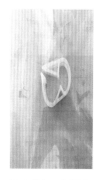

图1-16　止液夹

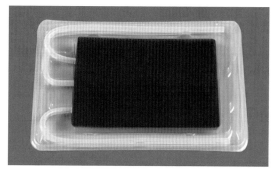

图1-17　海绵无菌敷料

【评估】

（1）评估形成伤口的原因，肿瘤导致的伤口禁忌使用负压引流技术。

（2）评估伤口基底部情况，如有脆弱的大血管和神经，延迟或者不使用负压引流技术。

（3）评估伤口性质，如伤口表面是否存在过多的坏死组织未清除。对于湿性坏疽或干性坏疽以及有骨髓炎伤口者均不宜使用负压引流技术。

【操作流程】

1. 用物准备

① 治疗车上层：治疗盘、专用伤口负压引流泵、专用的无菌敷料、引流管路，无菌贴膜、连接管（Y型管或者三通管）、引流罐、生理盐水、皮肤表面消毒剂、无菌手套、垫巾。

② 治疗车下层：医疗垃圾桶。

2. 患者及环境准备

患者按需排尿排便。患者不要空腹，以防止换药时发生低血糖。室内温度和光线适宜，注意保护患者隐私。

3. 操作方法

（1）清创　很多伤口组织的周围坏死界限并不十分确切，治疗时并不要求完全彻底清创，因此应在每次换药时一步一步清创。伤口各潜行的腔隙也要充分开放，便于引流，特别是窦道较深或形状复杂的伤口更需要适当的外科清创，防止无效腔或大量失活组织的残留。对于感染严重及感染不断向外扩展的伤口等，待感染控制后再进行清创，注意表面要清洁后待干燥，以利于贴膜的黏合无缝，防止漏气。

（2）泡沫敷料填充伤口　根据伤口的大小、深度选择合适的敷料，或将敷料修剪成与伤口类似的形状（图1-18）。负压作用后泡沫敷料会跟着负压缩小，因此泡沫修剪后的体积稍微比伤口略大。先在伤口表面垫一层接触层或者直接填充伤口。敷料可以进行任意裁剪和拼接，甚至用一长条形的泡沫敷料在中间作为连接两处伤口敷料的桥梁。

（3）选择放置吸盘位置　选择好合适的放置吸盘的区域，用剪刀或镊子把冲洗管呈45°插到海绵内，多出的冲洗管穿插到海绵底部（图1-19）。

（4）透明贴膜封闭伤口　待伤口周围皮肤完全干燥后，将一块大小、形状适当的透明贴膜将泡沫敷料连同伤口一起完整地封闭起来（图1-20）。一般要超过伤口边缘3～5cm大小。消毒周围皮肤时尽可能避免使用碘伏，以免影响透明贴膜粘贴。对于某些形状特殊的伤口，例如头面部、腋窝、手足、指缝、腹股沟、会阴部等部位，伤口边缘都会有褶皱，容易造成贴膜不严、漏气。

（5）连接管路引流瓶　连接管路（图1-21）时，在敷料中部贴膜上剪一个直径2～3cm的小孔，用来覆盖吸盘，然后连接管路、引流瓶。如无吸盘，将引流

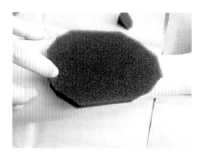

图1-18　泡沫敷料

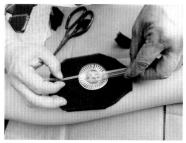

图1-19　放置吸盘

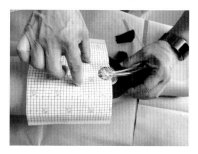

图1-20　封闭伤口

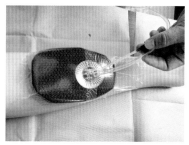

图1-21　连接管路

管全部包裹在泡沫敷料内部，避免引流管直接接触伤口床。将引流管从透明膜的边缘引出，并将引流管和透明膜结合部位严密封闭。避免引流管引出部位直接接触皮肤，以防负压形成后造成皮肤压迫性损伤。吸盘或引流管的放置方向还应该考虑患者的体位方便和防止受压，例如骶尾部压力性损伤，吸盘或引流管用高举平台法，不要成为压迫患者伤口形成器械压力性损伤的因素。

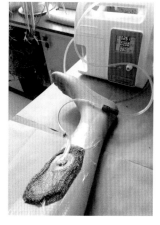

图1-22　负压治疗

（6）启动负压泵，测试密封性　调整好负压泵的参数后，启动负压泵。这时，泡沫敷料和伤口中的空气被吸出泡沫敷料塌陷（图1-22）。如果泡沫敷料未塌陷，提示存在漏气点加压封闭，可在可疑漏气点部位另贴一块透明膜。一般的负压泵都具有漏气和堵塞等异常情况报警功能，能提醒医护人员查找报警问题。在确认了整个系统密封性能良好后，就可以正常工作了。

（7）参数设置及调整　负压泵的参数设定对于负压伤口治疗的成败起着非常重要的作用，如压力的大小、治疗时间的长短、间歇性治疗或持续性治疗等，应该予以充分的注意。而且治疗的方案和参数需要根据伤口对治疗的反应进行评估和调整，参数设定和调整的目标是用最佳的方式促进伤口尽快愈合，而且尽可能提高患者的依从性。若对上述每一个问题重视不足，都会降低治疗的效果。

【观察要点】

随时巡视患者，发现问题及时处理，除了一般伤口需要处理的问题以外，与负压伤口引流技术相关的常见问题如下：

（1）漏气 一般都会有漏气报警功能，也能在第一时间发现漏气。如果负压泵没有漏气报警功能，常可听闻"嘶嘶"的漏气声音，特别微小的漏气一般不易被发觉。经过一段时间后，通过贴膜可以看到，漏气附近泡沫敷料干结。漏气好发于皮肤褶皱处，如腋窝、腹股沟、会阴部、手、足等。可用一小片透明贴膜"打补丁"的方法封堵漏气处，皮肤褶皱处可采用医用橡皮泥进行封堵，若仍然难以处理应考虑全部更换贴膜或敷料，重新进行封闭。平时要注意保护患处，防止贴膜完整性被破坏。

（2）堵塞 使用具有阻塞报警功能的负压泵能够在第一时间发现阻塞。如果负压泵没有阻塞报警功能，常表现为伤口处本应塌陷的泡沫敷料出现膨起。长时间会出现积液，甚至浸渍周围贴膜，导致渗液流出。处理原则：如果阻塞部位位于吸盘引流管或引流罐，只需将相应的部件更换；如果阻塞部位是泡沫敷料本身，则需部分或全部更换泡沫敷料。

（3）伤口红肿 治疗过程中发现伤口周围红肿热痛，泡沫敷料内脱落的组织多、引流出的液体黏稠并伴有其他的全身感染表现（发热、白细胞增多），应考虑到创面感染有加重的可能。需要进行创面局部清创，静脉应用抗生素以及增加更换敷料的频率，甚至暂停NPWT治疗，改用其他抗感染效果更好的伤口处理方案，待感染减轻后再继续NPWT治疗。

（4）停止生长 伤口经过一段时间NPWT后肉芽组织生长有停滞的迹象，需要找出原因，进行针对性治疗。有时需要再次进行清创，给创面造成新的刺激以启动新的修复过程。

【健康指导】

（1）指导患者进行关节的主动和被动运动，防止肌肉萎缩。

（2）进行远端关节的屈伸、旋转练习，促进血液循环，防止下肢深静脉血栓形成。

（3）保持情绪稳定，积极配合治疗。

四、伤口敷料的选择

伤口愈合发展到今天，是以湿性愈合理论为基础，充分利用密闭的环境为伤口提供有利于伤口愈合的环境。伤口专科护士在伤口愈合中的职责就是通过全面系统地评估、科学地选择适合伤口愈合的敷料，以患者为中心，减轻不舒适感和疼痛。

（一）伤口敷料的类型

伤口敷料包括与伤口床直接接触的初级敷料及覆盖在初级敷料之上起辅助作用的次级敷料。初级敷料是根据创面的需要直接覆盖在创面上，起到治疗和保护创面的作用。次级敷料可以巩固初级敷料的作用，以便更充分地满足伤口愈合的需要。从临床应用的角度可以将伤口敷料依据其不同的结构和功能特点大致分为以下几类：传统纱布类敷料、油纱类敷料、薄膜敷料、水胶体敷料、水凝胶敷料、藻酸盐敷料、泡沫敷料、含银敷料等。

值得注意的是，到目前为止，没有一种敷料适用于伤口的全程愈合，不同时期的伤口创面需要选择适宜的伤口敷料，每一种敷料都有其各自的适应证，正确理解每一类伤口敷料的特性可以帮助专科护士在处理伤口时做出科学正确的选择。

1. 传统纱布敷料

传统纱布敷料（图1-23）可以用于所有伤口，无论伤口多大、多深或何种病因的伤口，同时可以作为一层或二层敷料，也可以用来包扎暂时不能闭合的伤口和用来吸收渗液、渗血。

（1）优点

① 中等量的吸收能力。

② 湿纱布有清创的作用。

③ 裁剪为纱条也可填塞腔隙。

④ 覆盖伤口。

⑤ 固定敷料。

（2）缺点

① 通透性高，容易使伤口脱水。

② 干燥时黏附于组织，对新生上皮组织造成再损伤和导致出血。

③ 更换敷料牵拉造成疼痛。

④ 外界微生物容易通过，易感染。

⑤ 纤维容易脱落产生异物，影响愈合。

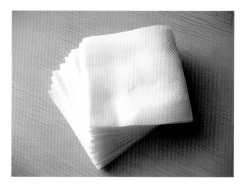

图1-23　纱布

2. 油纱类敷料

油纱类敷料（图1-24）可以作为感染伤口的引流，一般应用于烧伤及烫伤、擦伤、撕裂伤及皮肤缺损，植皮手术的供皮区或受皮区，肉芽组织伤口的覆盖。

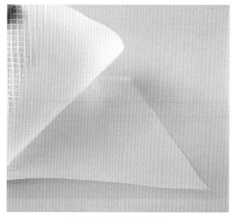

图1-24　油纱敷料

（1）优点

① 提供湿润环境，有利于表皮生长。

② 无特殊异味，不粘连伤口，保持湿润。

③ 可配合药物使用。

④ 可灵活裁剪使用，片状可用于表浅伤口，条状可用于空腔伤口。

⑤ 可有效地维持创面的湿性环境并防止感染的扩散。

⑥ 会粘连损伤脆弱的新生组织，换药时可被完整取出。

（2）缺点

① 固定困难，需要每天更换。

② 无吸收作用。

③ 在伤口渗液较多的伤口使用，会导致伤口周围的皮肤浸渍。

④ 凡士林油纱容易变干，粘连伤口。

3. 透明膜敷料

透明膜敷料（图1-25）可以应用于部分浅表性伤口及无渗液的创面，也可辅助其他敷料。透明半透性敷料，氧和水蒸气可通过，但细菌及异物却不能通过，是理想的薄膜类敷料，呼吸速度与正常人皮肤的呼吸速度相当。

（1）优点

① 阻隔微生物入侵，防止交叉感染。

② 维持伤口湿润的环境，有助于细胞移行。

③ 促进肉芽形成和坏死组织的分解。

④ 顺应性好，利于活动。

⑤ 促进自溶性清创的过程。

⑥ 透明易于观察伤口，保护并防水。

⑦ 自黏性好，使用方便；不需要外层敷料。

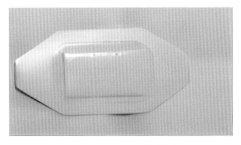

图1-25　透明膜敷料

（2）缺点

① 不能吸收伤口渗液。

② 揭除时可导致皮肤二次损伤。

③ 敷料黏性可伤害敏感的皮肤，不适合用于有深度的伤口。

4. 水胶体敷料

水胶体敷料（图1-26）可以给伤口提供水分，同时具有吸收及提供湿度的双重功能。坏死、干燥、黑痂、渗出少的

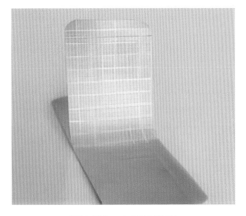

图1-26　水胶体敷料

伤口，也可以应用于骨骼和肌腱暴露的伤口。

（1）优点

① 水化伤口，提供湿润的环境。

② 有利于上皮细胞移行及肉芽组织生长。

③ 促进黑痂伤口的自溶性清创。

④ 可减轻疼痛。

⑤ 可用于骨骼和肌腱暴露的伤口。

（2）缺点

① 会浸渍伤口周围皮肤。

② 无敷料覆盖易变干。

③ 不能阻止细菌入侵。

④ 不能用于渗液过多伤口。

5. 水凝胶敷料

水凝胶敷料由纯化水＋藻酸盐组成，可成片状、不定形凝胶或浸润纱布。因为水凝胶敷料是由天然成分构成的，可用于干燥和腐肉性坏死伤口，下肢溃疡、压力性损伤、非感染糖尿病足溃疡，Ⅰ度和Ⅱ度烧伤创面。

（1）优点

① 具有冷却效果，有镇痛作用。

② 水化伤口，提供湿润环境。

③ 促进自溶性清创。

④ 不粘连伤口。

⑤ 更换敷料不会损伤伤口。

⑥ 能填满空洞伤口。

（2）缺点

① 相较水胶体及膜敷料，水凝胶无法有效屏蔽细菌。

② 涂抹过多易造成伤口周围皮肤浸渍。

③ 不能涂抹于正常皮肤。

④ 不能应用于渗液多的伤口。

6. 藻酸盐敷料

藻酸盐敷料（图1-27）应用于有坏死组织及少至中等量渗液的伤口，具有止血效果，可用于容易出血、有较浅空洞与窦道、感染性及癌症伤口。

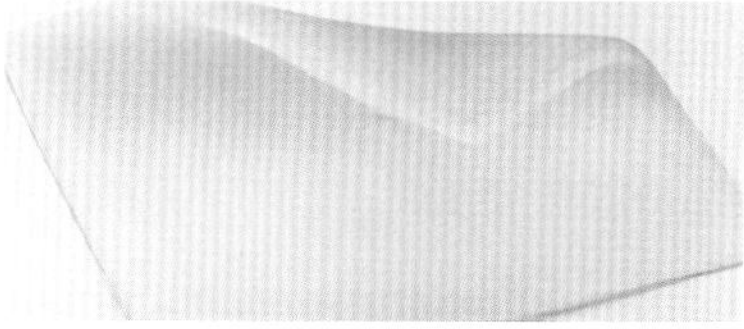

（1）优点

① 能吸收大量的伤口渗液。

② 保持创面湿润，不粘连伤口，保护暴

图1-27　藻酸盐敷料

露的神经末梢。

③ 减轻疼痛。

④ 释放钙离子，有止血的作用。

⑤ 用于浅层伤口可完全移除。

（2）缺点

① 不适用于干燥的伤口。

② 不适用于深度瘘管的伤口、大量出血的伤口。

③ 用于感染伤口填塞时表面禁用封闭敷料。

④ 吸收渗液后会有异味。

7. 泡沫敷料

泡沫敷料（图1-28）的特点是具有较强的吸收性，保湿、保温，可以用于中等至大量渗液的伤口、压力性损伤的预防及下肢静脉溃疡伤口。

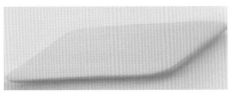

图1-28　泡沫敷料

（1）优点

① 吸收中等至大量渗液，减少伤口浸渍。

② 保持创面湿润，促进伤口清创。

③ 保护、防水、降低感染风险。

④ 加压时可以抑制肉芽过度增生。

（2）缺点

① 不适用于干燥的伤口。

② 有边泡沫不能用于感染伤口。

③ 透气性差，不透明，不便于观察伤口。

④ 能用于填塞伤口。

8. 含银敷料

含银敷料（图1-29）除了具有银离子的杀菌作用，还有其他敷料的特性。银离子与细菌的细胞壁结合，破坏细菌细胞膜，进而与细菌的DNA结合，抑制细菌分裂，阻止菌落形成。并与细菌内蛋白酶结合，进而影响细菌传达系统，导致细菌缺乏营养而死亡。在30min内

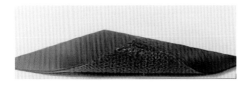

图1-29　含银敷料

发挥作用，并保持3～7天。所有感染伤口、糖尿病足溃疡、引流口、造口、下肢静脉性溃疡、压力性损伤伤口都可以使用。

（1）优点

① 广谱抗菌。

② 提供湿性环境，促进伤口愈合，保护创面。

③ 促进肉芽组织生长。

④ 溶解坏死组织，吸收渗液。

（2）缺点

① 长期使用引起慢性中毒。

② 易造成色素沉积。

③ 不可用于银过敏的患者。

④ 进行磁共振检查前需移除敷料并清洁伤口。

⑤ 孕妇及婴幼儿禁用。

（二）伤口敷料选择的原则

一个正常的创面愈合环境应具有适当的温度、菌群平衡和中性至弱酸性的愈合环境，创造这个条件时伤口敷料的选择尤为重要。伤口敷料应该能够促进伤口愈合或最大限度地控制感染、缓解或减轻疼痛、促进愈合。

敷料的选择应遵循以下原则：

（1）可以预防和治疗伤口局部感染　保护伤口周围皮肤，不引起周围皮肤的浸渍；能够维持湿润的微环境，不透水，具有类似正常皮肤的水分蒸发能力。

（2）保持伤口的生理性创面愈合环境　促进伤口愈合的同时还要有利于清除坏死组织，保持伤口基底洁净，降低感染风险。

（3）良好的控制渗液的能力　吸收和控制伤口的渗液，有利于引流和控制气味。

（4）维持伤口温度　在28～32℃的环境中，有利于细胞的爬行和肉芽组织的形成。

（5）敷料的黏附性和顺应性良好　迅速而稳固地与伤口床黏附，活动时不容易脱落。敷料的黏性，是否容易揭除，同时不损伤肉芽组织，减轻患者的疼痛。

（6）屏障保护作用，舒适、防擦伤　保护伤口免受微生物入侵。

在伤口的愈合阶段，不干扰伤口的正常愈合，敷料安全、无毒、无过敏作用、无刺激性和任何的不良反应。最后还要考虑患者的经济情况、就诊难易度及敷料更换频率，是否增加患者的负担，舒适度，储存和运输方便，灭菌，独立包装及易用性。因为没有一种伤口敷料可用于伤口的全过程愈合，治疗的效果也是因人而异，所以伤口治疗师需动态、准确评估伤口，灵活选用伤口敷料。

五、营养支持

伤口患者在就医时通常都会有很多疑问："我应该吃点什么？""牛肉能不能

吃？""我需要忌口吗，我能不能碰发物？"这些非常简单的日常生活问题，但要面面俱到正确回答，涉及创面修复过程中营养代谢变化以及患者基础疾病对于营养的需求。同时，在伤口治疗时需要对患者的营养状态进行全面评估，通过营养评定判断患者的营养代谢状态，并估计各种营养素的需要量，需要用一种说得清楚、听得明白、方便理解的语言告知患者在治疗过程中如何选择合理的饮食。

（一）营养状况的评估

伤口的愈合与机体的营养状况密切相关。良好的营养状况可以改善患者对创伤的耐受能力，对提高患者伤口的愈合、减少创伤或并发症具有重要的意义。营养评估又称营养评定，进行营养评定可以了解患者的营养状况，找出营养不良或有营养不良风险的个体，确定营养支持治疗的方案，监测营养状况的变化，以及营养干预治疗在伤口愈合中的作用和效果。

营养状况的评估是指对患者的营养调查结果进行综合分析并作出判断的过程。营养状况的评价包括一般状况、膳食评估、人体测量、实验室检查4个部分。

1. 一般状况

包括患者现病史、主诉症状、既往史以及与营养状况相关的体征。通常要注意观察患者的头发、颜面（水肿）、眼、唇、舌、齿、龈、皮肤、指甲色泽，其他如心血管、消化、神经系统疾病常见的营养不良体征。

2. 膳食评估

膳食评估主要包括：治疗期间患者每日摄入食物的品种、数量，是否存在不良的饮食喜好等；分析其摄入营养素的数量、来源、比例是否达到营养要求；能量是否得到充足的保证，各类营养的比例是否正确；饮食结构和饮食的频次分配是否合理等。

3. 人体测量

人体测量是评估营养状况的主要方法之一，可以直接反映患者的营养状况。人体测量包括体重、三头肌皮褶厚度（triceps skinfold thickness，TSF）、上臂肌围（arm muscle circumference，AMC）等。

（1）体重　是评估营养状况的一项最重要的指标。当受到较大的创伤时，体重可受水钠潴留和脱水的影响，可以根据患病前3～6个月的体重变化或实际体重占理想体重的百分比来判断是否营养不良。体重指数（body mass index，BMI）=体重（kg）/身高（m）^{2}。一般BMI的参考值为18.5～23.9kg/m^2。低于正常值的80%～90%为轻度营养不良，60%～80%为中度营养不良，低于60%为重度的营养不良。

（2）三头肌皮褶厚度　是一项间接判断体内脂肪储存量的指标。用三头肌皮褶厚度测量计钳夹上臂背侧（肩峰与尺骨鹰嘴连线中点处）的皮下及皮下脂肪，连续测量3次，取其平均值。低于正常参考值的90%时，需考虑有营养不良的风险。其正常参考值为：男性厚度为8.3mm，女性厚度为15.3mm。

（3）上臂肌围　是测体蛋白储存量的一种敏感且已被接受的指标，也是评价身体总体蛋白储存的较为可靠的指标。先测量上臂中点周长，再根据：上臂肌围（cm）=上臂中点周长（cm）-3.14×三头肌皮褶厚度（cm）。正常参考值（cm）为：男性22.8～27.8；女性20.9～25.5。测得值低于正常参考值的90％时，需考虑存在营养不良的风险。

4. 实验室检查

实验室检查一般包括营养指标检查和免疫指标检查。常见的检查内容包括营养素或其他标志物含量的测定，血液、尿液中营养素代谢产物含量的测定。

（1）人血清白蛋白　在血浆蛋白质中含量最多，反映机体的蛋白质营养状况。在应激状态下，人血清白蛋白水平降低，降低的水平维持1周以上，临床提示有急性营养缺乏。评价标准：35～50g/L为正常，28～34g/L为轻度营养不足，21～27g/L为中度营养不足，<21g/L为重度营养不足。

（2）血清前白蛋白　由肝脏合成的一种糖蛋白，能够与甲状腺素结合球蛋白、视黄醇结合蛋白结合，转运甲状腺素及维生素A。血清前白蛋白含量较少，可以反映营养和体内能量的状况。在临床上常作为评价蛋白能量营养不良和近期营养摄入状况的较为敏感的指标。评价标准：0.20～0.40g/L为正常，0.16～0.20g/L为轻度营养不足，0.10～0.15g/L为中度营养不足，<0.10g/L为重度营养不足。

（3）转铁蛋白　是一种β球蛋白，是血浆中最主要的含铁蛋白质，负责运载消化道吸收的铁和红细胞降解释放的铁。在摄入高蛋白质后，血浆转铁蛋白的浓度上升较快。可以反映营养治疗后的营养状态和免疫功能的恢复状态，是较敏感的指标，比人血清白蛋白、人体测量得到的指标发生变化更快。

（4）视黄醇结合蛋白　是血液中维生素的转运蛋白，由肝脏合成，广泛分布于血液、脑脊液、尿液及其他的体液中。是一种低分子量的亲脂载体蛋白，能够特异性地反映机体的营养状态，是早期营养不良诊断的敏感指标。

（5）肌酐身高指数（％）　肌酐是肌肉蛋白质的代谢产物，尿液中肌酐排泄很少受到尿液稀释及浓缩的影响。

（6）氮平衡　用于初步评判体内蛋白质合成与代谢状况。当氮的摄入量大于排出量时，称为正氮平衡，反之称为负氮平衡，通过检查24h尿液的尿素氮。另外尿、粪、汗液中其他含氮物质的份额也应一并考虑。

（7）免疫功能指标　机体免疫系统包括细胞免疫和体液免疫两大部分，机体免疫功能受损，也会导致营养不良。

（二）营养不良的分类

营养不良的患者并非所有指标均呈异常表现，所以应根据患者主要的异常指标来明确营养不良的类型。

（1）低白蛋白血症型营养不良　主要表现为生化指标血浆白蛋白、转铁蛋白、血清前白蛋白等水平降低、细胞免疫功能低下，但人体测量指标值基本属正常。常见于长期蛋白质摄入不足，如长期卧床的压力性损伤、严重的外伤、外伤感染、大面积烧伤等。

（2）成人消瘦型营养不良　以人体测量的指标值降低为主，血浆白蛋白水平基本正常。常见于慢性疾病或长期饥饿的患者，如食管狭窄引起的梗阻、神经性厌食或有严重肠道吸收不良综合征的患者。

（3）混合型营养不良　上述两种类型的特征都有，属严重的营养不良类型，一般预后较差。可伴有多器官功能衰竭、感染及其他并发症。常在患病的终末期发生，如晚期的肝脏肿瘤；也有疾病病源性的，如癌性恶病质或艾滋病耗竭。

（三）营养风险筛查

营养风险筛查2002（nutritional risk screening 2002，NRS 2002）是欧洲肠内肠外营养学会提出的，可以客观反映患者目前的营养状态，可能导致其不良治疗结局的风险。该方法是基于128个随机对照研究研制的营养筛查工具，该量表的信度和效度在欧洲已得到验证。该量表适用于18～90岁的患者，但不适用于未成年人。

NRS 2002（表1-1）具体内容包括四个方面的评估内容，即体重指数（近期的体重变化）、营养的摄入情况、原发疾病对营养状态影响的严重程度，年龄的影响。NRS 2002评分由三个部分构成：营养状况评分、疾病严重程度评分和年龄调整评分。三个部分评分之和为总评分，得分范围为0～7分。若NRS 2002评分≥3分，需制订营养支持计划，评分＜3分暂不需营养支持，但要动态对患者进行营养风险筛查。

表1-1　NRS 2002

（1）风险初筛　调查方法和评价第一步初筛包括4个方面内容，如下，其中前3个问题可适用于所有人群，第4个问题用于住院患者的营养风险筛查。

序号	项目	是	否
1	BMI＜20.5kg/m^2		
2	患者在过去3个月有体重下降吗？		
3	患者在过去1周内有摄食减少吗？		
4	患者有严重疾病吗（如ICU治疗）？		

（2）疾病严重程度评分　如果以上任一问题回答"是"，则直接进入第二步筛查。第二步筛查是根据患者的营养状况和疾病损伤状况的风险来确定。

疾病状态	分值/分	假设是，请打钩
骨盆骨折或者慢性病患者合并有以下疾病：肝硬化、慢性阻塞性肺疾病、长期血液透析、糖尿病、肿瘤	1	
腹部重大手术、脑卒中、重症肺炎、血液系统肿瘤	2	
颅脑损伤、骨髓抑制、加护病房（APACHE＞10分）	3	
合计		

（3）营养状况受损评分

营养状况指标	分值/分	假设是，请打钩
正常营养状态	0	
3个月内体重减轻＞5%，最近周进食量（与需要量相比）减少20%～50%		
2个月内体重减轻＞5%，BMI 18.5～20.5或最近一周进食量（与需要量相比）减少50%～75%		
1个月内体重减轻＞5%，3个月内体重减轻＞15%或BMI＜18.5（或血红蛋白＜35g/L），或取最近一周进食量（与需要量相比）减少70%～100%		
合计		

（4）年龄　年龄＞70岁，加算1分，小于70岁计0分。

（5）营养风险筛查评估结果

营养风险筛查总分	
处理	
总分＞3.0，患者有营养不良的风险，需要营养支持	
总分＜3.0，假设患者即将接受大手术，每周重新评估营养状况	

（四）营养支持治疗的途径

如果营养风险筛查明确患者有营养不良，可以采取多学科的团队进行营养评估，解决患者营养不足的状态，及时增加患者修复伤口的能力。营养支持治疗的指征评价方法略显烦琐，临床上常根据疾病情况并结合实验室检查来决定是否进行营养支持治疗：①近期体重下降＞10%；②人血清白蛋白＜30g/L；③连续7天以上不能正常肠内营养进食者；④已明确诊断为营养不良者；⑤可能产生营养不良或肠道并发症的高危患者。临床上营养支持（nutrition support，NS）治疗的途径主要有三种：肠内营养（enteral nutrition，EN）、肠外营养（parenteral nutrition，PN）、混合营养。

1. 肠内营养

口服营养通过正常进食和（或）其他喂食的肠内营养方法，是营养支持治疗的首选途径，而且要尽可能采用此方法，对于不能使用口服营养者可使用鼻饲管注入给予肠内营养。

2. 肠外营养

根据患者的全身情况和营养支持的目标，当经口进食不便或者不能使用管饲时，或患者肠道功能受损时给予肠外营养。当患者肠道功能恢复，耐受能力增强，应及时改为肠内营养。

3. 混合营养

对于大面积烧伤创伤患者，代谢消耗较大，必要时可选择肠外营养和肠内营养联合使用。

伤口愈合的不同阶段都依赖于蛋白质、无机盐、维生素等营养成分，专科护士应根据前期营养筛查评估，在营养专科医师的指导下制订营养目标和计划。对于糖尿病足溃疡、肾功能不全以及截瘫等长期卧床的慢性伤口患者，更应该在遵循疾病治疗饮食的前提下，制订合理的营养计划。营养计划的实施需要家属和患者的密切配合，保证患者足量补充营养，维持正氮平衡，确保伤口愈合所必需的营养物质。

（五）营养评估的流程

【目的】

及时发现患者营养问题，避免和减少患者因营养问题导致的伤口迁延不愈，提高患者生活质量。

【评估】

（1）患者体重指数，近期体重的变化程度。

（2）进食情况，如进食的量和种类。

（3）有无伴随其他基础疾病。

（4）患者的年龄。

【营养筛查流程】

（1）首次营养筛查评估，NRS 2002任何一个问题回答"是"，则直接进入第二步筛查。

（2）疾病严重程度、营养受损程度、年龄等结果评分。根据结果进行相应的干预措施。

（3）营养治疗师会诊，制订营养支持计划，营养干预措施实施以后，未得到改善，更换治疗手段，每周进行一次营养筛查评估。

（4）营养状况得到改善，根据病情进行下一步治疗。

（5）将每一次评估结果完整记录。

【健康指导】

（1）指导患者进营养均衡的饮食。

（2）慢性创面患者要纠正不良饮食习惯、及时补充氮丢失，可食用高蛋白质食物。

（3）伴有其他基础疾病（如糖尿病、慢性肾功能不全患者）应根据代谢特点和饮食要求及时纠正营养不良。

六、疼痛的护理

疼痛是一种自身不愉快的感觉和情绪上的一种感受，同时伴有实际的或潜在的组织受损。1979国际疼痛研究协会（International Association for the Study of Pain，IASP）和卫生保健研究与质量署（Agency for Health Care Research and Quality，AHRQ），将疼痛定义为：一种不愉快的感觉和情感体验，伴有现存的或潜在的组织损伤或用术语描述的损伤。因为疼痛是一种主观的体验感受，也是继体温、呼吸、脉搏、血压之后的第五大生命体征。作为临床伤口治疗师，应去识别某些伤口的类型及其疼痛的程度，降低患者的不舒适感。准确地评估患者的疼痛，然后进行积极有效的对症治疗。"患者是疼痛的最佳判断者，也是疼痛评估和管理的基础"这一理念得到了管理机构——美国疼痛协会（American Pain Society，APS）等专业组织的认可。

其根本目的是消除患者的疼痛，解除或者减轻患者的痛苦，提升患者的生存质量，促进患者全身心康复的进程。有效的镇痛必须在评估的基础之上，明确诊断后进行治疗。疼痛评估是有效镇痛的第一步，也是最为重要的步骤之一。因为疼痛不像其他基础生命体征一样，有客观的数值作为评估的依据。因此要求伤口治疗师对从病史的询问、伤口评估以及相关辅助检查等方面收集患者的全部临床资料进行评判，最终对疼痛的来源、程度、性质做综合评估。伤口治疗师必须学习和了解相关知识，掌握疼痛的评估与记录方法，以保证及时、正确地掌握疼痛基本情况，随时调整镇痛方案，从而解决患者疼痛，为伤口的治疗和恢复创造有利条件。

疼痛的评估通常是来自患者的主诉。有专家研究显示，患者对疼痛的准确表达要精准是不容易的，医护人员只能作为观察者、倾听者和实施者。因此，要鼓励患者说出疼痛的感受，认真询问、耐心观察患者的疼痛状况，为控制疼痛提供治疗依据。

（一）伤口疼痛的分类

疼痛可以根据时间的长短分为急性疼痛或持续性疼痛（慢性疼痛）。

1. 急性疼痛

急性疼痛是有清楚的发病时间、明显的病因和持续时间短等特点，急性疼痛通常与急性创伤伴随发生，当创伤愈合后疼痛就会消失。急性创伤性疼痛可以同时具有伤害性疼痛与神经性疼痛的特点。急性创伤性疼痛常与炎症感染混合发生，炎症感染产生疼痛主要是由于手术感染，或其他情况导致的局部组织损伤感染。炎症的特点是红、肿、热、痛，这些症状都会引起患者对疼痛的敏感性增加。引起炎症的原因解除后疼痛就会消失或者缓解。远端肢体或伤口出现缺血性改变也常是伤口疼痛的病因。

2. 持续性疼痛

持续性疼痛是由慢性伤口或慢性疾病引起的。如果慢性疼痛持续时间＞3个月，患者常伴随有其他器官的功能障碍或心理障碍，慢性疼痛的性质和强度也会发生变化。

急性疼痛和持续性疼痛可以同时发生，伤害性疼痛与神经性疼痛也可同时发生。所有的疼痛刺激都能造成器官功能的改变或者心理上的障碍，引起患者生活质量持续下降，精神、社会适应性、负面情绪、专注力的改变。疼痛不仅能使患者遭受精神上的痛苦，同样也使创面的恢复受阻。

（二）疼痛和伤口类型

患者所经历的疼痛类型很大程度取决于伤口是什么样的类型。疼痛可以发生于急性伤口，也可以是慢性伤口。伤口治疗师更应准确判断患者的疼痛是全身性的还是局部性的，是否与伤口原因相关。局限性疼痛可能与局部伤口操作、治疗方法、局部感染有关。专家认为加剧的伤口相关性疼痛是伤口感染的潜在症状。不同的伤口类型，疼痛的类型也会有所不同。

1. 压力性损伤相关性疼痛

目前文献记录的压力性损伤相关性疼痛的调查比较少，但是压力性损伤部位的疼痛还是有所报告。压力性损伤评估中疼痛评估是不可缺少的一部分。而保湿敷料能降低压力性损伤引发的相关性疼痛。压力性损伤相关性疼痛的常见原因来自损伤组织有毒化学物质的释放。组织浅部损伤伴随神经末梢的损害，伤害性神经末梢的增生、感染、敷料更换和清创。在3期和4期压力性损伤中，压力性损伤相关性的疼痛主要来自深部组织损伤或者是剪切力导致的缺血性坏死。2期压力性损伤相关性疼痛主要与潮湿、摩擦和剪切力导致皮肤表面疼痛有关，压力性损伤相关性疼痛不仅和压力性损伤的分期有关，还与是否选择合适的敷料以及换药的操作有关。在治疗压力性损伤的过程中，患者往往承受着很大的痛苦。伤口治疗师需要在换药前使用强效的镇痛药控制患者的持续性疼痛，也可以是持续使用强效镇痛药以减轻更换敷料引起的疼痛不适。因此，不仅仅是依靠镇痛药物，伤口治疗师正确的判断以及熟练的操作也是减轻疼痛的方法。

2. 动脉溃疡相关性疼痛

外周血管疾病的疼痛可能由间歇性跛行或相关进展性疾病伴发的静息痛所致，静息痛在夜间腿部活动或者抬高时更明显。间歇性跛行引起的疼痛一般情况下是由强体力活动或锻炼后，外周缺血缺氧造成。疼痛的性质为压榨样、烧灼性疼痛，是因为活动时组织血流量供应不足，不能满足组织代谢的需要而导致的疼痛。治疗间歇性跛行引起的疼痛的措施是戒烟、循序渐进地减轻体重和减少导致血管发生病变的危险因素。夜间痛与静息痛都具有相同的症状，静息状态下尽管没有活动，但当血液供应不足不能满足肢体的组织代谢需要时就会有静息痛，常被描述为烧灼样疼痛，当肢体抬高时，重力不能促进局部血流导致麻木和疼痛加重，此类型的疼痛非常强烈且固定不变，药物一般很难控制。

3. 静脉溃疡相关性疼痛

导致静脉溃疡相关性疼痛的原因有以下几类：①毛细血管渗出过多造成的局部水肿；②组织纤维化后的感染，急性或者亚急性脂肪皮肤硬化症；③细菌性损害；④表层组织细菌增多；⑤深部或者周围组织引起的蜂窝织炎；⑥静脉炎症，深部或者浅部静脉炎。

静脉溃疡相关性疼痛的范围比较广。患者主诉为轻微的疼痛、隐隐作痛或深部肌肉的刺痛都会有。继发于水肿之后的疼痛会比较明显，常在体位改变如站立、坐下或腿部交叉时加重。静脉溃疡相关性疼痛的原因是回心血流的减少或回流受阻造成的。功能受损的浅部静脉、交通支静脉、深部静脉引起血液回流受阻，血液不能回流导致的水肿和疼痛。

为了减轻静脉溃疡相关性疼痛，应鼓励患者在坐位时抬高肢体，平时穿弹力袜。弹力袜的选择要适宜，为了保证弹力袜的持续有效性，应在晨起穿弹力袜时将局部抬高。其他预防静脉溃疡相关性疼痛的措施还有避免久坐、减轻体重和戒烟。

如果静脉溃疡已经形成了，静脉的通透性增加，纤维蛋白会外渗到真皮层（纤维化）。另外，如果是血红蛋白渗入组织就会引起局部组织颜色改变。在组织纤维化的基础上可伴有急性或慢性感染，导致脂肪皮肤硬化相关性疼痛。

4. 神经性溃疡相关性疼痛

糖尿病最常见的并发症为周围神经病变。所伴发的疼痛强度取决于神经病变的严重程度。不像刺激依赖性疼痛，疼痛多是自发性的。疼痛直接影响了患者生活质量，特别是睡眠，患者有如坐针毡样感觉。疼痛的性质可以为烧灼痛、针刺样和反跳痛，伴随有皮肤对刺激和瘙痒的敏感性增加。只有应用镇痛药才能真正有效缓解疼痛。伤口治疗师应仔细评估疼痛并实施有效的治疗措施。如果患者没有神经病变的既往史，肢体出现剧烈疼痛，很有可能伴有感染或夏科关节病（Charcot's arthrosis）。糖尿病患者尽管腿部或足部都会有牵涉痛，但其因周围神经病变，导致保护性感觉的丧失，一般患者在不使用镇痛药的情况下也能耐受手术清创。但值得注意的是，足部溃疡的患者如果出现足部柔软、肿胀、表面皮肤温度较高，尽管没有出现溃疡，也很有可能发生了夏科关节病，极少数情况还会出现与骨髓炎同时存在。

（三）常用的疼痛评分量表

在创伤患者临床疼痛评估实践中，疼痛评分量表的选择基本是依赖于患者和医师或者伤口治疗师之间的语言交流。Jensen于1986提出选择评分量表时，通过对75例慢性疼痛患者应用六种评分方法记录疼痛的强度，得出的结果为六种量表结果相似，所以应该用什么样的量表应由医护人员选择。但是相对统一的疼痛评分标准便于临床使用，同质化的评分有利于质量的持续改进以及医护人员和患者的沟通。目前WHO推荐的"0—10"疼痛量表是目前国内临床上最为常用的比较简单、准确测量主观疼痛的方法。目前国内外常用评分量表有以下几种：

1. 四点口述分级评分法（VRS-4）（图1-30）

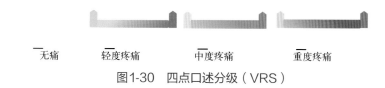

无痛 　　轻度疼痛 　　中度疼痛 　　重度疼痛

图1-30　四点口述分级（VRS）

2. 0—10数字疼痛量表（NRS）（图1-31）

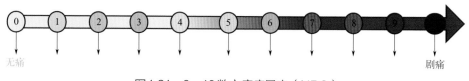

无痛 　　　　　　　　　　　　　　　　　　　　　剧痛

图1-31　0—10数字疼痛量表（NRS）

3. 疼痛面部表情评分量表（图1-32）

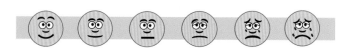

图1-32　疼痛面部表情评分量表

4. 长海痛尺（图1-33）

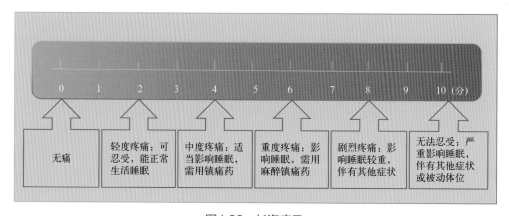

图1-33　长海痛尺

5. Prince-Henry评分法（表1-2）

表1-2　Prince-Henry评分法

□ 0分	咳嗽时无疼痛
□ 1分	咳嗽时才有疼痛发生
□ 2分	深呼吸时既有疼痛发生，安静时疼痛
□ 3分	静息状态下既有疼痛，但较轻，可忍受
□ 4分	静息状态下既有剧烈疼痛，难以忍受

注：1. 主要用于7岁以上胸腹部手术后疼痛的测量或气管切开插管不能说话的患者。
2. 需要在术前训练患者用手势表达疼痛程度。

（四）疼痛的治疗

疼痛的治疗主要包括药物镇痛、物理镇痛、心理疗法三个方面。

1. 药物镇痛

药物镇痛是疼痛治疗最基本的方法，也是临床最常用的手段。药物镇痛的使用非常广泛。药物镇痛通常分为阿片类的镇痛和非麻醉性的镇痛两大类。伤口处理采用的镇痛方式是非麻醉性。治疗途径有口服给药、注射给药，注射给药又分为肌内注射和静脉注射两种方式。肌内注射与口服给药相比起效快；静脉注射镇痛药物时，药物的血浆浓度维持稳定，起效更迅速。

2. 物理镇痛

应用自然界和人工的各种物理因素作用于机体，以达到治疗和预防痛苦的方法称为物理疗法或理学疗法。常用的人工理疗有光疗法（红外线疗法、紫外线疗法、激光疗法）、温热疗法、超声波疗法、运动疗法、按摩疗法等。物理疗法是利用各种物理能量作用于机体，机体受到刺激后，首先接受刺激的是兴奋阈最低的各种感受器，其次作用于某些致痛因子，通过使致痛的化学介质迅速排除，达到减轻或消除疼痛的目的。

经皮电神经刺激疗法（transcutaneous electric neural stimulation，TENS）是一种非药物无创镇痛法，TENS所产生的刺激作为一种疼痛冲动，通过粗纤维传入脊髓前角的T细胞，同时也使脊髓后角的胶质细胞兴奋，增强了胶质细胞对传入纤维末梢的抑制作用而关闭闸门，不再传递另一个疼痛冲动的刺激信息，从而达到缓解疼痛的作用。TENS可不同程度激活内源性阿片肽而镇痛。

3. 心理疗法

疼痛不仅是一个生理过程，同时也是一个复杂的心理过程。因此近年来学者越来越重视心理治疗在镇痛中的作用。心理疗法旨在提高患者对疼痛治疗的认识和理解能力，当人体的意志力越集中所从事的劳作时，疼痛的减轻越有效。心理疗法的方法多种多样，其措施包括使患者熟悉周围的环境，提高疼痛治疗方案的认识，减轻恐惧和焦虑的情绪等。其他的心理疗法包括：①呼吸镇痛法，疼痛时深吸一口气，然后缓慢呼出，即慢吸慢呼，呼吸时双目闭合，想象新鲜空气缓慢进入肺内；②松弛镇痛法，松弛肌肉如叹气、打哈欠、深呼吸、闭目冥想等方法减轻或阻断疼痛的反应；③音乐镇痛法，欣赏自己喜欢的音乐缓解疼痛，可以边听边唱，也可以闭目静听并伴手足节拍律动，可分散患者的注意力，又可缓解紧张情绪；④转移镇痛法，可通过多种形式分散患者对疼痛的注意力，如看电视、讲故事，创造欢乐的气氛，与亲近的家属、朋友相互交谈等。

（五）镇痛的流程

【目的】
消除患者疼痛，提升患者的生存质量，促进创面恢复。

【评估】
（1）评估患者的主观感受、一般情况、教育背景、民族、信仰和家庭状况。
（2）评估疼痛的部位、性质、发生的时间、程度。
（3）评估疼痛的伴发症状，有无肢体功能障碍等。

【处理流程】

1.伤口换药疼痛的护理措施

（1）清洗伤口　清洗液温度应接近人体的温度，可减轻换药时的疼痛感受。患者疼痛明显或伤口面积较大时，可以选择冲洗、淋浴或涡流式冲洗的方法清洗伤口。

（2）清创　清创前应先进行疼痛评估，注意倾听患者主诉，准确评估并记录疼痛性质和程度，疼痛明显者可根据创面情况选择自溶性清创，如果必须行机械清创时，换药前提前使用镇痛药物，降低患者清创换药后疼痛的发生率。

（3）选择合适的敷料　尽量使用能够避免引起疼痛的敷料或不需要经常更换的敷料，如水胶体敷料、水凝胶敷料、藻酸盐敷料、薄膜敷料、泡沫敷料、软聚硅酮敷料。

（4）镇痛药的使用　患者感觉伤口疼痛明显，应遵医嘱局部使用镇痛药，可缓解疼痛，局部镇痛较全身使用镇痛药物效果更佳。患者应该定期、规范地接受疼痛评估和个体化的疼痛管理计划。使用镇痛药物时应注意药物的不良反应，密切观察患者生命体征的变化。

（5）记录　动态观察伤口疼痛变化及转归情况，记录时应明确疼痛的位置、强度、发作的时间、持续时间、缓解及恶化的情况。

2.非周期性伤口疼痛的干预护理措施

（1）拟订疼痛的干预措施。
（2）可以使用局部镇痛药物。

（3）对于较大和较深的溃疡伤口，在病情允许的情况下，应考虑在手术室的麻醉状态下进行清创。

（4）操作后可使用阿片类镇痛药或非甾体抗炎药。

（5）在操作的全过程中均要评估和再次评估患者的疼痛情况，及时进行相应的调整措施。

（6）应考虑避免创伤较大的清创方法，比如手术或锐器清创法，可使用水凝胶敷料、水胶体敷料、高渗盐水溶液等自溶性清创方法。

3. 周期性伤口疼痛的干预护理措施

（1）每天在患者全身状况最佳时实施干预措施。

（2）在更换敷料前30～60min使用镇痛药物，减轻患者的疼痛。

（3）在操作的全过程中及时评估患者的疼痛状况，及时进行对疼痛的干预措施。

（4）如果患者的敷料明显干燥，在去除敷料前要使用生理盐水彻底地浸湿敷料，特别是边缘部位。

（5）轻柔并彻底地清洗或冲洗伤口，去除异物，减轻感染。

（6）密切观察伤口有无局部感染的征象。

（7）包扎伤口时松紧适宜，在填充窦道和有腔隙的伤口时要留有余地，不要将敷料塞满。

4. 持续性（慢性）伤口疼痛的干预护理措施

（1）根据疼痛的性质、程度和强度，有规律、按时、足量给予阶梯镇痛药，包括阿片类镇痛药的使用。

（2）控制伤口组织的水肿。

（3）控制伤口及周围组织的感染。

（4）持续有效地控制疼痛有利于伤口愈合。

【健康指导】

（1）鼓励患者自身参与疼痛管理，使患者了解疼痛相关知识，弥补医护人员问询时对疼痛理解的不一致性，患者主动参与并配合治疗和护理。向患者讲述疼痛对生理可能产生的不利影响，并说明何时表达反应，如何表达疼痛反应，包括疼痛强度、性质、持续时间和部位，告知患者这些主诉将成为疼痛治疗的重要依据。

（2）生活规律，注意周围环境温度适宜，特别是注意创面周围保暖。

（3）告知使用镇痛药物可能带来的不良反应，保护患者安全。

（4）言语开导，学会调节情绪，分散注意力。

（5）体位摆放舒适，避免不良姿势，不良刺激会加重疼痛的程度。

（6）在转运患者或移动患者时避免剪切力和伤口摩擦造成二次创伤，加重患者的疼痛。

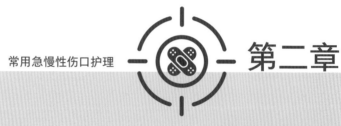

第二章

急性伤口

第一节　院前伤口的处理

由于外界物体的打击、磕碰、车祸等原因，常常导致外伤的发生。医务人员在接到120急救电话后，可以指导患者或家属进行简单的现场急救处理。在实施过程中应注意正确的急救方法，以免加重伤情。

① 撤离现场：如果现场环境危险，容易诱发二次伤害，急救人员或者旁观者应立即带伤员离开现场。

② 保证通气：保证气道通畅是创伤急救的重要环节之一。对于没有气道损伤的患者，通过清理呼吸道异物，甚至气管内插管的方法，也能起到改善通气的作用。对于呼吸、心搏骤停的患者，需要及时进行心肺复苏治疗。

③ 止血治疗：如按压止血法、压迫包扎止血法、纱布填塞止血法、加垫屈肢止血法、钳夹止血法和止血带止血法等，根据患者受伤情况及累及情况灵活运用，以免因失血过多导致休克。

④ 包扎治疗：对于暴露的开放性伤口也需要进行现场包扎，常用的工具有绷带和三角巾。包扎后的伤口能够减少污染，促进止血。在包扎时，急救人员需要注意无菌操作，有骨关节损伤时应该特别注意，通过局部固定、制动，一是减轻疼痛，二是避免造成周围血管和神经的二次损伤。

⑤ 对于比较严重的软组织损伤，应采取局部固定，可以使用医用夹板、支架等，也可以就地取材，使用树枝、木棍等。

⑥ 转运治疗：创伤现场的伤员经过简单救治后，必须尽快转运至正规医院治疗。搬运时需注意，避免因伤员扭动、坠落造成医源性损伤。

外伤后创伤性出血非常多见，可引起休克，甚至危及生命。快速而有效地止血和包扎是院前急救的首要处理措施。下面介绍止血、包扎的现场处理。

一、止血

止血（hemostasis）是指因外伤或者其他原因导致机体出血时，通过对出血部位施压或者采用其他方法快速让血液停止向外流动。止血是急救救护中极为重要的一项措施。止血的效果与血小板相关。

【目的】

（1）压迫止血，减少污染，保护伤口，减轻疼痛。

（2）避免二次损伤。

（3）增加患者舒适度。

【评估】

（1）评估患者伤口情况，出血部位、出血量和出血速度；评估患者生命体征情况。

（2）受伤环境评估。

（3）评估伤口所需用物，准备绷带、无菌敷料、止血带、衬垫等。没有止血带时，可用布类和毛巾替代。

【操作流程】

1. 止血带止血法

止血带止血法是一种适用于四肢大动脉出血，当其他止血方法不能有效控制出血时的止血方法。

（1）检查及暴露伤口。

（2）选择上止血带的位置　上臂上1/3处（距腋窝一横掌处），大腿距腹股沟一横掌处，伤口的近心端、距伤口最近处。

（3）抬高患肢，使静脉血回流一部分。

（4）在上止血带的部位以布巾或纱布衬垫，使压力均匀分布并减少对软组织的损害。

（5）绑扎止血带　一手持止血带的一端掌心向上置于敷料上方，另一手将止血带适当拉长环绕肢体2～3圈扎在敷料和手指上方，再将止血带的末端塞入圈内，然后将手指抽出。压力以远端动脉波动消失为宜。

（6）注意事项　在使用直接压迫、改变肢体位置及指压止血法无效时方可使用止血带止血法。

2. 充气式止血带

类似于血压计袖带，一般情况下，成人压力值范围以上肢250～300mmHg、下肢399～498mmHg为宜；儿童压力值范围以上肢应小于150mmHg、下肢小于249mmHg为宜。

3.其他止血方法

（1）压迫止血法　选择表浅且有支撑的动脉作为压迫止血点，或者直接压迫伤口，达到止血目的。

（2）填塞止血法　可以在伤口内填入无菌棉纱、纱布块或者使用止血海绵止血。

（3）屈肢加压止血法　即在肱动脉、腘动脉等位置，将棉垫、绷带塞入，弯曲肢体，起到压迫作用。

（4）抬高肢体止血法　抬高四肢，减缓血流速度，保持肢体与心脏水平平齐。

【评价】

（1）止血带使用方法正确，止血有效。

（2）无不良反应。

【注意事项】

（1）扎止血带的部位正确，在伤口的近心端；前臂和小腿不宜扎止血带；上臂中1/3处及以下不能扎止血带。

（2）扎止血带时间原则上尽量短，以1h为宜，最长不超过4h，每隔半小时放松一次，每次1～2min，再在该平面上绑扎，禁止在同一部位反复绑扎。松止血带过程中，仍需使用指压法止血，防止再次出血。

（3）松紧适度，以停止出血或远端动脉搏动消失为度，避免过紧损伤局部而过松则达不到止血目的。

（4）记录　注明止血带开始时间、部位、放松时间，便于照护者和转运交接了解情况。

（5）保暖　肢体保暖，冬季防寒，因阻断血流后的肢体抗寒力差，易冻伤。上止血带处不覆盖，便于观察。

（6）严密观察肢体的反应，判断是否有脱落、剧痛等反应。停用止血带前，应做好抗休克和手术止血准备。取下止血带时，先缓慢松开，轻轻抚摸按摩伤肢。

（7）禁忌　伤肢远端缺血明显或有严重挤压伤时禁用此法止血。

二、包扎

包扎（dress）是指用绷带或者纱布等物品围绕受伤部位进行固定，是日常生活中不可或缺的一种急救技能，也是医护人员的一种常用技能。

【目的】

（1）切断伤口和外界的联系，避免细菌感染。

（2）防止伤口内的血液、体液流出，减少污染。

（3）防止伤口继发出血，对局部进行加压。

【评估】

（1）评估患者　包扎前要快速评估患者伤口的部位，有无出血，有无休克，以及患者的生命体征等。

（2）受伤环境　是否清洁、干净。

（3）评估用物　胶布、卷轴绷带、三角巾、无菌纱布，可用毛巾、衣服、被单代替。

【操作流程】

1. 卷轴带包扎方法

（1）包扎准备

① 绷带准备：根据包扎部位选择干燥、清洁的绷带。

② 体位准备：维持舒适体位，保持肢体的功能位置，上肢放于桌面上，下肢放于凳上。

③ 包扎部位准备：包扎部位皮肤清洁干燥，骨隆起处加垫。有伤口者，先清洗伤口，加盖敷料。

（2）绷带基本包扎法

① 环形包扎法（图2-1）：适用于绷带包扎开始与结束时，还适用于包扎颈、腕、胸、腹等处小伤口，是绷带包扎最基本、最常用的一种方法。

② 螺旋形包扎法（图2-2）：适用于直径基本相同的部位，如上臂、手指、躯干、大腿。

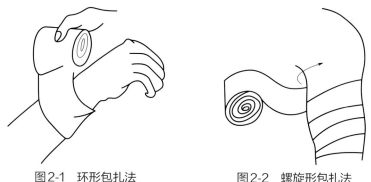

图2-1　环形包扎法　　　　　　图2-2　螺旋形包扎法

③ 蛇形包扎法（图2-3）：适用于绷带不足时或简单固定，夹板固定。

④ 螺旋反折包扎法（图2-4）：适用于直径大小不等的部位，如前臂、小腿。

⑤ "8"字形包扎法（图2-5）：适用于直径不一致的部位或屈曲的关节，如肩、髋、膝。

⑥ 回返包扎法：适用于肢体的残端和头部的包扎。

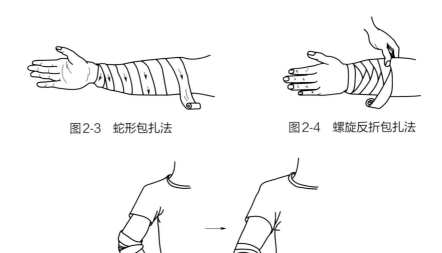

图2-3　蛇形包扎法　　　　　　图2-4　螺旋反折包扎法

图2-5　"8"字环形包扎法

2. 三角巾包扎法

简便、灵活。适用于大面积创伤的包扎，在急救中使用较广泛。

（1）头部包扎法

① 风帽式头部包扎法（图2-6）：将三角巾顶角和底边中点各打一结，将顶角结放在前额部，底边结放置于枕后部下方，将底边拉紧，并反折包绕下颌，两底边角交叉拉至枕后打结。

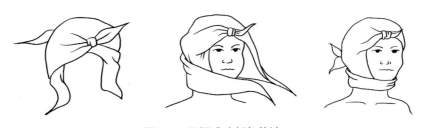

图2-6　风帽式头部包扎法

② 帽式头部包扎法（图2-7）：将三角巾底边向上反折约3cm后，其中点部分放置于前额（平眉），顶角拉至头后，将两角在头后交叉，顶角与两角拉至前额打结。

（2）面部包扎法（图2-8）　三角巾顶角打一结，放下颌处（也可顶角打结放头顶处），将三角巾覆盖面部，将底边两角拉向枕后交叉，然后在颈前打结，在覆盖面部的三角巾对应部位开洞，露出眼、鼻、口。

图2-7　帽式头部包扎法

（3）肩部包扎法

① 单肩包扎法（图2-9）：三角巾一侧底角拉向健侧腋下，顶角覆盖患肩并向后拉，用顶角上带子，在上臂上1/3处缠绕，再将对侧底角从患侧腋后拉出来，绕过肩胛与底角在健侧腋下打结。

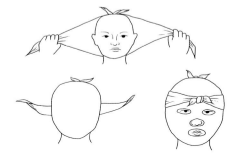

② 双肩包扎法（图2-10）：三角巾对折，使之成为两个燕尾角相等的燕尾式，燕尾夹角约100°，燕尾夹角对准颈后正中位置，燕尾角由前向后分别包住两侧肩部，至两侧腋后与底边打结。

图2-8　面部包扎法

（4）胸部包扎法

① 单胸包扎法（图2-11）：将三角巾底边铺放在胸部，顶角越过伤肩，并垂直向背部，两底角在背后打结，再将顶角带子与之相接，此法如包扎背部时，在胸前打结。

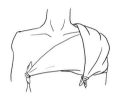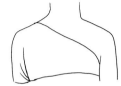

图2-9　单肩包扎法

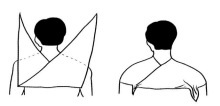

图2-10　双肩部包扎法

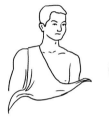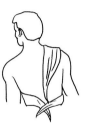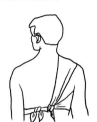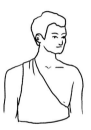

图2-11　单胸包扎法

② 双胸包扎法（图2-12）：将三角巾打成燕尾状，两燕尾向上，平放于胸部，两燕尾在颈前打结，将顶角带子拉向对侧腋下打结，此法用于背部包扎时，将两燕尾拉向颈前打结。

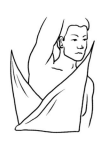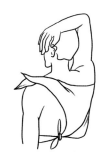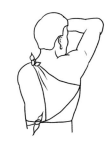

图2-12　双胸包扎法

（5）下腹部包扎法（图2-13）　双手持三角巾两底角，将三角巾底边拉直放于胸腹部交界处，顶角置于会阴部，然后两底角绕至患者腰部打结，最后顶角系带穿过会阴与底边打结固定。

（6）臀部包扎法

① 单臀包扎法：将三角巾斜放臀部、顶角接近臀裂上方，三角巾一侧底角朝下靠近腿间，另一侧底角朝上横过腹部并靠近对侧髋前处，用顶角带子在患侧大腿根部绕一周并打结，将一侧底角拉至对侧髂上与对侧底角打结。

② 双臀包扎法：将两条三角巾顶角结在一起，放腰部正中，两个向上的角围腰在腹部打结，两个向下的角分别包绕两臀，并在大腿内侧相对处打纽扣结。

（7）四肢三角巾包扎法

① 肢体包扎法（图2-14）：以三角巾底边为纵轴折叠成适当宽度（4～8cm）的长条、放伤口处包绕肢体，在伤口旁打结。

② 肘、膝关节包扎法（图2-15）：根据伤情将三角巾折叠成适当宽度的长条，将中点部分斜放于关节上，两端分别向上、下缠绕关节上下各一周并打结。

③ 手、足包扎法（图2-16）：将手（足）放三角巾上，顶角从指（趾）端向上拉，覆盖手（足）背，再将底边缠绕腕（踝）部后，将两角在手腕（足踝）部打结。

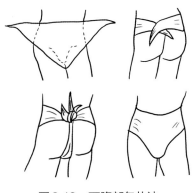

图2-13　下腹部包扎法

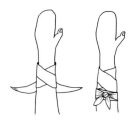

图2-14　肢体包扎法

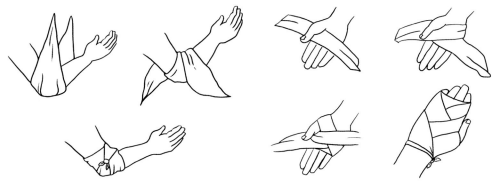

图2-15 肘关节包扎法   图2-16 手部三角巾包扎法

【注意事项】

（1）根据包扎部位，选择宽度适宜的绷带和大小合适的三角巾。

（2）有伤口时，先清洗、消毒伤口，并盖上消毒纱布；操作时避免损伤伤口。

（3）保持包扎肢体良好血运，不能使用湿绷带，以免绷带过紧而影响血液循环。

（4）包扎时压力松紧适宜，包扎过紧会影响血运，过松又达不到固定的目的。包扎的方向是从远心端向近心端进行。

（5）观察　包扎肢体末端宜外露，以便观察。包扎期间，如有不适、组织异常（苍白、发紫、麻木、疼痛），应松开重新包扎。

（6）患者体位舒适，肢体保持功能位置。

（7）开放性的骨折，用无菌的纱布将开放性损伤的部位进行包扎保护，以免加重感染。同时对于骨折的部位要进行固定，可以固定在夹板或者木板上，也可以固定在健康的肢体上面，这样可以减少二次伤害。

（8）外露骨折和内脏脏器不可随意回纳。

第二节　创伤伤口

创伤（trauma）是指机体遭遇外界各种创伤因素（机械、物理、化学或生物等）作用后，导致局部组织破坏、功能障碍及可能造成的全身反应。

近年来，随着社会生产力的发展，因交通意外、工伤意外导致的创伤也在明显增加。各类创伤伤口除院前急救止血包扎处理以外，随之而来的是急需院内的进一步治疗处理。创伤伤口种类很多，包括擦伤（abrasion）、切割伤（incised）、皮肤撕脱伤（skin avulsion injury）、撕裂伤（laceration）、软组织损伤（soft tissue injury)、穿透伤（perforating wound）、扭伤（twisted wound）等。本节将主要介绍几种常见的局部外伤。

一、常见创伤伤口

（一）擦伤

1. 病因和发病机制

擦伤是常见外伤的一种，是暴力与皮肤呈切线位接触所致的损伤，特别是手掌、肘部、膝盖、小腿、面颊等处最易致伤（图2-17），创面大小不等。主要见于皮肤与地面砂石的摩擦而引起的表皮伤害，常发生于踩倒、车祸等情况。

2. 临床表现

伤口较浅，以表皮损伤为主，首诊时一般可见沙石、尘土覆盖伤口，有渗液或渗血，周围皮肤受到摩擦撞击可呈水肿青紫状。由于擦伤属表浅伤口，神经末梢常外露，患者疼痛感明显。

3. 治疗

彻底清洗伤口及周围皮肤，清除伤口上的异物，包扎保护好伤口，减轻患者疼痛。常规使用破伤风抗毒素，若大面积擦伤可酌情使用抗生素。

（二）软组织切割伤

1. 病因和发病机制

软组织切割伤是锐器刃缘作用于人体所致的软组织损伤。常见的锐器有刀刃、玻璃、竹片等。造成的切割往往是线性或唇状（图2-18），边缘较齐，易损伤神经、血管和肌腱等组织。

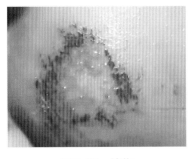 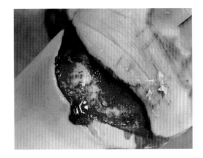

图2-17　擦伤　　　　　图2-18　皮肤软组织切割伤

2. 临床表现

伤口疼痛，有活动性出血。伤及大血管时因大出血可能会有面色苍白、血压下降等休克症状。四肢损伤若伴有重要神经损伤，可出现相应的运动感觉功能丧失。肌腱断裂可出现相应的运动功能障碍，如手指拇长屈肌腱受损可出现拇指不能弯曲。

3. 治疗

软组织切割伤首先应压迫止血或加压包扎。一般损伤予以清创缝合。如有神经、肌腱损伤，需彻底清创后行神经、肌腱吻合术。术后石膏固定，伤肢制动，以利于伤口恢复和神经肌腱修复。无特殊情况可于术后2周逐渐开始功能锻炼。常规使用破伤风抗毒素和抗生素。

（三）皮肤撕脱伤

1. 病因及发病机制

皮肤撕脱伤是由创伤或暴力牵扯导致的，大多是因为车祸创伤或机器损伤，因为车轮碾压或机器转动产生的创伤或暴力牵扯，导致皮肤大面积撕脱。随着社会工业生产的不断发展，交通工具的增加，皮肤撕脱伤的发生率也在上升。

2. 临床表现

损伤严重，出血量大，容易感染，多伴有失血性休克，若治疗不及时可危及患者生命。

（1）保持完整或伴有不同程度的皮肤挫裂伤，皮下血管可有广泛断裂，皮肤因血运障碍会丧失活力，并逐渐发展为坏死（图2-19）。

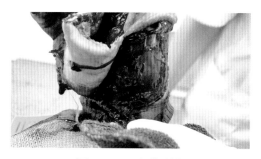

图2-19　手部撕脱伤

（2）套状撕脱伤　受损皮肤连带皮下组织损伤，肢体的近端向远端"脱袖套"或"脱袜套"样全层撕脱，伴有深部组织的肌肉、肌腱或血管等损伤，皮肤血液供应受到非常严重的破坏，局部成活会很困难。

（3）潜行剥脱伤　受损皮肤大多数保持完整，可有很小的伤口或皮肤挫伤，但皮下与深筋膜间有潜行性的剥脱分离。患者可有不同程度的皮下血管的损伤，可影响局部血运及其皮肤的活力。

3. 治疗

在保证生命体征平稳的同时，应及早进行细致彻底的清创（图2-20），创面基底较好，没有深部组织损伤的患者可以进行游离皮片移植，有深部组织损伤或掌面及背面同时撕脱者可行皮瓣修复（图2-21）。

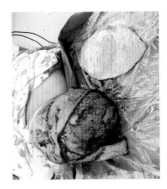

图2-20　头皮撕脱伤清创

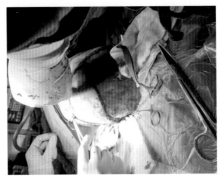

图2-21　头皮撕脱伤皮瓣修复

二、创伤伤口的护理

【目的】

为患者及时处理伤口，更换敷料，同时保持伤口的清洁，预防和控制感染，促进伤口早日愈合。

【评估】

1. 全身评估

（1）评估受伤环境。

（2）评估生命体征的变化　切割伤部位较深以及皮肤撕脱伤患者注意生命体征变化，及时观察病情，避免大出血导致的低血容量性休克。

（3）疼痛　外伤伤口一般不会很深，神经末梢暴露在外时患者疼痛感觉会明显增加。

（4）感染　外伤伤口一般都属于污染伤口，感染的风险也会随之增加。注意观察伤口出血及伤口周围皮肤的颜色、温度、肿胀程度。

2. 局部评估

（1）伤口的位置、大小和深度　伤口在关节位置应予以制动或减少活动，避免活动牵拉影响伤口愈合，判断有无骨折等异常状况。

（2）出血　外伤伤口首先要彻底止血，院前止血后，观察伤口出血的性质，判断是渗血还是继发性出血。伤口少量出血可选择藻酸盐敷料止血。

（3）渗液量　渗液量的多少提示不同的问题。如切割伤创面持续有鲜血流出，提示伤口有活动性出血；软组织刺伤中，增生期渗液量突然加大，提示伤口中可能还有异物存留；外伤伤口出现脓性渗液提示有伤口感染。

【处理流程】

1. 去除敷料

由外向内依次去除敷料，内层敷料用镊子或者止血钳揭除，注意揭除内层敷料前需先用生理盐水浸润内层敷料，以免造成二次损伤。

2. 清创

彻底清洗外伤伤口不仅可以准确判断和处理伤情，也是外伤伤口护理中最为主要的手段。其中清洗液的选择要合理，临床上可供选择的清洗液包括生理盐水、3%过氧化氢、络合碘等。其中3%过氧化氢为氧化剂，可以氧化分解表面坏死组织，降低厌氧菌的感染风险，为伤口提供良好的生长环境。

3. 敷料的选择

根据伤口大小、深度选择敷料。如擦伤时皮肤中嵌入大量泥石或者煤渣等异物，彻底清洗伤口和伤口周围皮肤后，可用水凝胶敷料覆盖伤口，水凝胶可以达到自溶性清创的目的，同时促进残留沙石松动脱落。擦伤面积大且渗液量多者，可选择藻酸盐或者亲水纤维管理渗液。当伤口有窦道或者潜行时，应考虑放置引流条。对于切割伤，伤口缘对合整齐者可选择免缝胶带直接拉闭伤口或者彻底清创后进行封闭创口。皮肤撕脱伤所造成的局部损伤可以进行细致彻底的清创后加压包扎。撕脱伤较为严重但创面基底较好，没有深部组织损伤的患者可以进手术室进行游离皮片移植。有深部组织损伤或掌面及背面同时撕脱者可直接行皮瓣修复。

4. 减少肢体的运动

抬高患肢，避免运动，特别是关节处应制动。协助患者取舒适的卧位，指导床上运动。

【健康指导】

（1）尽量减少患肢或受伤部位的活动，如受伤部位为四肢或远心端，需抬高患肢以促进肢体静脉回流，减轻局部水肿，并缓解疼痛。

（2）当患肢携带固定支具或石膏时，应加强观察指（趾）端血运。

（3）患处感觉异常时，应及时到医院就诊，排除伤口感染等情况。

（4）当局部有大量渗液或出血时，密切观察患者生命体征的变化。

第三节　外科手术切口

外科手术切口的护理是术后护理的一个重要组成部分，包括切口护理、伤口引流管的护理、引流液的观察、伤口以及周围皮肤并发症的观察及处理。切口并发症不仅延长了患者的住院时间，同时也加重了患者的经济负担，更重要的是给患者带来了痛苦，甚至可导致医疗纠纷，加剧医患矛盾。尽早发现相关并发症，积极处理切口和缩短切口愈合时间，有利于改善疾病结局，了解手术切口相关知识和掌握预防手术切口并发症的技能，有助于伤口专科护士业务水平的提升。

一、外科手术切口分类

手术切口的分类与切口并发症的发生密切相关。

（1）清洁切口　是指Ⅰ类切口，包括非外伤性的和未污染的伤口，手术区域没有进入呼吸道、口咽部、消化道、生殖道及泌尿道，以及直接缝合的无菌切口。而手术切口符合上述标准的也应属于Ⅰ类切口（图2-22）。

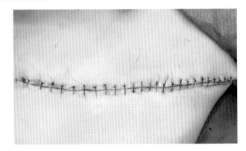

图2-22　Ⅰ类切口

（2）清洁污染的切口　进入呼吸道、消化道、生殖道及泌尿道的手术切口。如果没有感染或操作中断等证据，手术涉及胆道、阑尾、阴道手术、口咽部位的手术切口属于Ⅱ类切口。

（3）污染切口　一般是指Ⅲ类切口，如在急性炎症期实施的手术切口、结核性脓肿或窦道切除术后切口、急性未化脓性炎症区域的切口。

（4）感染切口　Ⅳ类切口，比如化脓性病灶的切口、化脓性阑尾炎切除术、胃和十二指肠溃疡穿孔行修补术的伤口。

二、手术切口并发症

1. 出血、切口内积血或血凝块

（1）出血　表现为缝线内有血液渗出，手术切口的深部组织出现出血，表现为引流管内引出大量血性液体。一旦切口发生出血，应即刻给予无菌纱布或藻酸类敷料进行按压止血。必要时报告医师，对症处理。

（2）切口内积血或血凝块　表现为患者自觉切口疼痛不适，切口肿胀变色或缝线处溢血。需要及时处理，打开切口，减轻局部压力，如果有活动性出血，需要及时给予结扎止血。

2. 血清肿

甲状腺癌和乳腺癌根治术后，局部引流不畅可造成大量淡黄色血清样渗出液积聚，表现为无炎性肿胀包块，有明显的波动感，注射器穿刺抽吸可抽出血清样液体。血清肿可以导致切口延期愈合或裂开，局部组织坏死，增加感染的风险。

伤口治疗师应密切观察血清肿的积液量、感染程度及是否存在持续出血的情况，并及时通知医师，通过二次手术充分引流和解除渗液的原因。

3. 切口裂开

切口裂开分为部分切口裂开和全层切口裂开两种类型，容易出现在术后6～8天。部分切口裂开直达皮下组织层，全层切口裂开可以见到暴露的肠管以及深部组织。一旦出现伤口裂开，均应即刻用无菌生理盐水纱布覆盖裂开部分，并告知医师，协助进行对症处理，查找裂开原因，根据情况行急诊手术缝合或负压伤口治疗。如果是感染引起的切口裂开，应清除感染病灶，同时积极对症支持治疗。

4. 切口脂肪液化

切口脂肪液化是手术切口部位脂肪细胞无菌性的变性坏死结果，脂肪细胞形成脂肪块聚集，可伴有炎性反应，是术后切口愈合不良或感染的常见原因，与患者肥胖、术中高频电刀的应用以及个体糖尿病等有关。目前国内外并没有切口脂肪液化的诊断标准和规范。其临床表现为：液化多发生在术后4～14天。常于更换敷料时或拆线后出现，脂滴和渗液从切口溢出，多为黄色或淡红色血性液体，液体中有游离的脂肪滴。患者多数无切口疼痛感，切口不红或稍有红肿，但切口下会有波动感。

5. 切口感染

美国感染控制协会、流行病专业协会、美国医院流行病学学会以及外科感染协会联合修订切口感染（surgical site infection，SSI）的定义，指患者术后一定时间内发生的切口及器官、腔隙的感染，也是院内感染的一部分。

（1）分类　可以分为三类：①切口浅部感染（图2-23），术后30天以内发生，仅仅只有皮肤及皮下组织的感染；②切口深部感染（图2-24），指术后30天以内发生，累及切口深部筋膜及肌层的感染；③器官/腔隙感染：指术后30天以内发生在手术部位的器官和腔隙的感染，需要通过手术或其他方式才能控制的感染。

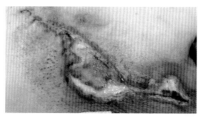
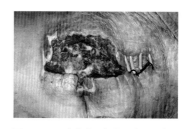

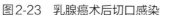

图2-23　乳腺癌术后切口感染　　图2-24　腹部探查术后切口感染

（2）病因　引起切口感染的病原体多是因为患者皮肤、黏膜、空腔脏器的内源性微生物，通常为金黄色葡萄球菌、大肠埃希菌、铜绿假单胞菌以及粪肠球菌等。只有小部分切口感染来自外源性感染，菌群主要是革兰氏阳性菌。

（3）发病机制　微生物污染手术部位是切口感染的前提。切口感染发生的风险主要取决于病原体的毒力和手术部位，病原体的数量以及患者自身抵抗力之间的相互作用。

（4）发病因素

① 患者的因素：年龄、肥胖、营养不良、脏器功能衰竭、免疫抑制、糖尿病、吸烟等因素均增加切口感染发生的风险。

② 手术类型：术后切口感染发生与术野污染程度相关。

③ 手术操作时间：手术时间的延长会造成局部组织缺血、干燥、坏死，增加了切口感染的机会。据研究数据统计，手术时间延长1h切口感染发生的风险会增加1倍。

④ 术中体温过低：低体温会降低免疫功能，导致血管收缩，皮下血流减少，切口延期愈合。

⑤ 输血和体液管理：反复多次输血会改变机体免疫功能，大量晶体液进入人体内会减少组织供氧，加大切口延迟愈合的风险。

⑥ 手术部位引流：引流管的留置将会导致切口感染发生的风险，而开放式引流风险会更大。如果引流不畅，积血、积液不能及时引流，都可能引起切口感染。

⑦ 手术医师的技术及手术技巧。

⑧ 手术器械及植入物：手术器械灭菌不合格、异物、假体都会导致或加重手术部位炎症发生，增加手术风险。

⑨ 手术部位的准备：如果皮肤不同程度的擦伤和破损，有可能为局部细菌滋生提供条件。

三、外科手术切口护理

【目的】

最主要的目的是避免伤口感染，减少手术切口的并发症；促进切口愈合；减轻疼痛和不适；尽量减轻切口的瘢痕，缩短伤口治疗周期。

【评估】

1. 全身评估

（1）生命体征的监测　外科手术后一般在48～72h出现术后吸收热，称为外科手术热，体温≤38.0℃时不需要做其他特殊处理；超过72h后，体温≥38.5℃，考虑术后切口并发感染。患者可能会出现伴有嗜睡、乏力、不适等全身症状。

（2）患者的营养状况、年龄、基础疾病、使用的药物、凝血功能、血管功能、麻醉或者系统障碍导致的知觉、感觉和运动受损　比如全身麻醉后、昏迷、半身麻痹、失禁以及活动受损，基础代谢疾病的评估如糖尿病、肾功能衰竭、免疫状态都会影响伤口愈合，患者心理状态也是愈合的基石。

（3）实验室检查　手术切口感染时，血常规会出现异常，如血白细胞总数和中性粒细胞百分比增多等。

2. 局部评估

（1）外观　需要打开伤口，观察切口边缘对合是否整齐，上皮生长状况是否良好。

（2）切口红肿　是否有发红等颜色的改变。无感染切口一般不会出现上述症状，浅红色也会随着炎症消退而逐渐消失。

（3）触诊伤口　切口周围有无波动感，引流是否通畅。切口有波动感提示有积血、积液或积脓。若切口内出现血肿，外观肉眼可见皮肤淤青，能触摸到局限性包块，二层敷料见鲜红的血液或血凝块，则提示有活动性出血。

（4）相关并发症　切口有无缝线反应和脂肪液化等现象，并根据出现的症状选择打开创面引流、止血或者保护切口，依据切口情况选择合适的抗菌敷料。

（5）管路及周围皮肤　引流管固定是不是稳妥，管路周围皮肤有无红肿、浸渍，引流液的颜色、性质、引流量、气味是否正常等，都需要评估。

【处理流程】

1. 清洁切口护理措施

（1）清洗液的选择　切口无感染时，以保持切口的无菌和清洁为目标。用生理盐水清洗切口即可，覆盖外层敷料之前用无菌干纱布擦干伤口，擦拭的顺序按换药技术由内向外，遵循无菌原则。

（2）缝线的拆除　切口愈合良好时，应及时拆除缝线。缝线拆除时间根据切口所在人体的部位而定：血运丰富的部位拆线时间早，如头面部5～7天即可以拆线；肢体末梢血运循环差的部位拆线时间晚，如手指、足趾拆线时间一般在12～14天。关节活动部位、高龄患者拆线时间应相对延长。缝线拆除后，可用免缝胶带拉拢切口，减少切口张力，降低裂开机会。若切口愈合良好而缝线未能及时拆除可引发缝线反应，针脚处出现红肿、渗液，也可能造成缝线切割皮肤，增加感染风险。

（3）引流管护理　引流管的主要作用是将伤口内的渗液、血液及脓液引流出来。护理引流管时要注意以下几点。

① 管路固定：一般引流管都会用缝线固定于皮肤上，应检查缝线是否脱落。

② 观察引流管周围皮肤情况：如有皮肤红肿提示有感染存在，如有浸泡提示引流管对引流液收集不佳，或引流管堵塞、位置偏移等。

③ 引流液颜色：不同的引流液颜色也提供了不同的疾病信息。如鲜红不凝固引流液提示切口出血，清亮淡黄色引流液提示可能是血浆类渗液，绿色引流液提示可能是胆汁，淡红色引流液提示为切口内残留的渗液，具体为何种性质的引流液应结合患者本身的疾病和手术部位来判断。

④ 引流管的拔除：大部分引流管的拔除指征是根据引流液的多少来决定，引流管拔除过早可能导致伤口引流不充分，而拔除过晚则容易形成窦道，导致难以愈合。

（4）敷料的选择　无感染、渗液量少的切口敷料选择相对单一，一般选择透明薄膜敷料。如果有渗出，且透明薄膜敷料不能有效管理伤口渗液，可在切口上覆盖脂质水胶体或泡沫敷料，外层加盖纱布或棉垫包扎。

（5）出血　切口浅表的出血与手术及缝合技术不良有很大的相关性，可以通过加压包扎止血。出血较多时，可在敷料表面直接用记号笔标记渗血面积大小来观察。72h出血未停止，应告知医师采取相应措施或行二次手术结扎止血缝合。出血位置较深且量大时，切口外观可无改变，但患者可能会有早期休克症状（如低血压、心搏加速、皮肤湿冷等），此时应尽快采取措施，取出切口中血肿，找到出血点结扎止血，血肿清除后能避免切口感染。

2. 感染切口的护理措施

少部分切口因为全身以及局部的因素导致继发感染，在护理过程中参照清洁伤口的处理措施以外，还应注意以下几点。

（1）充分引流　拆除缝线引流，同时进行细菌培养，查找致病菌。

（2）清洗　采用擦拭法或冲洗方法进行伤口清洁，使用无菌生理盐水溶液冲洗干净。冲洗方法有两种。①注射器针头螺旋冲洗法：使用注射器（30mL或50mL）加套针头由内至外螺旋式冲洗，此方法适用于开放性伤口。②引流管冲洗法：用注射器（30mL或50mL）冲洗，此方法适用于有窦道及潜行的切口。根据窦道深度及潜行大小选择合适的冲洗管，反复多次直至冲洗液清澈。

（3）清创　彻底清除切口中残留的腐肉、坏死组织、血块及残留缝线，并根据切口具体感染情况选择合适的清创方法。

（4）选择合适的敷料填充引流　新型敷料品种很多，根据切口的不同情况选择使用，如使用抗感染或抑菌敷料控制感染，使用吸附性敷料管理渗液，使用增生性敷料促使肉芽增生等。注意保护切口周围皮肤免受渗液浸渍，窦道及潜行伤口选择可以整条放入和取出的敷料来填充，如高渗盐敷料、纳米银敷料等，填充时务必将敷料填入窦道底部，填充物松紧适宜。也可以选择性使用负压伤口治疗技术促进窦道或潜行的闭合。

（5）合理使用抗生素　切口感染应规范、合理、足量使用抗生素，迁延不愈的伤口应该进行细菌培养和药敏试验，为选择正确的抗生素提供可靠的实验室检查作为依据。

3.脂肪液化的处理措施

（1）引流伤口内液体　消毒后使用纱条引流液体，避免渗液在切口内堆积，减少细菌感染。

（2）抗感染治疗　口服或者静脉用抗感染药物，根据培养结果遵医嘱使用抗生素。

（3）彻底检查切口　评估和判断脂肪液化的原因及影响因素；根据渗液量及位置尽早充分引流，保持引流通畅；渗液较多时，可以考虑使用负压伤口治疗（negative pressure wound therapy，NPWT）。

（4）定时冲洗伤口　初步愈合后，使用生理盐水定时冲洗伤口，促进肉芽组织生长。

（5）调整饮食结构　禁食辛辣等刺激性食物，多食用高蛋白质、高热量食物，有利于身体恢复。

【健康指导】

（1）指导患者加强术后营养。食物尽量做到多样化，以高蛋白质、高热量、高维生素、低动物脂肪、易消化吸收的食物及新鲜水果蔬菜为主。

（2）加强术后锻炼，促进血液循环，达到快速康复的目的，提高免疫力。

（3）做好自我保护，注意保暖，避免感冒咳嗽，导致伤口裂开。

（4）保持良好的心情，有利于切口愈合。

（5）伴有基础疾病的患者，告知正确使用治疗基础疾病的药物。

第四节　咬伤伤口

咬伤（bite）伤口在常见伤中比较少见，其中人咬伤的概率更小，以兽咬伤为主。在农村以犬、猫及家畜等以及蛇咬伤多见，而城市中，随着人们饲养的宠物增多主要以犬咬伤为主，最严重为蛇咬伤，少见鼠类咬伤。

一、犬咬伤

（一）概述

指犬的上下颌牙齿咬合所致的损伤。

1.病因和发病机制

常发生假单胞菌、葡萄球菌、链球菌及巴氏杆菌等感染，但最致命的是狂犬病病毒感染，病死率极高，接近100%。由于人、兽口腔中含有大量的细菌，撕咬时细菌直接进入伤口。兽咬伤者则更严重，常有衣服、泥土等异物被带入伤口中，且可将动物的传染病（如狂犬病等）直接传播到人。

2. 临床表现

犬咬伤的临床表现常出现较广泛的组织撕脱、水肿、疼痛、皮下出血、血肿，甚至大出血，伴齿痕。犬咬伤伤口一般为钝性的撕裂伤口，皮肤软组织损伤较重，伤口深而不规则，实验室细菌学检查也较为复杂，属严重污染伤口，局部创面创口小，创腔比较大，清创比较困难，感染率也非常高，愈合缓慢。

3. 治疗

严重犬咬伤的伤口治疗周期也非常长、医疗费用高。一旦患上狂犬病，死亡率可高达100%，因此，如果被咬伤，就要及时到医院接种狂犬疫苗。

（二）犬咬伤的处理流程

犬咬伤伤口一般属于严重污染伤口，清创比较困难，感染率也非常高，愈合缓慢，因此创面的处理尤为重要。

【目的】

避免伤口感染；促进切口愈合；减少和不发生并发症。

【评估】

（1）评估受伤部位，伤人犬只是否接种疫苗，家养还是散养。

（2）局部评估　查看咬伤伤口齿痕，是否破溃，初步评判伤口深度，是否残留异物，是否已做院前的初步处理。

【处理流程】

（1）立即清洗伤口，就地用肥皂水和流动清水交替冲洗伤口至少15min，冲洗掉含有病毒的异物或唾液等。

（2）及时就医　医务人员根据暴露动物类型、伤口大小、部位以及暴露后时间间隔等因素综合考虑，对伤口进行区别处理。首先用生理盐水冲洗干净，伤口冲洗后再用常规消毒剂消毒伤口及伤口周围皮肤。若伤口较深，可戴无菌手套用手指探查（或用无菌止血钳或者是探针）伤口的深度及周围组织受损的程度，如遇外口小、内腔大的伤口要扩大创口，便于彻底清洗及引流，最后再用生理盐水将伤口冲洗干净，同时清除坏死组织。原则上伤口不做一期缝合，若伤口较大或者面部伤情严重影响面容或功能时，应尽量一期闭合伤口。

（3）患者预防性使用抗生素。

（4）咬伤伤口患者均应常规24h内预防性注射破伤风抗毒素。

（5）注射疫苗　不要存在侥幸心理在家观察，等到发病就为时已晚，一定要在咬伤当天到疾病预防控制中心指定的正规医院注射狂犬病疫苗。狂犬病疫苗并非一针有效，中国疾病预防控制中心制订的《狂犬病暴露预防处置工作规范（2023年版）》指出，伤者可选择5针免疫程序：于0天（注射当天，下同）、3天、7天、14天和28天各注射1个剂量的狂犬病疫苗，共注射5剂次；或选择"2-1-1"免疫程序：于0天注射狂犬病疫苗2剂次（左、右上臂三角肌各注射1剂次），第7、21天各注射1剂次，共注射4剂次，均不可自行减少次数。

（6）注射血清　对于伤口较深者，或者伤口在头、颈、颜面部的，要在注射狂犬病疫苗前先注射抗狂犬病免疫球蛋白，将病毒进行快速灭活，再注射狂犬病疫苗。

（7）观察　狂犬病虽然有潜伏期，但狂犬病的潜伏期大多在3个月以内，潜伏期时长超过半年的只有5%～10%。

【健康指导】

（1）家庭养犬者可定期给犬注射狂犬病疫苗。

（2）虽然狂犬病预防很重要，但不建议在未被犬咬伤的情况下预防性注射狂犬病疫苗，而经营犬场等人员可提前注射狂犬病疫苗。

（3）注射疫苗后被犬咬伤还要再打狂犬病疫苗。发病与否和伤口的位置与深度有关。

（4）伤口距离头部越近风险越高，注意伤口出血情况，儿童、老年人的犬咬伤等要引起重视。

二、蛇咬伤

（一）概述

蛇咬伤是一种常见动物致伤疾病，粗略估计我国每年的蛇咬伤病例达数百万，毒蛇咬伤为10万～30万人，70%以上是青壮年，病死率为5%，蛇咬伤致残而影响生活者高达25%～30%，给社会和家庭带来沉重负担。蛇咬伤多发生于山村等偏远地区以及宠物蛇咬伤。目前国内流行病学监测和报告体系尚未完善，导致蛇咬伤的发病率被严重低估。

毒蛇含有多种不同的毒性成分，毒性成分由酶、多肽、糖蛋白和金属离子等组成，其中毒性蛋白质高达数十种。蛇毒按其主要毒性成分与生物效应分为三大类即神经毒素、血液毒素和细胞毒素。各种毒性成分在不同的毒蛇中含量有较大差异，同种毒蛇的毒性成分可因地域分布、季节性、蛇龄等不同而异。蛇毒可对人体神经系统、血液系统、肌肉组织、循环系统、泌尿系统、内分泌系统、消化系统等产生损害。当人体被毒蛇咬伤后，蛇毒进入人体的血液循环系统，引起局部及全身不同程度的中毒症状。

1. 临床表现

（1）无毒蛇咬伤的临床表现　无毒蛇咬伤部位可见两排小锯齿状的牙痕（图2-25），伴有轻微的疼痛和（或）出血，数分钟出血可自行停止，疼痛渐渐消失，局部无明显肿胀、坏死。全身症状不明显，可表现为轻度头晕、恶心、心悸、乏力等，部分患者也会出现全身过敏表现。

（2）有毒蛇咬伤的临床表现　有毒蛇咬伤的伤口，通常伤处留有一对或3～4个毒牙痕迹，且伤口周围出现明显的肿胀、疼痛感或麻木，局部有瘀斑、水疱或血疱，其全身症状也较为明显。但依据其蛇毒种类不同，其临床表现也各不相同（图2-26）。按蛇毒的毒素类型，其临床表现可分为以下四类：

① 血液毒的表现：此类蛇毒成分复杂，包含出血毒素、凝血毒素以及抗凝血毒素，具有多方面的毒性作用，主要累及心血管系统、血液系统以及泌尿系统。局部表现为咬伤创口出血不止，肢体肿胀，皮下出血、瘀斑，并可出现血疱、水疱，伤口剧痛难忍。全身表现为各部位出血，如鼻腔、牙龈、尿道、消化道，甚至颅内可出现出血；血管内溶血时有黄疸、酱油样尿，严重者出现急性肾功能衰竭；合并DIC时除全身出血外，还会出现皮肤潮冷、口渴、脉速、血压下降等休克表现。

② 神经毒的表现：为咬伤创口发麻，疼痛不明显，无明显渗出，常常被忽视。早期症状轻微，1～4h后可出现头晕、恶心、呕吐、流涎、视物模糊、眼睑下垂、语言不清、肢体软瘫、张口与吞咽困难，引起呼吸肌麻痹，最终可导致急性呼吸衰竭甚至自主呼吸停止。

图2-25　无毒蛇咬伤伤口

图2-26　有毒蛇咬伤伤口

③ 细胞毒的表现：细胞毒（图2-27）可导致肢体肿胀、溃烂、坏死，可继发心肌损害、横纹肌溶解、急性肾损伤，甚至多器官功能衰竭（multiple organ failure，MOF）。

（3）混合毒的表现　混合毒可表现两种及两种以上毒素引起的症状，如眼镜王蛇咬伤以神经毒表现为主，合并细胞毒表现；五步蛇咬伤以血液毒和细胞毒表现为主。

2. 实验室检查

（1）血常规　可见白细胞增高，中性粒细胞升高，核左移；出血过多或溶血时

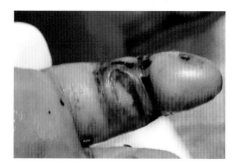

图2-27　蛇咬伤细胞毒的局部伤口表现

红细胞减少，血红蛋白下降；出现蛇毒诱发消耗性凝血病（VICC）时可伴血小板减少。一般来说，不同类型的蛇毒有不同的表现，银环蛇咬伤者的血常规可无变化，含血液毒的毒蛇咬伤可引起血小板下降，其中五步蛇及圆斑蝰蛇可能会引起血小板严重下降。

（2）凝血功能 可出现凝血时间（CT）、凝血酶原时间（PT）、活化部分凝血活酶时间（APTT）、纤维蛋白原（Fib）、D-二聚体、抗凝血酶和"FDP"试验等结果异常，有助于血液毒素中毒的诊断。血栓弹力图有助于评估蛇毒对出凝血影响程度。

（3）血生化检查 毒蛇咬伤可出现转氨酶、胆红素、肌酐升高，有助于判断毒蛇咬伤的严重程度。

（4）有条件可以使用酶联免疫吸附检测法（ELISA）、质谱、色谱等方法明确相关蛇毒。

3. 临床严重程度评估方法

蛇咬伤的严重程度有多种判断方法，各种方法各有优劣，比较常见的有如下两种：

第一种根据严重程度评估，此方法简便易记、实用性强，适用于急诊医师接诊和临床判断（表2-1）。

表2-1　蛇咬伤严重程度

严重程度	临床表现
无中毒	仅有牙痕
轻度中毒	仅有局部表现（疼痛、淤血、非进行性肿胀）
中度中毒	肿胀进行性发展，全身症状和体征，实验室检查结果异常
重度中毒	意识改变、呼吸窘迫、血流动力学异常，甚至休克

第二种为蛇咬伤评估量表（表2-2），该评估量表内容详细、客观，广泛应用于各个国家，量表的使用可以正确评判抗蛇毒血清的使用剂量，降低医疗费用。蛇咬伤整体严重程度根据得分进行判断：轻度0～3分，中度4～7分，重度8～20分。

表2-2　蛇咬伤评估量表

部位	症状/体征	分值/分
呼吸系统	无症状/体征	0
	呼吸困难、轻度胸部压迫感、轻度不适。呼吸20～25次/分	1
	中度呼吸窘迫（呼吸困难，26～40次/分，动用辅助呼吸机）	2
	发绀、空气不足感、严重呼吸急促或呼吸窘迫/衰竭	3

部位	症状/体征	分值/分
心血管系统	无症状/体征	0
	心动过速（100～125次/分），心悸、全身乏力、良性心律失常或高血压	1
	心动过速（126～175次/分）或低血压（收缩压＜100mmHg）	2
	极快的心动过速（＞175次/分）或低血压（收缩压＜100mmHg），恶性心律失常或心搏骤停	3
局部创伤	无症状/体征	0
	疼痛，咬伤部位肿胀或瘀斑范围5～7.5cm	1
	疼痛，咬伤部位肿胀或瘀斑范围不超过半个肢体（距咬伤部位7.5～50cm）	2
	疼痛，肿胀或瘀斑超出肢体（距咬伤部位可＞100cm）	4
胃肠道系统	无症状/体征	0
	腹痛、里急后重或恶心	1
	呕吐或腹泻	2
	反复呕吐或腹泻，呕血或便血	3
血液系统	无症状/体征	0
	凝血参数轻度异常[PT＜20s，APTT＜50s，血小板（100～150）$\times 10^9$/L，Fib 100～150mg/L]	1
	凝血参数明显异常[PT 20～50s，APTT 50～75s，血小板（50～100）$\times 10^9$/L，Fib 50～100mg/L]	2
	凝血参数重度异常[PT 50～100s，APTT 75～100s，血小板（20～50）$\times 10^9$/L，Fib＜50mg/L]	3

（二）蛇咬伤处理

蛇咬伤的诊断主要依据蛇咬伤病史及相应的临床表现。病史询问的重点是蛇咬伤的时间、地点、症状和体征。可以根据发病地域、患者捕捉到或拍摄到蛇的照片或已看见蛇并能通过图谱辨认、判断蛇种类，结合患者临床症状、体征及实验室检查结果等判断病情严重程度。

（三）蛇咬伤的处理流程

【目的】

迅速破坏和清除局部毒液，减缓毒液吸收，保护生命。

【评估】

（1）评估毒蛇种类以及咬伤部位。

（2）外观　需要打开伤口，戴无菌手套用手指（或用无菌止血钳或者是探针）探查伤口的深度及周围组织受损程度，如遇外口小、内腔大的伤口要扩大创口，便于彻底清洗及引流，减轻局部毒性症状。

（3）触诊伤口　创口周围有无波动感，引流是否通畅。切口有波动感提示有积血、积液或积脓。

（4）评估患者全身情况，咬伤（发病）时间，心率、呼吸、血压、发热、出汗等全身情况，初步判断中毒的严重程度。

【处理措施】

应马上远离蛇咬伤环境，不要去捕捉或追打，避免蛇二次咬伤；尽早呼叫120，患者尽量保持清醒，记住蛇的外貌、体像等特征，有条件者可以拍摄留存致伤蛇的照片；安抚患者情绪，使其保持冷静，尽量减少伤肢的活动和运动；去除受伤部位的各种受限制物品，以免后续因肢体肿胀导致无法取出而持续加重局部损害；绷带固定加压可减少血流，推荐用于神经毒类毒蛇咬伤的急救，但切忌压迫过紧、时间过长，以免导致肢体因缺血而坏死；不同部位蛇咬伤的伤口加压包扎部位都不一样，踝关节咬伤加压部位见图2-28，膝关节蛇咬伤加压部位见图2-29，手指蛇咬伤加压部位见图2-30，手掌和前臂蛇咬伤加压部位见图2-31；同时应就近提取清洁水源冲洗伤口；对于出现呼吸衰竭、心搏骤停、休克以及凝血功能障碍、肾功能衰竭的患者，需要密切监测其血压、呼吸及多脏器损伤情况，同时给予积极治疗，及早转送到有条件的医院进行进一步救治。

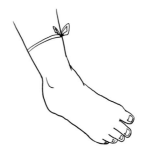

图2-28　踝关节以下咬伤加压部位

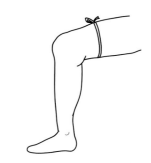

图2-29　膝关节以下咬伤加压部位

1. 院前急救处理

（1）评估生命体征　心搏骤停应立即行胸外心脏按压，如果呼吸困难要尽快建立人工气道，尽早转运至有条件救治的医院进行进一步处置。

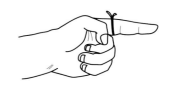

图2-30　手指咬伤加压部位

（2）伤口早期的初步清创　早期可采用生理盐水、3%过氧化氢溶液反复冲洗创口，破坏、中和毒素；神经毒蛇咬伤可早期沿牙痕纵行切开排毒，并辅以负压拔罐吸出毒素，尽早清除仍有毒性的蛇毒，下垂伤肢，限制活动，减少毒素进一步吸收，处理后可对伤口进行局部封闭治疗，以牙痕为中心，在伤

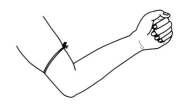

图2-31　手掌和前臂咬伤加压部位

口周围做浸润注射或在肿胀部位上方做环状封闭，每次使用胰蛋白酶5万～10万U，或糜蛋白酶8000～16000U。神经毒性毒蛇咬伤肢体可采用加压固定，同时咬伤部位也可使用加压垫法。

2. 院内救治

（1）院内快速救治通道　为蛇咬伤患者开通绿色通道，尽早使用抗蛇毒血清，可以提高患者救治效果，建议蛇咬伤高发地区医院急诊科配备该地区常见毒蛇的抗蛇毒血清。

（2）抗蛇毒血清使用　抗蛇毒血清免疫球蛋白（抗蛇毒血清）是治疗毒蛇咬伤的唯一确实有效的药物，抗蛇毒血清的使用主要遵守以下三项原则：早期用药、同种专一、异种联合。

（3）咬伤创面处理　常规消毒创口；可在咬伤处纵向扩大伤口皮肤，以利蛇毒排出。对血液类毒蛇咬伤扩创伤口要小心谨慎，以防继发出血，可在输注抗蛇毒血清后，凝血功能有所改善或者血小板回升后再行扩创处理。如有创面坏死，可在清创后予生长因子、湿润烧伤膏及其他促生长外用敷料，促进创面肉芽组织生长；重症已经形成肿胀的患者，在输注抗蛇毒血清及新鲜血浆的同时，行扩创甚至需要打开骨筋膜室进行切开减张治疗。如创口下面出现组织坏死，形成局部溃疡，可反复多次清创，清除坏死感染的肉芽组织，予负压封闭引流术（vacuum sealing drainage，VSD）负压吸引，封闭创面来促进创面肉芽组织生长，待肉芽组织形成后进行皮肤移植或者皮瓣移植（图2-32）。

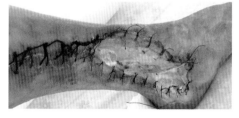

图2-32　蛇咬伤皮瓣移植术后

（4）糖皮质激素　早期使用糖皮质激素可减轻蛇毒引起的炎症反应、溶血反应和过敏反应。

（5）破伤风的预防　破伤风注射预防参照国家卫生健康委员会发布的《非新生儿破伤风诊疗规范（2019年版）》。

（6）并发症治疗　毒蛇咬伤后患者若发生急性肾损伤、心力衰竭、休克、弥散性血管内凝血（DIC）、心肌损害、继发感染等并发症时，应立即处理；如出现急性肾功能衰竭、多器官功能衰竭时可尽早使用血液净化等治疗，防止骨筋膜室综合征、弥散性血管内凝血、急性呼吸衰竭等并发症的发生。

（7）抗感染治疗　如果局部坏死，伤口有脓性分泌物以及脓肿形成，可使用抗生素，根据创面细菌培养结果针对性使用抗生素。

【健康指导】

（1）开展针对性的健康指导和饮食指导，有效促进咬伤肢体功能康复和创面愈合。

（2）毒蛇咬伤后立即采取坐位或卧位不要惊慌失措，不奔跑，不乱动肢体，使伤肢下垂，以免加快血液循环，增加毒素的吸收。

（3）予心理指导，嘱患者放松心情，积极配合治疗。

第五节　烧伤的护理

烧伤泛指热力、电能、化学物质、放射线、激光等所致的皮肤软组织损伤。其中热力烧伤是日常生活中常见的烧伤，包括由热液、火焰、热金属、高温气体等引起的皮肤损伤。本小节以介绍热力烧伤为主。烧伤后，人体最大的器官——皮肤的屏障功能受到侵害，对人体的内环境产生巨大影响，从而导致人体的一系列应激反应，引起患者发生休克、感染、多器官功能衰竭等并发症。

一、概述

不管是战时还是平时，烧伤都是最常见的创伤之一。据统计，在意外伤害中，每年因烧伤死亡的人数仅次于交通事故，烧伤造成死亡的主要原因为吸入过多的浓烟而导致的吸入性损伤。烧伤的发病情况因国家、地区、经济水平、受教育程度等差异而有所不同，相关报道，在非战争年代，烧伤发病率在5‰～10‰。

根据病理生理特点，烧伤临床过程大致可分为四期，各期之间相互交错且联系紧密。

1. 体液渗出期

临床上又称休克期，体液渗出期的特点是毛细血管通透性增加，大量血浆样物质渗出到组织间隙及体表。体液渗出在伤后数分钟即可能开始，伤后8h达高峰，48～72h趋于平缓。小面积的体液渗出表现为水肿、水疱，一般对有效循环血量无明显影响。当烧伤面积大于15%（儿童大于5%）时，应警惕低血容量性休克的发生，积极给予有效的液体治疗。近来发现，严重烧伤早期迅即发生心肌损伤，这也是休克发生和发展的重要因素之一。在大面积烧伤中，休克的防治也是此期的关键。

2. 急性感染期

烧伤48h后，液体渗出趋于平缓，水肿开始回吸收，由于患者皮肤屏障功能遭受破坏，加上伤后大量营养物质及免疫球蛋白、补体丢失或消耗，以及回收过程中带入的细菌、毒素等，使机体免疫力低下，抵抗力降低，易感性增加。早期缺血缺氧也是机体容易发生感染的重要原因。烧伤感染可来自烧伤创面、呼吸道、肠道、动静脉导管等。此期防治感染是关键。

3. 创面修复期

烧伤后即开始启动创面修复，修复所需的时间与烧伤深度、年龄、营养状况等多种因素相关。无严重感染的浅Ⅱ°烧伤和部分深Ⅱ°烧伤可自行愈合，但面积大于3cm×3cm的Ⅲ°烧伤或发生严重感染的深Ⅱ°烧伤，若不进行烧伤植皮手术（图2-33），其愈合时间较长且较难自愈，愈合后易产生瘢痕畸形（图2-34），影响外观和功能。深度烧伤在溶痂时，大量组织液化，适宜细菌生长繁殖，且脱痂后创面裸露，增加了感染的概率，成为发生全身感染的另一个高峰期。此期的关键是加强营养支持，增强机体抵抗力，积极防治感染。同时要注重患者早期的功能锻炼，避免瘢痕畸形，影响患者功能及美观。

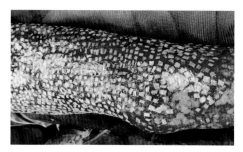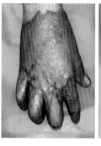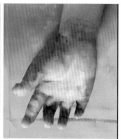

图2-33　Ⅲ度烧伤植皮术　　　　图2-34　深度烧伤创面愈合后的瘢痕畸形

4. 康复期

患者创面愈合后的很长一段时期都属于康复期，烧伤后自创面愈合后开始至瘢痕完全成熟的过程，可达一年之久甚至更长时间。临床上将深Ⅱ°及以上的烧伤称为深度烧伤，深度烧伤创面愈合后常形成瘢痕（图2-35），有研究表明，深度烧伤后肤色深的人比肤色浅的人更易导致瘢痕增生，黄种人这一比例高达74.67%。通常烧伤3～4周后患者烧伤部位逐渐产生瘢痕，并且迅速增厚（除了被支撑的部位外），其可发生于体表任何部位，不但会造成患者组织和关节变形（图2-36），导致患者功能严重受限，容貌受损，影响美观，严重者甚至需要进行手术治疗（图2-37）。且烧伤愈合后伴有瘙痒和疼痛，反复出现水疱（图2-38），

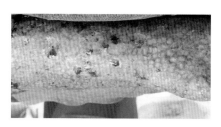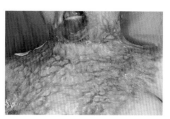

图2-35　Ⅲ度烧伤愈合后形成瘢痕　　　图2-36　颈部瘢痕挛缩畸形

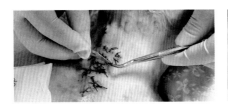 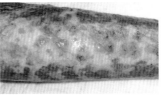

图2-37 颈部瘢痕挛缩畸形松解术　　图2-38 烧伤后愈合创面水疱

甚至破溃，发生感染，影响患者的生活质量。严重烧伤后大面积瘢痕形成，皮肤的正常生理功能遭受破坏，排汗能力下降，机体散热能力降低，患者常常感到不适，需要很长时间的调整适应。此期患者应注重加强心理护理，予综合抗瘢痕治疗、关节功能锻炼等康复训练等。

二、烧伤严重程度分类

烧伤的严重程度主要与患者的烧伤面积与烧伤程度相关。目前我国多采用1970年上海全国烧伤会议制订的分类标准（表2-3、表2-4）。

① 轻度烧伤：烧伤总面积在9%以下的Ⅱ度烧伤。

② 中度烧伤：烧伤总面积在10%～29%的Ⅱ度烧伤，或者Ⅲ度烧伤不足10%。

③ 重度烧伤：烧伤面积30%～49%，或者Ⅲ度烧伤面积在10%～19%，或者烧伤面积不足30%，但合并有下列情况之一者：a.全身情况较重或已有休克；b.较重的复合伤；c.中至重度吸入性损伤。

④ 特重度烧伤：总面积在50%及以上；或Ⅲ度烧伤面积在20%以上。

表2-3　烧伤严重程度分类（成人）

严重程度	烧伤总面积/%	Ⅲ°烧伤面积/%
轻度	≤9	0
中度	10～29	＜10
重度	30～49	10～19
特重度	≥50	≥20

表2-4　烧伤严重程度分类（小儿）

严重程度	烧伤总面积/%	Ⅲ°烧伤面积/%
轻度	＜5	0
中度	5～15	＜5
重度	16～25	5～10
特重度	＞25	＞10

烧伤严重程度和预后的判定还涉及很多因素，如年龄、致伤原因、部位、有无复合伤、有无并发症、伤前健康情况、休克期是否平稳度过。故评估烧伤严重程度时，应综合考虑分析，给予个性化、针对性的治疗。

三、烧伤伤情评估

烧伤的伤情评估主要包括烧伤深度、烧伤面积、是否有复合伤、患者疾病情况等方面。

1. 烧伤面积的评估

烧伤面积是指皮肤烧伤区域的面积占人体体表总面积的百分比，常用总体表面积（total body surface area, TBSA）表示，国外常用的方法为Wallace九分法，在临床实践中我国学者发现此面积划分法与我国人体体表面积不相符，故目前国内常用的有中国九分法，再加上手掌法。

（1）中国九分法（图2-39）　将人体全身体表面积分为11个9等分再加上1，可帮助医务人员快速判断患者受伤的体表面积（具体方法划分详见表2-5）。其方法如下：头部占1个9等分，双上肢占2个9等分，躯干部占3个9等分，双下肢（含臀部）占5个9等分加上1。小儿头部占比随着年龄的增长而变化，12岁时与

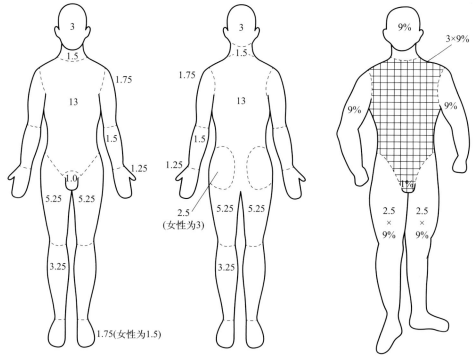

图2-39　中国九分法（成人）

成人基本一致，故12岁以下儿童的头部与下肢的体表面积占比修正为：头部体表面积占比％ =9+（12－年龄），双下肢体表面积占比％ =46－（12－年龄），见图2-40。

表2-5　中国九分法

部位		占成人体表面积/%		占儿童体表面积/%
头部	头部	3	9×1	9+（12－年龄）
	面部	3		
	颈部	3		
双上肢	双上臂	7	9×2	9×2
	双前臂	6		
	双手	5		
躯干	躯干前	13	9×3	9×2
	躯干后	13		
	会阴部	1		
双下肢	双臀	5	9×5+1	9×5+1－（12－年龄）
	双大腿	21		
	双小腿	13		
	双足	7		

表2-6　Wallace九分法

部位		占成人体表面积/%	
头部	头部	3	9×1
	面部	3	
	颈部	3	
双上肢	双上臂	8	9×2
	双前臂	6	
	双手	4	
躯干	躯干前	18	9×4
	躯干后	13	
	双臀部	5	
双下肢	会　阴	1	9×4+1
	双大腿	18	
	双小腿	12	
	双　足	6	

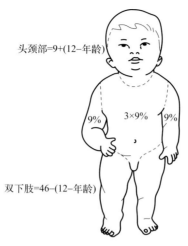

头颈部=9+(12−年龄)

9%　　3×9%　　9%

双下肢=46−(12−年龄)

图2-40　中国九分法（儿童）

中国九分法与Wallace九分法（表2-6）区别在于躯干部和下肢的差异，Wallace九分法将臀部划归于躯干，会阴划归于躯干。

（2）手掌法（图2-41）　不论性别、年龄，将手掌五指并拢，一掌面积约占总体表面积的1%，此法对于小面积和散在创面估算很方便。九分法适用于大面积创面的估算，二者结合，使烧伤面积估算更为简易、方便，也更精确。值得注意的是，手掌法计算面积一定是选择该患者的手掌来计算。

（3）面积计算的注意事项

① Ⅰ°烧伤不能计入烧伤面积内，记录时，不只是记录面积，还需记录烧伤的深度。

② 烧伤面积计算为估算，应以整数记录，不足1%记为1%。

③ 大面积烧伤患者，可先估算健康皮肤面积，再减去健康皮肤面积，即为准确的烧伤面积。

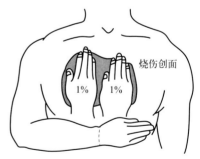

烧伤创面

1%　　1%

图2-41　手掌法

2. 烧伤深度的估算

目前临床上普遍采用三度四分法评估烧伤创面，将烧伤的组织学依据（图2-42）及临床表现不同而将烧伤深度分为Ⅰ°、Ⅱ°、Ⅲ°，其中根据伤及皮肤的深浅将Ⅱ°烧伤分为深Ⅱ°烧伤与浅Ⅱ°烧伤。也有部分学者建议分为四度五分法，四度五分

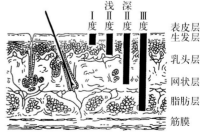

浅　深
Ⅰ　Ⅱ　Ⅱ　Ⅲ
度　度　度　度

表皮层
生发层

乳头层

网状层

脂肪层

筋膜

图2-42　烧伤深度

法与三度四分法主要差别在于，将三度四分法的Ⅲ°烧伤中损伤达深筋膜以下层面的烧伤称为Ⅳ°烧伤。

（1）Ⅰ°烧伤 Ⅰ°烧伤（图2-43）损伤表皮层，因局部红肿，又称为红斑烧伤，主要表现为局部红、肿、热、痛。患者疼痛剧烈，有烧灼感，皮温高，局部干燥，一般3～5天可脱屑愈合，可能有色素沉着，不留瘢痕。需要注意的是，Ⅰ°烧伤不计入烧伤面积。

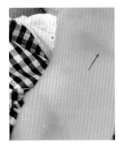

图2-43　Ⅰ度烧伤

（2）浅Ⅱ°烧伤 浅Ⅱ度烧伤伤及真皮浅层，部分生发层健在，创面质地较软，局部肿胀，患者可出现大小不一水疱，疱皮薄，疱液清亮，疼痛明显，痛觉敏感，创底红润潮湿（图2-44），可见脉络状或颗粒状扩张充血的毛细血管网。若愈合顺利，无感染发生，一般1～2周内可愈合。愈合后短期有色素沉着，不遗留瘢痕，皮肤功能完好。

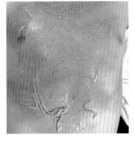
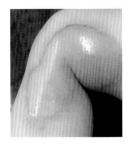

图2-44　浅Ⅱ度烧伤

（3）深Ⅱ°烧伤 伤及真皮乳头层以下，仍残留部分网状层，因人体各部分真皮厚度不一致，烧伤深浅不一，故深Ⅱ度烧伤表现各异，浅的接近浅Ⅱ°，深的接近Ⅲ°。可出现水疱，局部肿胀，水疱疱皮较厚（图2-45），创面微湿，温度较低，触之较韧，痛觉迟钝，创底红白相间（图2-46），可有拔毛痛。如见扩张充血或栓塞的小血管枝，多提示创面较深。因部分真皮残留，仍可再生上皮，无须植皮，创面一般3～4周可自行愈合。若发生感染，创面愈合时间将

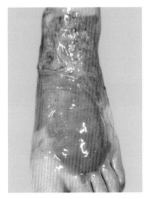
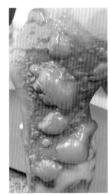

图2-45　深Ⅱ度烧伤（一）

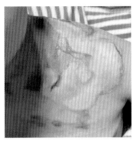
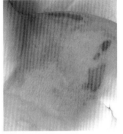

图2-46　深Ⅱ度烧伤（二）

延长。超过21天的创面形成瘢痕的概率增大，易引起瘢痕畸形，影响局部功能。

（4）Ⅲ°烧伤　是指全层皮肤烧伤，严重者可深达肌肉、骨骼，又称焦痂型烧伤。创面蜡黄（图2-47），呈焦痂状，甚至炭化（图2-48），触之硬如皮革，无痛觉，无拔毛痛，可见粗大栓塞的树枝状血管网，一般3～4周焦痂脱落。创面愈合过程较慢，创面修复有赖于手术植皮，愈合后多形成瘢痕，影响皮肤功能，常造成严重畸形。

烧伤临床表现见表2-7。

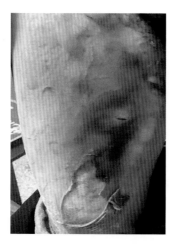 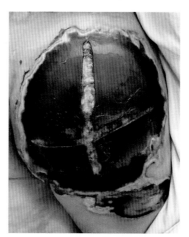

图2-47　Ⅲ°烧伤创面蜡黄　　　图2-48　Ⅲ°烧伤创面炭化

表2-7　烧伤临床表现

项目	Ⅰ°烧伤	浅Ⅱ°烧伤	深Ⅱ°烧伤	Ⅲ°烧伤
深度	表皮层	生发层浅层	生发层全层	生发层以下，严重者深达肌肉、骨骼
临床表现	局部红斑	有水疱，疱皮薄，疱液清亮，基底红润	有水疱，疱皮较厚，基底红白相间	创面呈蜡黄、焦痂，甚至炭化，触之硬如皮革
病程	3～5天	7～14天	3周	4周以上
痛觉	明显	明显	迟钝	无

3.估算烧伤深度的注意事项

（1）人体不同部位皮肤厚度不一样，如胸部、肩部、背部、臀部、大腿外侧的真皮层较其他部位厚，手背、足背、关节曲面皮肤较薄，对相同热力作用所引起的临床表现也不一样。

（2）不同的人同一部位皮肤厚度也不同，与年龄、性别、职业相关。如成人皮肤较小儿厚，男性较女性厚。小儿皮肤较薄，烧伤后常常容易评估偏浅，如小儿深Ⅱ度烧伤渗出较多，水疱较大，容易误判定为浅Ⅱ度。

（3）皮肤隔热作用大，散热慢。烧伤初期，由于环境中灰尘影响，或休克导致局部创面毛细血管收缩，创面出现一过性苍白，可能将创面估算过深。烧伤后，虽然脱离热源，但热力仍持续一段时间继续渗透，烧伤可能仍存在一个热力加深的过程。烧伤面积和深度随着时间迁移而动态变化，故应动态观察创面深度情况，及时更正并记录。

（4）致伤原因不同，患者的创面情况也有差异，热液、热蒸汽烫伤深度不及火焰烧伤。

四、烧伤患者创面的处理流程

创面处理贯穿烧伤的整个病程，其处理好坏是直接关系到烧伤预后的重要因素。正确处理创面，可缩短患者创面愈合周期，降低增生性瘢痕发生的概率，提高患者生活质量。在护理烧伤患者之前，需要对患者进行全面的评估，包括烧伤的部位、面积、深度、创面情况以及患者的生命体征等。了解患者的病史和过敏史，以便制订合适的护理计划。

【目的】

（1）患者生命体征平稳，创面愈合良好，营养状况改善，无继发感染等。

（2）患者情绪稳定，心态平和，能积极配合治疗。

（3）创面愈合顺利，降低关节畸形、功能障碍等并发症的发生。

【评估】

（1）现场评估。

（2）详细询问病史、既往史，评估伤情，估算面积和深度，询问患者体重，测量生命体征，检查有无复合伤、呼吸道损伤。

（3）根据患者烧伤面积与体重制订补液计划。

【处理流程】

（一）现场处理

1. 去除热源

去除损伤因素，如灭火、去除着火或被热液浸渍的衣物，阻止伤员奔跑呼救，弯腰迅速离开密闭的场所，有条件的可穿戴消防防毒面罩、防火衣，迅速离开火源。

2. 初步评估

将患者撤离的同时检查有无动脉搏动、呼吸，有无大出血、开放性气胸、吸入性损伤、严重中毒等。保持呼吸道通畅，镇静镇痛，初步估算烧伤面积及深度，判断伤情。及时处理复合伤，并用清洁的衣物或者敷料包扎创面，防止再损伤。积极进行补液、抗休克治疗，现场不具备条件者可少量多次饮用含盐饮料，注意防止水中毒。

3. 冷疗

及时冷疗，将烧伤创面在自来水下冲淋，或将创面浸入15～20℃冷水中，或者使用冷水毛巾冷敷于创面。一般以30min为宜。冷疗适用于四肢烧伤及中小面积烧伤，可防止热力继续加深创面，并起到减轻疼痛、减少渗出和水肿的作用。冷疗开始时间越早，效果越好。

4. 转诊

给予创面简单包扎处理，根据患者受伤程度评估是否入院治疗。若患者受伤面积较大，转运路程超过1h，应当在当地医院继续进行抗休克治疗，待休克控制后再转运。若患者头面部烧伤较严重，应早期行预防性气管切开术后再行转运。

（二）创面处理

正确处理烧伤创面，首先要正确地判断烧伤面积和烧伤深度，观察创面与全身情况。

【处理流程】

1. 轻度烧伤处理程序

（1）一般处理　根据患者烧伤面积给予口服或静脉补液，如无禁忌可少量多餐进易消化食物。使用抗生素与破伤风抗毒素治疗。疼痛剧烈者可遵医嘱给予镇静药、镇痛药，减少对患者的刺激。注意保暖，室温维持在30～32℃，四肢加盖棉垫，有条件者还可以使用烧伤大型远红外线辐射架照射，提高床单位温度。

（2）创面处理　未发生休克的患者，应早期即对创面进行清创，争取在伤后6h完成，以去除异物、清洁创面、防止污染。清创时应动作轻柔，注意保暖，剃净创面及周围毛发，使用生理盐水冲洗创面，保留完整的疱皮，保持周围健康皮肤清洁。根据受伤程度与部位给予暴露或包扎疗法：四肢烧伤宜包扎，头面部烧伤宜暴露，神志不清、躁动者宜包扎，合作者可暴露。根据气温和周围环境选择暴露或者包扎疗法。

2. 中重度烧伤的处理流程

（1）了解病史，判断伤情　估算烧伤面积与深度，检查有无吸入性损伤及其他复合伤，保持呼吸道通畅，选择合适的血管，迅速建立静脉通路。根据体重与烧伤面积制订补液计划，积极抗休克治疗。抽血查血常规、电解质、肝肾功能、血型、交叉配血等。留置导尿管，使用抗生素、破伤风抗毒素治疗。

（2）监测患者休克指标　休克复苏的目的不仅是恢复正常生命体征，更重要的是恢复患者的组织血液灌流，来维持正常的氧合功能和机体代谢。休克期需要严密观察患者的监测指标有：①神志变化，患者神志变化反映患者中枢神经系统的血液灌流情况，烧伤后患者体液丢失影响全身有效循环血量，脑循环缺血缺氧，导致患者早期的烦躁不安。②口渴，临床上，大部分患者虽给予积极抗休克治疗，仍存在不同程度的口渴症状，其发生的机制可能与血容量不足和血液浓缩、血浆渗透压变化相关。护理中不能单凭患者口渴程度判断休克是否纠正，给患者饮水时应控制量与次数，避免引起水中毒。③血压，血压降低能反映患者的休克情况，但不是早期诊断标准，部分患者在休克早期可出现代偿性的血压增高。护理中应注意，因受到水肿和焦痂的影响，患者测的血压参数可能存在误差，应注意鉴别，必要时可行动脉穿刺置管术进行持续有创动脉血压监测。④心率，心率变化可作为休克期早期监测指标之一，烧伤早期患者心率明显增快，成人常常大于120次/分，儿童常大于150次/分，通过补液患者心率能下降至100次/分以下，若成人患者长时间心率大于150次/分，应高度警惕心脏的器质性损害，调整补液方案。⑤中心静脉压（central venous pressure，CVP），是上腔静脉、下腔静脉进入右心房处的压力，但不能反映左心容量。CVP受到胸膜腔内压、腹腔高压、心脏与大血管顺应性、瓣膜反流等因素影响，不能反映容量反应性。但因其监测装置简单、操作方便、价格便宜等特点，目前仍作为急诊和重症患者液体复苏中常用的血流动力学监测指标之一，对了解有效循环血容量和心功能状态仍存在重要意义。⑥每小时尿量，是监测休克的金标准，患者在休克早期就出现尿量减少或无尿，凡是可能发生休克的烧伤患者均需留置导尿管，监测每小时尿量，早期发现患者的休克症状，一般维持尿量在1mL/（kg•h）。⑦末梢血液循环，也能反映患者的休克情况，烧伤患者因皮肤受损，难以准确观察末梢血液循环的真实情况，在休克早期，患者肢端冰凉，正常皮肤可见色泽苍白、皮温低、甲床及皮肤毛细血管充盈时间延迟。小儿烧伤后末梢血液循环变化出现较早，也最明显。对于烧伤患者，护理上要注意保暖，四肢末梢加盖无菌棉垫。⑧电解质和酸碱平衡紊乱，烧伤后体液渗出，血浆样的物质丢失，患者早期就存在脱水、低蛋白血症，同时有低钠血症、低钙血症、高钾血症、代谢性酸中毒等，休克期应加强监测，必要时抽动脉血查血气分析。⑨血液浓缩，烧伤后血管内液体丢失，烧伤早期表现为红细胞、血小板聚集指数增加，血液处于高凝状态，容易形成血栓。

（3）积极抗休克治疗　烧伤休克主要为低血容量性休克，其严重程度主要与烧伤深度与面积相关，若及时给予适当处理，可以预防休克的发生或减轻其严重程度。烧伤休克主要治疗措施为补液。常用的补液治疗有口服补液治疗和静脉补液治疗两种，口服补液应少量多次补充含盐饮料，不能单纯补充白开水或糖水，防止低渗性脑水肿的发生。静脉补液公式主要有徐荣祥公式、第三军医大公式、

Brook公式、Evans公式、Parkland公式、高渗钠溶液疗法、南京公式。我们常用的补液公式为第三军医大公式：成人伤后第一个24h补液量（mL）=烧伤面积×体重×1.5+2000，晶体液与胶体液补液量为2∶1，2000mL为生理需要量，其中补液估算量的一半需在前8h输完，另一半在后16h输完。伤后第二个24h的电解质与胶体量为第一个24h的一半，生理需要量不变。补液公式对指导烧伤休克的补液治疗起到非常重要的作用，在临床实践中，由于受到年龄、受伤程度、救治时间的影响及基础疾病等影响，实际补液量差异较大，医务人员应在遵循公式的基础上，根据临床实际指标的变化，及时调整补液量和补液速度，注意观察心肺功能，不能盲目大量补液。

（4）创面处理　在患者全身情况良好的情况下，尽早为患者进行清创处理，有休克或合并伤患者应先处理休克或者合并伤后再进行清创处理。对于躯干部或四肢环形Ⅲ°烧伤焦痂患者，为避免焦痂压迫肢体影响血液循环，应尽早行焦痂切开减张术（图2-49、图2-50），达到减压改善血液循环或缓解呼吸困难的目的。根据情况选择包扎或暴露疗法。浅度创面主要为镇痛和防止再损伤、预防感染，可选用生理盐水或清水冲淋和湿敷方法清洁创面，根据细菌培养结果，合理选用抗生素。深度创面，应尽量早期行切痂、削痂手术，小面积创面可争取一次性手术切除，中或大面积创面可分多次进行，一般每次切除面积以15%～30%为宜。

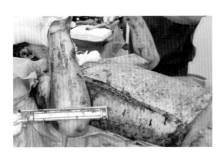　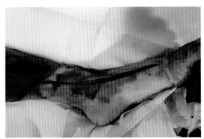

图2-49　躯干部焦痂切开减张术　　　　图2-50　下肢焦痂切开减张术

包扎疗法是选用敷料包扎创面，将创面与外界隔离，达到保护创面、减轻疼痛的目的，同时包扎敷料可吸收渗液，引流充分，保持创面湿润，有利于创面恢复。主要适用于四肢烧伤及小儿或躁动不合作的患者。包扎疗法操作详见第一章包扎。临床护理中应注意：①定时翻身，保持各关节功能位，指（趾）间用纱布隔开，防止粘连，肢体末端应外露，以便随时观察血液循环。②注意观察肢体末梢血运，抬高患肢，防止肢体肿胀，出现肢端变凉、发绀、麻木应及时告知医师。③注意保持外敷料干燥、清洁，有无松动、脱落，有无渗出，当渗出较多时，应及时报告医师，及时处理。有条件者可选用悬浮床（图2-51）进行治疗，悬浮床可减少皮肤表面压强，提高皮肤表面温度，促进创面分泌物吸收，降低创面感染，加快皮肤和组织的生长愈合。④一般每1～2天更换一次敷料，当创面污染较重或渗出较多时，可适当增加更换频次。注意观察创面分泌物颜色、性状、气味，观察患者体温变化。

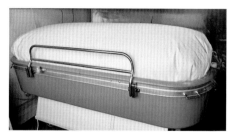

图2-51 沙粒悬浮床

烧伤暴露疗法（图2-52）是20世纪七八十年代提出的一种烧伤治疗技术，该技术以湿润烧伤膏为基础，通过湿润烧伤膏独特的框架剂型为创面提供一个特殊的生理湿润环境，给细胞供应生长所需的生命物质，通过创面原位激活、启动潜能再生干细胞，并诱导、调控皮肤干细胞的增殖、分化，达到促进创面更快、更好愈合的目的。①治疗条件要求：不强调无菌环境，禁用使用刺激性强的消毒剂处理创面，小面积烧伤在居家条件下便可自行使用；中、小面积烧伤在战地现场环境下也能适用；大面积烧伤需保持环境温度28～32℃，同时在备有急救器材或设备的条件下使用。②使用方法：将烧伤膏涂于创面上约1mm厚。每3～4h更换一次药物，换药前，使用无菌棉签将创面上原有的药物和液化物清理干净，换药时注意动作轻柔，避免疼痛或出血，有腐皮的创面要暂时保留腐皮，直接在腐皮上用药，5天后再去掉腐皮。深Ⅱ°创面约7天后坏死层真皮组织开始液化，应及时更换药物，可使用烧伤耕耘刀（图2-53）适当耕耘，及时清理液化物。坏死组织排净后，创面可少用烧伤膏，适当减少换药时间，每4～6h换药一次，直至创面愈合。Ⅲ°创面可配合特殊的清创技术治疗。对于不易暴露的小创面也可采用包扎疗法，外用烧伤膏厚2～3mm，而后直接用干纱布减压包扎，每12h更换一次敷料。更换敷料时，注意轻轻清除原来沉积在创面上的药物及已液化的坏死组织，也可将烧伤膏制作成油纱条1～2层用于创伤创面、溃疡创面和手术刀口换药等。

注意使用一次性床单、被套，每日更换，污染时随时更换。有条件的可使用

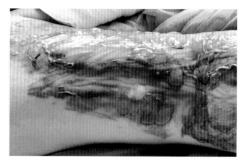

图2-52 烧伤暴露疗法

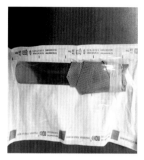

图2-53 烧伤耕耘刀

离被架（图2-54）将被褥撑起，避免被套与创面摩擦，减少感染，促进创面愈合。

3. 感染创面的护理

烧伤患者皮肤防护屏障受损，抵抗细菌能力下降，再加上烧伤创面中含有丰富的营养物质，是细菌良好的培养基，使烧伤患者极易受到外界细菌侵袭以及内源性脏器定植细菌迁移而感染，感染常伴随烧伤的整个过程。有调查显示，烧伤病房细菌耐药性呈直线上升趋势，已蔓延到基层医院。多重耐药菌和泛耐药的革兰氏阴性杆菌成为危重烧伤感染的主要细菌。近年来，烧伤病房最常见的细菌感染前5名病原体主要为鲍曼不动杆菌、肺炎克雷伯菌、金黄色葡萄球菌、大肠埃希菌、铜绿假单胞菌。2012年，我国将鲍曼不动杆菌列为目前最严重的"超级细菌"。2013年，美国疾病控制中心也将鲍曼不动杆菌列为最为严重的超级细菌之一。有研究显示，感染是严重烧伤的重要死亡原因，烧伤并发脓毒症的死亡率达30%，而脓毒症休克的死亡率高达40%～70%，因此，加强烧伤感染性创面的护理在护理工作中尤为重要。

（1）维护机体内环境稳定　尽早液体复苏，避免发生休克，力争平稳度过烧伤休克期，防止烧伤休克所致的缺血再灌注损伤，对延迟复苏者或有肾功能损害者应早期行CRRT治疗，加强水、电解质、酸碱平衡监测与调节。

（2）积极处理创面　大面积危重烧伤患者休克期避免过度刺激创面，在能保证生命体征平稳的条件下，深Ⅱ°创面应尽早清创，去除坏死组织（磨痂术），以人工皮或生物敷料保护创面，Ⅲ°创面有条件者可在休克期行切痂术，无条件早期手术者的Ⅲ°创面宜干燥处理，争取及时切削痂并植皮。浅度创面以创面保护性治疗为主。

（3）加强创面观察，早期识别烧伤创面感染的局部特征。

① 创面周边正常皮肤出现红、肿、热、痛，创缘容易出血（图2-55）。

② 创面颜色改变：灰暗（图2-56）、黑色斑块或黄绿色（图2-57）。

③ 创面痂皮变化：剥脱明显加重；已干燥焦痂迅速溶解或有虫噬状改变；痂下积脓。

④ 创面深度变化：深度加深，不按期愈合。

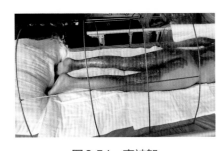

图2-54　离被架

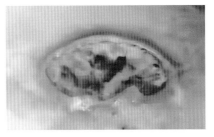

图2-55　创面周围皮肤变化

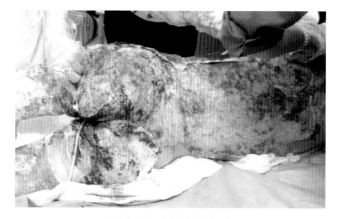

图2-56　创面颜色灰暗

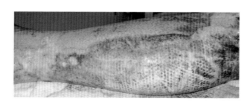

图2-57　洋葱伯克霍尔德菌感染

⑤ 创面分泌物变化：量增加，腥臭味加重。

⑥ 创面上皮组织变化：残存上皮岛溶解缩小甚至消失，移植皮片不扩展甚至溶解缩小，已愈合创面形成溃疡。

⑦ 创面肉芽组织变化：水肿加重或色泽变灰暗。

⑧ 创面感觉变化：疼痛明显加重。

⑨ 其他：毛囊炎，耳软骨炎。

（4）合理使用抗生素，根据创面感染的严重程度和细菌培养结果种类，合理选用抗生素进行抗感染治疗。在使用抗生素治疗期间，需要密切观察患者的病情变化和药物不良反应。

（5）一般护理

① 加强消毒隔离，严格执行无菌操作原则，多重耐药细菌所致的烧伤感染是目前危重烧伤的主要致死原因，应注重落实预防措施，尽量避免其感染。

② 预防医源性感染，加强管道护理，定期维护与更换管道。

③ 加强营养支持，摄入富含蛋白质、维生素和无机盐的食物，提高机体免疫力。

④ 监测生命体征，尤其注意观察体温变化，患者发热过程分为三期。当处于体温上升期，患者出现畏寒、寒战等症状，应给予保暖措施，必要时遵医嘱抽血留取血培养标本。当畏寒、寒战症状缓解，患者进入高热期，给予相应的物理

降温措施，并继续观察体温，高热不退时，遵医嘱给予药物降温措施。体温下降期患者散热增加，皮肤潮湿，大量出汗，给予皮肤清洁护理。

4. 瘢痕的处理

（1）功能锻炼　烧伤后功能锻炼是烧伤康复的重中之重，尽早鼓励患者进行功能锻炼，重点指导各关节的功能锻炼，如床旁下肢功能锻炼（图2-58）等，功能锻炼应循序渐进，逐渐加强。

（2）综合抗瘢痕治疗　目前，临床上对于已经形成的瘢痕组织缺乏有效的治疗手段，烧伤后瘢痕的预防胜于治疗，单一治疗方法治疗效果有限，因此早期的综合抗瘢痕治疗尤为重要，针对瘢痕的非手术疗法主要包括有压力治疗、药物疗法（图2-59）、激光疗法（图2-60）、冷冻疗法、中医中药疗法、放射治疗及微针针刺疗法等。

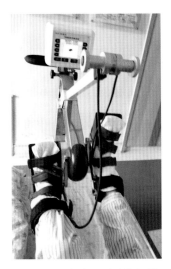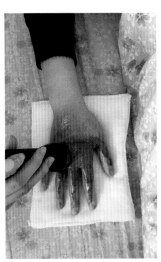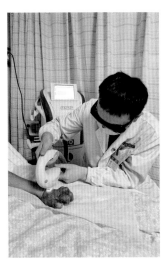

图2-58　床旁下肢功能锻炼　　　图2-59　药物超声导入　　　图2-60　激光疗法
治疗瘢痕

（3）压力疗法　又称加压疗法，是经临床验证的防治增生性瘢痕最为经济有效的方法之一，包括绷带加压法、压力衣加压法。有条件的患者可使用量身定制的压力衣加压法，通过评估患者瘢痕部位和厚度，准确地测量和计算，量身定制压力衣，包括颌颈套、上肢套、下肢套、压力上衣（图2-61）、压力裤、压力手套（图2-62）、压力袜（图2-63）等，使压力治疗更精准有效。压力治疗在创面愈合2周后即可使用，可根据患者情况，配合压力垫、支架使用。一般超过21天愈合的创面必须预防性地使用加压治疗，为保证压力治疗效果，使用时必须长期坚持，持之以恒，临床推荐压力衣治疗时间半年到2年，患者必须全天穿戴压力衣时长23h以上，可在洗澡、特殊治疗时放松30～60min。

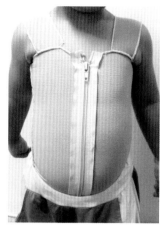
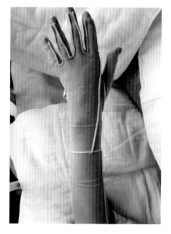
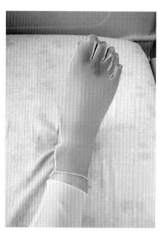

图2-61　压力上衣　　　　图2-62　压力手套　　　　图2-63　压力袜

【健康指导】

1. 功能指导

（1）对于烧伤瘢痕挛缩所致日常生活或工作受限的患者，坚持日常生活和有目的的生产性动作训练，如坚持自己起床、穿衣、洗漱、进食、如厕、行走、持物、切菜、拖地、抹桌、书写、打字、绘画、编织等。训练时除得到专业人员的指导外，最关键是要树立信心，从易到难，循序渐进，坚持训练。

（2）植皮手术的患者出院后还要训练皮瓣功能，应有意识地加强植皮部位的功能训练，比如手指皮瓣移植后可以训练握拳的功能。

（3）烧伤后仅仅恢复简单的功能是不够的，还要注意体能、力量及灵活度的锻炼。主要措施为肌肉功能再训练、辅助主动运动、抗阻力运动等。当然，这要建立在功能恢复的基础上，当体能恢复到一定的程度便可逐渐练习做事的灵活度，这样才能真正提高生活质量，接近伤前的生活。

2. 皮肤护理

（1）注意个人卫生，保持皮肤清洁，勤剪指甲，勤洗澡，注意水温不能过高，时间不能过长，同时选择柔软的毛巾以及中性浴液。

（2）注意保护皮肤的完整性，要注意保护创面愈合后的新生皮肤，穿着棉质衣物，避免抓挠。表皮若有小水疱形成，不能挤压或者挑破，可以自行吸收，如果局部有破溃，可以使用莫匹罗星软膏。在皮肤的更新过程中，不能强行揭除痂皮或者老化的表皮以及皮屑，保护好新生的皮肤。

3. 饮食指导

烧伤后患者处于负氮平衡，良好的营养是创面愈合的关键，指导患者合理饮食搭配，少量多餐，选择高蛋白质、高热量、低脂肪、高维生素饮食，避免辛辣等刺激性食物。可选食物包括稀饭、牛奶、豆浆、鸡蛋、水果等，必要时可选择合适的肠内营养制剂，指导患者多饮水，进食高纤维、易消化的食物，保持大便通畅。

4. 静脉血栓栓塞的预防指导

静脉血栓栓塞的预防远胜于治疗，准确对患者进行静脉血栓风险的评估，根据风险评估结果进行三级预防。对于静脉血栓风险评分为低危的患者给予基本的预防指导，指导患者改变不良生活习惯，多饮水，戒烟戒酒，适当活动，指导卧床患者早期进行床上活动，加强踝泵运动，评分为中危的患者进行基本预防和物理预防指导，评分为高危的患者应再加上药物预防相关知识指导，如药物作用、不良反应、注意事项等。

5. 心理护理

（1）烧伤患者因长期卧床、疼痛、睡眠等的折磨，会产生各种不良情绪，心理压力大，甚至沮丧厌世。通过听音乐、戏曲、看电视、读报纸、陪聊等方式分散患者对自身疾病的注意力，以调整情绪，使患者早日康复。

（2）烧伤患者大部分恢复后留有瘢痕，特别是面部瘢痕的患者，所以精神压力是不言而喻的。包括容貌、经济、身体功能等方面的心理压力，他们必须接受容貌受损，烦躁挫败感等各种心理问题，同时还担心自己的婚姻和家庭的维系等，往往自卑、压抑甚至绝望，痛不欲生，应根据患者各个时期患者不同的心理特点，争取积极的心理干预，亲属的支持是患者战胜疾病的关键因素。

（3）沟通和倾听是最有效的方法。细心倾听患者所面临的问题，鼓励患者与周围的人进行沟通，甚至可以让患者主动与有同样经历及感受的人交流，增强生活信念，树立正确的人生观及战胜疾病的信心，达到精神放松、配合治疗及功能锻炼的目的。

6. 职业康复

当功能逐渐恢复，而心理上也重新融入家庭融入社会后，可以逐渐进行适合的职业康复。在功能的重建达到一定程度后，进行职业康复，可以鼓励患者最大限度地发挥社会价值。患者是接受治疗及康复的主体，只有得到患者良好的配合，才能达到康复的目的，更好地融入社会，逐步迈入正常的生活工作轨道，达到社会康复的最终目的。

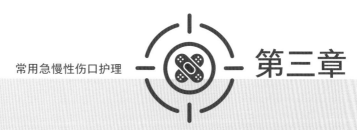

第三章

慢性伤口

第一节　糖尿病足溃疡

糖尿病足（diabetic foot）是指糖尿病患者合并周围神经病变和不同程度的末梢血管病变而导致下肢感染、溃疡形成和（或）深层组织的破坏，严重者会有截肢的危险。糖尿病足是糖尿病主要的慢性并发症，以治疗过程复杂、治疗周期较长、社会经济负担较重、较高的致残率和致死率为特点。糖尿病足溃疡（diabetic foot ulcer，DFU）是糖尿病足的临床表现之一（图3-1），糖尿病患者的预后给社会和家庭负担都带来了深远的影响。

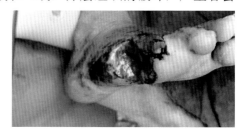

图3-1　糖尿病足溃疡

一、概述

由于社会对疾病认知的水平各有不同，足部的护理水平也各有不同，由此导致的糖尿病足溃疡的结局也存在巨大差异。糖尿病患者中15%～20%的人群可能发生糖尿病足溃疡，糖尿病足溃疡的年发病率为2%～3%，其中，40%～80%的溃疡会合并感染。糖尿病患者中病程大于20年者有50%的患者会发生糖尿病足溃疡，其中80%糖尿病患者的足溃疡由外伤引起。在所有的非外伤性低位截肢手术中，有40%～60%是糖尿病患者，占非创伤性患者截肢的第一位。而在糖尿病相关的低位远端截肢的患者中，有85%是发生在糖尿病足溃疡形成以后。在发达的美国每年约15万人截肢，其中有一半是糖尿病并发足溃病的患者，根据国内文献报道，糖尿病足溃疡患者的截肢率为38.1%～75%。糖尿病足较长的愈合过程以及带来的相关后果，不仅给患者自身的生活带来了不便，也给家庭生活造成了很大的影响，同时也给医疗卫生保健工作和社会经济等多方面造成了很大的负担。

（一）病因

随着人们对糖尿病足溃疡认识的不断深入，发现糖尿病足溃疡并不是一个单一的临床症状，而是一组足部的临床综合征，其至少应该具备以下要素：糖尿病患者、足部组织营养障碍（溃疡或坏死）、下肢神经和（或）血管病变，三者缺一不可。

糖尿病足是一种以慢性进行性肢端缺血、手足麻木及溃烂为临床表现的疾病。主要病因是血管的病变、周围神经病变、感染、外伤创伤和足底压力。它的病理生理基础是高糖血症、血脂异常、代谢紊乱、高糖蛋白及其他致病因子等多种因素联合作用所致。

1. 周围血管病变

与非糖尿病患者相比，糖尿病患者周围血管疾病的发病率明显增加。周围血管动脉硬化导致下肢缺血，严重者会发生坏疽，而在血管病变中大、中、小血管都会受累，从而导致足部发生感染、坏死和溃疡并使已发生的足溃疡长期不愈合甚至加重。

有研究显示，糖尿病足溃疡患者胫前动脉、胫后动脉及足背动脉血管壁胶原纤维和弹力纤维明显增生，管壁增厚，粥样硬化斑致使股动脉下端血管腔阻塞约80%，胫前动脉、胫后动脉及足背动脉完全阻塞。另外也有研究表明，在电镜下发现微血管基底膜增厚的超微结构有两种形式：一种是局部组织的增厚；另一种是全层组织的增厚。内皮下组织细胞的增生形状呈驼峰状、乳头状或者搭桥样，横过血管腔，表现为微血管内膜粗糙、不光滑，其管腔狭窄或阻塞，检出率达60%，并在内皮细胞损伤的表面见到血小板黏附、红细胞聚集以及微血管栓塞。另外，由于糖尿病坏疽致病因子的作用，使微动脉痉挛性收缩，导致管腔缩小，同时阻碍微循环血流，加重了微循环障碍。

2. 周围神经病变

糖尿病足周围神经病变是糖尿病足最重要的危险因素。周围神经包括躯体神经和自主神经，躯体神经病变主要是感觉神经病变，可导致痛觉、温度、振动觉以及位置觉的减退或者丧失，增加了足部损伤的机会；运动神经的病变则会导致肌肉的失用性（废用性）萎缩，屈肌、伸肌不能维持平衡，致足趾呈爪状和跖骨头突出，增加皮肤完整性受损的机会；自主神经病变使下肢的皮肤出汗减少，导致皮肤干燥、干裂，增加糖尿病足的危险。

糖尿病患者周围神经损伤、动脉粥样硬化、血管腔狭窄或阻塞、毛细血管内皮细胞损伤与增生，基底膜增厚可达正常人的十余倍，并且下肢较上肢血管基底膜增厚更明显。同时由于糖尿病代谢紊乱，微循环障碍及其他致病因子共同作用，使周围神经鞘膜、轴突及细胞变性。运动神经、感觉神经和自主神经损伤及功能障碍，导致肌肉萎缩，肌腱、韧带失去张力平衡，当机体姿势改变、重心移位，新的压力点容易损伤，而产生足变形及夏科关节病。

3. 感染

足部的感染大部分都会表现为早期的溃疡形成，引起感染的因素很多，一旦患者足部皮肤损伤或者溃疡形成，皮肤失去防御能力，各种细菌乘虚而入，在机体内生长繁殖，形成更严重的感染。糖尿病足感染大多数为多种细菌混合感染，主要以革兰氏阳性菌为主，如葡萄球菌及链球菌；其次是革兰氏阴性菌和真菌。

患者因长期糖尿病导致足部病变，并伴有因足部皮肤干燥引起的足部感觉迟钝或者丧失、刺痛、肌肉萎缩，并出现营养不良等症状。由于足部溃疡患者皮肤组织长期缺血而导致的肌肉萎缩和皮肤弹性变差，如果患者下肢皮肤出现水疱感染，就有可能形成溃疡病变或者坏疽。

4. 足底压力的变化

不均衡的足底压力异常变化与糖尿病足溃疡的发生密不可分，主要原因是健足承受身体重力加大周围神经病变引起感觉运动功能受损。因此足底的压力大小可以成为足溃疡的预测因子，持续的机械压力直接破坏周围组织，压力增加的同时毛细血管闭塞，局部组织缺血缺氧，长时间反复、持续的机械压力最终导致足部溃疡的发生。另外，神经病变会引起足部肌肉萎缩、足部畸形、关节活动受限和压力失衡，常使身体重力集中在跖骨头、足跟和足外侧，久之易形成胼胝，胼胝又增加了压力负荷。同时，感觉神经的受损导致机体应激性足部保护性感觉丧失，无法感知，不能早期察觉轻度的足部损害，长时间的积累易致足溃疡形成。

5. 外伤创伤

在已经形成的糖尿病足中，80%是由外伤和创伤引起的，常见的诱因是创伤，如各种刺伤、修剪指甲、外伤及各种机械和温度造成的损伤。如果糖尿病患者鞋袜不合适、赤足走路、滑倒、意外事故、鞋内异物等，容易引起足部外伤。一旦有轻微损伤，或者其他急性的损伤等原因，慢慢就会形成足部溃疡（图3-2）。

由于糖尿病患者代谢紊乱、微血管病变及坏疽、炎症、细菌毒素等致病因

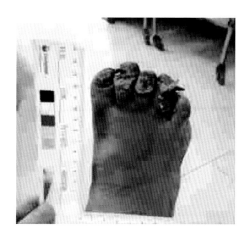

图3-2　外伤形成的糖尿病足部溃疡

素破坏了血浆胶体状态，改变了细菌的理化特性，致使纤维蛋白原增加，纤溶活力下降。红细胞聚集能力增强，变形能力下降。白细胞贴壁游出，血小板黏附及微小血栓形成，进一步加重内皮细胞的损伤，管壁通透性增加、出血与渗出。周围神经病变导致患者感觉丧失，对外界刺激不敏感，导致严重的溃疡或坏疽。由于微血管病变及血液理化特性的改变导致严重的微循环障碍，加重影响血液与组织细胞之间的物质交换，使组织细胞营养物质不能吸收，代谢产物不能排出，肢端缺血、缺氧、水肿，细菌繁殖，容易感染，创面难以愈合。

通过大量临床观察发现大血管病变、动脉粥样硬化、血栓形成、血管腔阻塞者多导致严重的缺血性干性坏疽或坏死；小血管病变、微循环障碍、周围神经病变合并感染者多导致湿性坏疽或神经溃疡。

（二）危险因素

糖尿病足溃疡是多种因素相互作用后形成的，患者既往有过足溃疡及截肢史，则糖尿病足溃疡的发病率会更高。糖尿病足溃疡的危险因素包括全身因素、局部因素以及其他影响因素。

1. 全身因素

（1）年龄因素　因为老年人的生理功能减退，免疫能力和抵抗能力日渐减弱，也是糖尿病的高发人群，糖尿病导致的各种并发症比如周围神经病变、血管病变也随之大幅增加，各种原因引起的糖尿病足溃疡也随之增多。

（2）基础疾病　糖尿病合并心脑血管疾病的患者，各脏器功能受损，导致糖尿病足溃疡的发病率相对增加。糖尿病合并高血压患者其收缩压增高，随之引起末梢组织内的毛细血管内压力增加，毛细血管内皮增生，血管内皮细胞调节功能受损，动静脉发生短路，足部局部血液供应受阻，导致局部组织缺血缺氧，最终引起足溃疡。

（3）饮食与血糖控制　糖尿病患者需要严格控制饮食，同时也需要控制体重，饮食内容要搭配均匀，而且要定时定量，这样可以减缓葡萄糖的吸收，增加胰岛素的释放。一旦饮食不合理、暴饮暴食或者忌口导致营养不良，都会使患者血糖升高或者血糖控制不佳，最终导致糖尿病足溃疡经久不愈、长时间发展，最终导致感染，甚至会有截肢的风险。血糖高致使患者糖化血红蛋白升高，长期高血糖的状态下，同时周围的血管发生病变，足部各小关节有不同程度的受损，足部表面皮肤越来越薄，抵抗外部压力和张力的能力也越来越弱，足部皮肤容易受损，糖尿病足溃疡发生的风险增加。

（4）并发症　糖尿病视网膜病变的患者泌汗功能会有明显减退，神经振动觉的功能也会减退，同时也表现为足部的自主神经病变。糖尿病一旦合并眼病，就会发生视物障碍，影响糖尿病患者的正常行走，容易发生足部外伤导致糖尿病足溃疡。糖尿病合并肾病也是糖尿病足溃疡发病的危险因素之一，其发生机制尚不清楚，可能与肾功能不全易引起下肢动脉硬化、水肿有关，此外皮肤干燥、瘙痒、皲裂等也是糖尿病足发生的诱因。

（5）病程　糖尿病病程较长，且因疾病的进展，相关并发症增加，也是糖尿病足溃疡发生的危险因素。一般糖尿病足溃疡发生在糖尿病发病十年以后，起因大部分因为病程较长，动脉硬化风险相对增加，机体的激素水平改变导致溃疡创面愈合时间延长，机体修复水平下降。

2. 局部因素

（1）关节活动受限制、骨刺（突出）、足畸形（骨关节病变而致弓形足、爪形趾等）和胼胝等部位垂直力及水平力增加，从而导致损伤。

（2）周围血管性病变，可以造成双足血液循环不良，致使局部组织缺血性坏死。

3. 其他因素

（1）个人习惯　个人生活习惯与糖尿病足溃疡存在诸多的关联，足部皮肤瘙痒时经常搔抓，穿着鞋袜质地不透气或者大小不合适，都会导致足部皮肤损伤。

（2）文化　糖尿病患者受教育程度直接影响创面愈合时间。据调查，大部分患者都存在依从性差、相关疾病知识缺乏等问题，同时缺乏家人关怀和照顾、就医困难等，最终导致愈合结局不良。

（3）诱发因素　糖尿病10年以上，男性、血糖控制不佳、吸烟史、患有心血管疾病、视网膜或肾病变、末梢神经病变、周围血管病变、曾有足溃疡或截肢病史、压迫性变化、动脉血栓、骨变形、严重指甲病变等患者尤为注意。

（4）经济状况　因无法支付健康护理治疗费用而放弃治疗与护理，导致局部溃疡发展至感染溃烂，最终难以维持足部的完整性。

二、评估和治疗

糖尿病足溃疡的病因是多因素的，糖尿病周围血管病变、周围神经病变和感染是基本原因，可单独或与其他因素合并存在，其他因素包括足部结构的畸形，指甲、步态的异常导致足部压力不均衡，外伤创伤等。这些因素互相作用而引起一系列临床症状，包括足趾疾病、胼胝形成、溃疡、坏疽。

（一）临床表现

糖尿病足患者早期仅出现足部皮肤瘙痒、干燥、无汗、变脆、没有弹性、皮温下降、色素沉着，甚至毛发脱落，部分患者足部出现自发性水疱，小水疱逐渐糜烂、破溃、感染、坏疽。因神经系统病变而发生肢端感觉异常、感觉迟钝、麻木等，行走时会有脚踩棉花感，有时也可以出现间歇性跛行、静息痛甚至会有刺痛。肢端肌肉因营养不良出现萎缩及关节变形，常见弓形足、锤状趾、夏科关节病等；动脉粥样硬化可致肢端动脉搏动减弱或消失，肢端皮肤干裂、皲裂并失去弹性。一旦合并感染则局部形成红肿、水疱、血疱，较重者出现糜烂、溃疡，也可见广泛蜂窝织炎波及全足；严重者则发生病变局部坏疽，其多为干性坏疽，但有时也见湿性坏疽，全足坏疽甚至可蔓延至小腿；足部皮肤、皮下组织、肌肉肌腱、骨膜均可发生坏疽甚至坏死。

（二）分级

糖尿病足的分级方法很多，方法大多较为相似，包括目前国际上关于糖尿病足部损伤程度的判断一直沿用瓦格纳（Wagner）分级法进行评估，也有使用得克萨斯（Texas）大学分类系统、简单分级系统、国际糖尿病足工作组分类等。无论采取哪种分类方法，在临床诊治过程中有两点最为重要，首先是必须确定糖尿病足溃疡有无感染，另一点就是伤口判定结果必须准确，而且始终要监测治疗的进展情况。

1. 瓦格纳（Wagner）分级法

这是现有最早的糖尿病分级系统，也是糖尿病足的经典分级方法，临床应用相对简单，是目前国内最为常用的一种分级方法。根据溃疡的深度以及坏疽的范围分级，将糖尿病足分为0～5级共6个级别。包括伤口的深度、位置描述、有无坏疽三个参数，根据无溃疡、足部表浅溃疡、深部溃疡、化脓性骨炎、足部局限性坏疽、全足坏疽进行分级。

这种分级方法很好地描述了糖尿病足的范围和程度，溃疡和坏疽的严重程度。缺点是评估不具备特异性，缺血的严重性仅在4、5级中提及，溃疡仅在2、3级中体现，感染评估也只在3级中才有用，没有体现糖尿病足的自然病程，无法区分糖尿病足是由缺血造成的还是由感染造成的，这一区别决定了治疗和预后的不同。如果浅表性溃疡合并感染或者有缺血的糖尿病足溃疡不适用于瓦格纳（Wagner）分级法。见表3-1。

表3-1　瓦格纳（Wagner）分级法

等级	病情描述
0级	皮肤完整无开放性损伤，可有骨骼畸形
1级	表皮损伤未涉及皮下组织
2级	全层皮肤损害涉及皮下组织，可有骨骼、肌腱暴露
3级	全层皮肤损害，伴有脓肿或骨髓炎
4级	足部分坏疽（足趾或足前段）
5级	全部足坏疽

2. 得克萨斯（Texas）大学分级法

得克萨斯（Texas）大学分级法评估了糖尿病足溃疡的深度、感染和缺血的程度。分级是指糖尿病足溃疡形成的原因，分期代表感染和缺血，进行溃疡评估时需要结合分级和分期（表3-2）。Texas大学分级法兼顾病因和程度两个方面，比较适用于科研评估，对于预后的判断优于瓦格纳（Wagner）分级法。但评估参数较少，对于严重程度没有提及。

表3-2　得克萨斯（Texas）大学分级法

分级		分期	
1级	溃疡史	A期	无感染、缺血
2级	表浅溃疡	B期	感染
3级	深及肌腱	C期	缺血
4级	病变累及骨、关节	D期	感染并缺血

3. 简单分级系统

由Edmonds和Foster建立的简单分级系统（表3-3），将糖尿病足分为6级。1级：低危人群，无神经血管病变。2级：高危人群，有神经或者血管病变，加上危险因素，如胼胝、水肿和足畸形。3级：溃疡形成。4级：足感染。5级：坏疽。6级：无法挽救的足病。该分级方法是根据糖尿病足溃疡的病程而设计的，有利于危险程度制订管理和预防措施，进行分层管理。但该分类系统不包括对于糖尿病足溃疡深部和严重感染的评估。

表3-3　简单分级系统

分级	临床表现
1级	正常足
2级	高危人群，有神经和血管病变，加上危险因素（胼胝、水肿和足畸形）
3级	溃疡形成
4级	足感染
5级	坏疽
6级	无法挽救的足病

4. 国际糖尿病足工作组分类

该分类方法用于评估糖尿病足发生的风险，分为4级。0级：无神经病变，无周围血管病变。1级：神经病变，无畸形、周围血管病变。2级：神经病变，畸形和（或）周围血管病变。3级：足部溃疡史。该风险分级不仅能够预测糖尿病足患者发生足溃疡和截肢的风险，还能作为一种预防糖尿病下肢静脉并发症的测评量表。

（三）分型

根据糖尿病足溃疡形成的主要原因，分为以下三型。

（1）神经性溃疡　由于神经系统的病变引起局部感觉功能丧失，其他外伤因素致使足溃疡形成。神经性溃疡通常溃疡位置在足底等受压的部位，患者临床表现并无明显的疼痛感，常伴有足畸形、胼胝的存在，但是患肢血运良好，足背动脉搏动存在。

（2）缺血性溃疡　下肢和足部血管的病变使得局部组织缺血，从而导致组织进一步坏死，最后溃疡形成。单纯缺血性足病而没有神经性病变并不常见。缺血性溃疡的位置通常发生在足趾或足边缘等处，足部动脉搏动减弱或者消失。二者鉴别见表3-4。

表3-4　神经性溃疡与缺血性溃疡的鉴别

症状	神经性溃疡	缺血性溃疡
溃疡位置	通常在足底	通常发生在足趾及足边缘
足变形	存在爪形趾、锤形趾、夏科足	无
足部颜色	正常	抬高时苍白、发绀
足趾甲	萎缩	萎缩
胼胝形成	存在，特别在足底受压处	无
足部皮温	温暖	冰冷
足部动脉搏动	存在	踝肱指数＜0.9（小血管有钙化时该指数会增大，＞1.3）
疼痛	无	疼痛，下肢下垂可使疼痛减轻
间歇性跛行	无	有

（3）神经缺血性溃疡　是由于神经系统及血管病变两者共同影响而引发的溃疡形成，在糖尿病足溃疡中是最为常见的一种（图3-3）。

（四）相关检查

首先需明确患者的糖尿病史，或有血糖高、尿糖阳性、酮体阳性等生化检

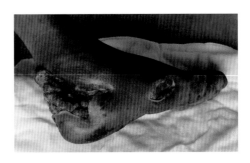

图3-3　神经缺血性溃疡

测指标异常情况，了解患病的时长、治疗方式及其并发症。在足部出现溃疡或者坏疽后，除检查局部组织的红、肿、热、痛外，还要确认有无发热、淡漠、纳差等全身症状。判断足部有无肢体缺血性相关表现，如发凉、怕冷、疼痛、麻木、皮肤苍白等。触诊患肢足背动脉、足胫后动脉搏动是否减弱或者消失。在对糖尿病足的溃疡进行伤口评估后，还要对其病因进一步了解，区分其潜在原因是神经系统病变还是血管病变，以便确定治疗方案。

1. 局部检查

检查局部皮肤的完整性，包括溃疡面的范围、深度、气味、温度等。足部皮温检测：一般可以考虑使用红外线皮温检测仪，用于治疗时前后皮温的对比。同时确定足部有无水肿、畸形、软组织感染或者骨髓炎。

2. 神经系统检查

周围神经病变的检查主要是评估患者是否存在保护性感觉，评估受损情况，足部感觉丧失被认为是溃疡形成的危险状态。

（1）触觉的检查　10g尼龙单丝检查方法，用一根特制的10g尼龙丝，需要患者在完全放松、安静的状态下进行。测试前在患者的手肘或者额部上反复测试2～3次让患者了解感觉，然后在患者足部进行检查，不让患者看见尼龙丝放置在哪个位置，尼龙丝垂直于测试点的表面，施加足够的压力，使尼龙丝弯曲（图3-4），大约持续2s，同时不能在皮肤上滑动或者重复接触。当用力压弯尼龙单丝时询问患者有无感觉。患者足底或者足趾能感觉到足底的尼龙丝表示为正常，感觉不到表示为异常。建议测试的部位如图3-5所示。

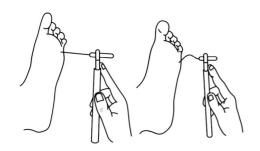

图3-4　10g尼龙丝触觉检查方法示意

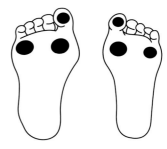

图3-5　10g尼龙丝触觉检查位置示意

（2）振动觉的检查　包括音叉和生物震感阈测量仪。音叉（128Hz）为一种定性检查（图3-6）。检查压力时需在安静、放松的状态下进行。将音叉置于患者的腕部、肘部或者锁骨处，让患者知道音叉的感觉。注意检查时不能让患者看到检查者放置音叉的部位。将音叉放置于拇趾最末节的背面。给予音叉施加恒定垂直的压力，反复三次，其中一次不振动音叉，答案有三分之二错误为阳性，三分之二正确为阴性。如果患者没有办法感受到足趾的振动，在边缘接近的部位重复上述试验（髁或者胫骨粗隆）。

生物震感阈测量仪：生物震感阈测量仪是一种定量检查，将测量仪的探头接触于趾的皮肤，振动觉会随着调整的电流增大而增强。该仪已成为早期发现周围神经病变的一种评判标准。测量可以预测糖尿病足溃

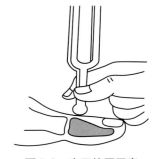

图3-6　音叉使用示意

疡风险的阈值：0～10V为正常，10～15V为低风险，16～25V为中度风险，＞25V为高风险。

（3）痛觉的检查　一般使用40g压力的针头针刺下肢或者腿部的局部皮肤，评价结果为有刺痛感为阴性，没有刺痛感为阳性。

（4）踝反射检查　让患者跪立于椅子上，同时双足保持自然下垂，距离椅边约20cm，用左手握住患者足部使其轻度背屈，同时叩击跟腱。正常患者叩击时腓肠肌收缩，足偏向跖侧。如果叩击后不能偏向跖侧，表示踝反射消失，踝反射检查视为阳性。

3.周围血管检查

（1）足背动脉触诊　是最为简单的一种测定方法，根据足背动脉或者胫后动脉的搏动情况来判断足部大血管病变。足背动脉减弱或消失往往提示患者有严重的大血管病变，容易发生足溃疡。

（2）踝肱指数（ankle-branchial index，ABI）　可以反映下肢血压与血管状态，用多普声测计测量踝动脉收缩压与同侧上动收缩压的比值即踝肱指数（ABI）：1.0～1.3为正常：＜0.9为轻度缺血，会有间歇性跛行；0.5～0.7为中度缺血；＜0.5为重度缺血，可能发生足坏死；如果ABI＞1.3，应高度怀疑有下肢动脉钙化，测定趾肱动脉指数具有诊断价值。

（3）经皮氧分压测定（transcutaneous oxygen tension，TcPO$_2$）　通过测定皮肤组织中的含氧量来反映组织微循环状态，是一种无创的检查方法，可直接反映血氧供应情况。正常值为＞40mmHg；＜30mmHg提示周围血氧供应不足，易发生溃疡或溃疡面难以愈合；＜20mmHg则提示缺血严重，糖尿病足溃疡几乎没有愈合的可能，需要进行外科手术治疗。

（4）下肢血管彩色多普勒超声检查　是一种无创检查，可以发现血管的形态和血流动力学异常。

（5）血管造影　可以发现血管狭窄，敏感性和特异性较高。用来了解下肢血管闭塞程度和部位，是下肢血管检查的"金标准"（图3-7），能准确反映血管病变情况和部位，但是属于有创检查，主要是用于血管外科重建手术的评估选择，对有肾功能损害的患者不适用。有肾功能损害的患者可选用磁共振成像进行检查。

（6）血液流变学检查　检查血液黏度、血浆黏

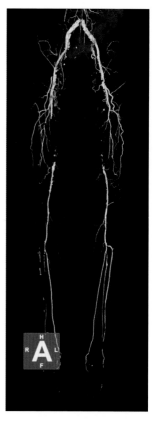

图3-7　糖尿病足
患者下肢动脉三维成像

度、红细胞聚集指数、血浆纤维蛋白原。

4. 足底压力的检查

这是一项基于力学原理来探测人体下肢结构状况的检查方法，预估足部着力使用情形。主要目的是筛查糖尿病足发生的高危人群；诊断糖尿病足，发现形成溃疡的高风险区域；同时指导糖尿病足溃疡的治疗，包括矫形辅具（鞋或鞋垫）的使用。通过这种方法，可以进行糖尿病足患者的步态分析。糖尿病足的步态分析具有很好的临床意义，可以为足部压力异常使用辅助器具提供依据。足部压力异常处理的基本原则是增加足底与地面的接触面积，根据力学原理尽量减少局部受压点的压力，避免局部发生压力性溃疡。

5. X线或者CT检查

糖尿病足溃疡怀疑有骨和关节病变的患者可进行X线或者CT检查，用来明确诊断。当糖尿病骨质疏松、骨质破坏、骨髓炎、关节病变、足畸形以及夏科氏改变时进行相关检查。

（五）治疗原则

糖尿病足溃疡早期诊断和合理治疗，正确及时处理创面尤为重要，能够及时控制病情的发展，延缓动脉粥样硬化进一步加重，同时减轻危险因素对疾病的影响，可以减轻患者痛苦，保全肢体功能，大大增加肢体保有率，减少死亡率，改善糖尿病患者的生活质量。在治疗上内外科结合，根据病情分期、病变类型以及患者全身情况制订综合的治疗方案。糖尿病足溃疡的治疗原则包括如下几个方面。

（1）控制血糖　控制血糖在正常范围内，以应用胰岛素为佳，血糖控制要持久达到接近正常的水平。有效控制血糖是保障糖尿病足溃疡治疗的基础。糖尿病合并感染的情况下，血糖会持续增高，感染控制以后，血糖也会逐渐下降。因此，应该根据病情持续监测血糖，及时调整胰岛素用量，避免发生低血糖。

（2）改善局部循环　保证局部血液供给、抗血小板聚集、降低血液黏度、改善微循环也是治疗糖尿病足溃疡的重要方法之一，改善循环的药物有抗血小板药物、前列素类药物，同时应戒烟，积极治疗高血脂、高血压。可以单独或者联合使用能扩张血管、降低血液黏度的药物。

（3）控制感染　感染是糖尿病足溃疡的最主要危险，溃疡一旦感染，将会引起广泛坏疽，疾病会出现严重的代谢紊乱，危及生命。因此控制感染的发生是阻止病情进一步发展的关键。在病原菌尚不明确的情况下，使用广谱抗生素，同时取伤口分泌物进行细菌培养，明确病原菌，选用敏感抗生素治疗。对已知下肢存在血管病变的糖尿病足溃疡患者，加大抗生素剂量，保证血药浓度。糖尿病足溃疡抗生素治疗原则是初始即选择强有效的抗生素，不应该逐级使用。同时注意溃疡面局部情况，发生感染应及时切开引流。

（4）营养神经　使用传统的B族维生素类药物、醛糖还原酶抑制剂等，营养神经，促进修复，缓解神经痛。

（5）支持治疗　根据局部水肿和营养不良情况，必要时输注血浆、白蛋白等支持治疗。同时合理膳食保证营养的正常供给。

（6）局部辅助治疗　应用氧疗改善局部缺氧。国内外均有报道，高压氧治疗局部破溃，能促进全身血液循环，改善局部缺氧，促进愈合。

三、护理

【目的】

目的是减少心脑血管事件发生，降低死亡率，促进溃疡愈合，降低截肢率，保护肢体功能，提高患者生活质量。

【评估】

1. 全身评估

（1）询问患者空腹血糖和血压，评估患者是否存在糖尿病的急性并发症及其疾病危急程度，空腹血糖≥16.7mmol/L或者血糖≤3.9mmol/L，收缩压≥180mmHg或者舒张压≥110mmHg，同时存在意识和行为的改变，呼出气体有烂苹果样丙酮气味，心悸，出汗，注意辨别一些消化道症状以及深大呼吸、皮肤潮红等。血糖控制不佳、伴有踝关节反射缺失的周围神经病变、外周动脉疾病等是足溃疡复发的重要独立危险因素，而严重急性肢体缺血症的临床复发与足溃疡复发、严重截肢和死亡的发生率增高密切相关。

（2）糖尿病肾病、周围神经病变、自主神经病变以及外周动脉病变等是糖尿病足病发生的危险因素，患者高龄、长病程、血糖控制差、感染程度、全身营养状况、糖尿病周围神经病变、下肢动脉缺血等是导致溃疡不愈以及截肢的重要原因。

（3）个人史　测量患者身高和体重，计算患者的体重指数BMI，评判患者营养状况、主食摄入情况等。了解患者的生活方式，包括既往史、心脑血管疾病、饮酒、吸烟、运动状况等。

（4）了解患者目前的用药情况。还应全面评估患者全身炎症反应、循环代谢状态、血管状态、心理、认知状态、社会状态以及足机械力学，制订综合有效的治疗方案，以促进足溃疡早期愈合。

2. 局部评估

（1）糖尿病足溃疡患者，局部的评估包括足部创面外观情况、血供状况、溃疡大小与深度、溃疡有无合并感染以及感染的严重程度等。合并严重缺血的足溃疡，应该积极地改善血供，为溃疡清创创造条件；如果供血良好而感染严重，在彻底有效清创的前提下积极控制感染。

（2）组织坏死情况、创面分泌物培养结果、溃疡周围炎症反应的范围、骨暴露或骨探查情况，特别要重视深部潜行的窦道或组织间隙的探查，必要时采用B超或MRI检查方法，将有助于提高评估的准确度。

【处理流程】

糖尿病足溃疡的处理包括内科合理调控血糖指标、早期外科介入治疗以及选择有效抗生素。足溃疡伤口清创是最主要的治疗方式。如能够有效地将糖尿病足溃疡不同时期症状特点以及患者个体差异和各种清创方法高效地结合，实现各种清创方式的优越性和缺点互补，会显著提升糖尿病足溃疡临床治疗有效率，减少并发症的发生，缓解患者痛苦，减轻患者负担。根据瓦格纳（Wagner）分级法，不同分级的糖尿病足处理措施如下。

1. 0级糖尿病足

处理的主要措施以预防为主，积极控制血糖，对存在糖尿病足高风险的患者给予专业的足护理指导，改善血供，规避溃疡发生的风险。

2. 1级糖尿病足

处理水疱，根据水疱的大小在水疱的最底端用无菌针头穿刺并抽吸，充分吸出液体，保留疱皮。水疱小于1cm可以让其自行吸收，损伤较小且疱皮完整、渗液较少的患者，用水胶体敷料或透明贴膜敷料保护创面，根据渗液情况每2～3天更换敷料。疱皮有破损、渗液较多时使用藻酸盐或纤维敷料覆盖创面，也可以使用泡沫敷料外用，更换敷料的时间根据渗液量决定。

3. 2级糖尿病足

（1）抗感染治疗　对坏死组织采用逐步清创的方式，注意保护周围组织和韧带。根据足溃疡伤口的基底、渗液、深度、潜行和窦道，选择不同类型的银离子敷料。存在潜行时注意保持充分引流。

（2）抗菌敷料的使用　感染非常严重或者血糖很高难以控制时，可使用含碘或含银敷料，但注意不能长期使用。

（3）有骨骼和肌腱外露的处理　应使用水凝胶敷料对肌腱和骨骼进行保护，防止脱水造成干性坏死。

4. 3级糖尿病足

（1）清除坏死组织　采用保守清创和自溶性清创两种方法逐步清除坏死组织，充分清洗创面，有窦道或者潜行应充分清洗创腔后使用银离子抗菌敷料抗感染，根据渗液情况更换敷料。注意老年人和下肢循环障碍及并发症多的危重患者，应避免大面积扩创。

（2）坏死积脓和局部脓肿的处理　应尽早切开排脓，充分引流；如果存在多个间隙感染者应将每个脓肿切开对口引流，打通脓肿的每个间隔，确保引流通畅，避免因脓肿压迫局部动脉而致循环障碍，避免最终引起远端足趾及全足坏死。对口引流，外层用加厚棉垫覆盖，绷带缠绕固定，注意固定时不要加压，以免影响远端血液循环。

（3）骨髓炎的处理　根据足部X线片检查或骨扫描的结果，判断骨髓炎的可能。糖尿病足合并骨髓炎的患者最佳方法是切除受感染骨，同时全身联合使用抗生素2～4周。

（4）骨骼、筋膜、肌腱外露创面的处理　若骨骼、筋膜、肌腱等外露，保护创面，防止水分丢失，水凝胶和水胶体保护创面。

（5）糖尿病足溃疡进入组织修复的阶段，骨膜、肌腱被肉芽组织包裹，注意保护足部的功能位和脚趾功能的恢复，逐步进行功能锻炼。

5. 4级糖尿病足

（1）处理脓肿　当糖尿病足溃疡局部脓肿形成，动脉受压迫影响血运而出现足趾甚至跖骨坏死时（图3-8），在积极控制感染的同时，脓肿脓腔全部打开，用水胶体敷料进行多处引流，确保引流通畅，外层用棉垫覆盖绷带缠绕固定，包扎时注意避免压力，以避免远端循环障碍而坏死。

（2）处理坏死组织　逐步清除坏死组织，使用水胶体银离子敷料，保证充分引流，控制感染。必要时行外科手术去除死骨，截骨时注意截肢断端周围有正常软组织，截骨后，用碘仿纱条填塞止血，用加厚棉垫覆盖，绷带固定。

（3）创面及外露肌腱的保护　渗液较多时，应用藻酸盐或亲水性纤维敷料，形成凝胶保护骨骼和肌腱，渗液较少时，涂抹水凝胶保湿防止足部干性坏死，外层使用水胶体敷料，为伤口提供一个密闭低氧的湿性伤口愈合环境，减轻伤口粘连和疼痛，加速伤口愈合。

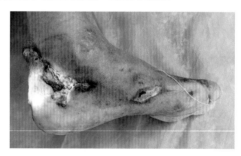

图3-8　4级糖尿病足溃疡

（4）动脉栓塞导致骨坏死的处理　如果没有合并感染，可以继续观察，等待死骨与周边正常组织边界分离清楚后用上述方法，若合并感染形成脓肿同样要切开引流。大动脉栓塞而出现骨坏死，在控制感染的同时，等待血管修复重建。

6. 5级糖尿病足

因糖尿病足溃疡导致全足坏疽（图3-9），绝大多数患者需要截肢手术，应做好患者和家属工作，完善手

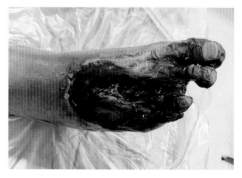

图3-9　全足坏疽

术准备，同时做好对应的全身支持治疗，确保手术顺利进行，预防病情恶化。如果发生全足坏死，同时有大动脉栓塞时，使用银离子敷料抗感染，开放式敷料包扎，控制感染，不能加压包扎，同时积极控制血糖，做好全身支持治疗，待血管重建，离断坏死肢体（图3-10）后截肢（图3-11）。

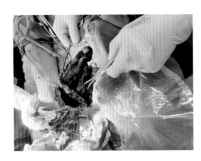
图3-10　离断坏死组织

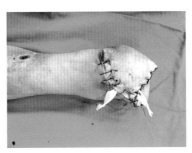
图3-11　糖尿病足截肢术

【健康指导】

糖尿病足溃疡是一种特殊的慢性伤口，具有易感染、难愈合的特性。糖尿病足虽然难以治疗，但早期预防对于糖尿病足损伤修复却十分有效。因此糖尿病足溃疡重在预防，预防措施一方面可以增加糖尿病患者对糖尿病足发病的认识和防治知识；另一方面，针对患有糖尿病足溃疡的危险人群，制订有效的教育方案，及时指导防治措施。严格控制血糖、血脂和血压，戒烟限酒，每年足部专科检查最少一次，检查内容应包括皮肤完整性、足部构造、生物力学、足部血液供应状况、保护性感觉评估等。糖尿病足的预防包括：控制血糖，治疗原发病；定期检查是否有潜在的危险因子；准确识别危险系数；对患者及其家属进行有关足部保护知识的教育；穿适合自己的鞋袜；去除、纠正易造成溃疡的因素。

（一）控制血糖

控制血糖是预防糖尿病足进一步恶化的前提，积极有效地指导患者控制血糖，规律饮食和用药，定期监测血糖。

1. 口服降糖药的使用

口服降糖药有磺脲类、双胍类两种。叮嘱患者按时按剂量服药，不随意增减药量。观察患者血糖、糖化血红蛋白、果糖胺、尿糖、尿量变化、体重变化、服药剂量、药效及药物不良反应等情况。磺脲类药物不良反应主要表现为厌食、胃酸分泌增加、腹部烧灼感等，同时服用制酸药可减轻或防止并发症的发生，低血糖反应可因服药剂量过大或饮食量错误而发生。二甲双胍类药物的不良反应主要有腹部不适、口腔内有金属味、恶心、畏食、腹泻等，严重者会出现乳酸性酸中毒。上述口服降糖药物不宜用于肝肾功能减退者。α-葡萄糖苷酶抑制药的不良反应主要有腹胀、腹痛、腹泻或便秘。溃疡病、肠胃炎患者忌食。服用时要和第一口饭同时吃。

2. 使用胰岛素的护理

（1）注射胰岛素一般从小剂量开始，以后根据不同时间段的血糖变化调整胰岛素用量，一般每次加减量为原来用量的10%～20%，除非是尿量和尿糖含量较多合并酮症酸中毒的患者或者其他特殊情况遵医嘱需要调整使用量，否则不要改变每天的胰岛素用量。

（2）注射胰岛素的用量一定要正确，注射后要按时进食，避免重体力劳动，同时观察治疗效果和反应，防止低血糖反应的发生。三餐饮食按胰岛素用量合理分配。每日注射胰岛素的患者，局部可能出现红、肿、皮下结节，容易造成局部皮肤感染，注射部位要经常更换。

（3）静脉注射胰岛素的患者要根据血糖值来决定，首次剂量不宜过大，严格控制滴速，避免出现低血糖反应，如在输液过程中发现心慌、出汗、面色苍白要及时给予处理，可口服白糖水、葡萄糖注射液等。病情危重者可立即静脉注射50%葡萄糖注射液。

（4）中断胰岛素可诱发糖尿病酮症酸中毒，在家自行应用胰岛素的患者，要指导患者掌握胰岛素的注射方法、用法、用量，定期到医院测血糖、尿糖及酮体的变化，掌握控制饮食的重要性，建立规律的生活作息，必要时就医。

（二）定期检查导致糖尿病足溃疡潜在的危险因素

加强健康宣教，指导患者可以甄别糖尿病足溃疡发生的潜在危险因素，避免发生糖尿病足溃疡。

（1）穿鞋过紧容易造成足趾挤压伤。

（2）热水洗脚或者泡脚、泡足时间超过5min或用力过大、水温过高而致伤。

（3）使用热水袋、电热毯、电热煲等其他原因导致烫伤。

（4）真菌感染，足癣破溃或感染。

（5）鸡眼和胼胝自行处理不当导致损伤。

（6）修剪指甲造成外伤。

（7）小外伤没能及时发现或者发现后没有进行正规处理而感染。

（8）老年人皮肤营养不良，足部水疱。

（9）足部干裂没有使用保湿露护肤而造成皮肤小裂伤。

（10）神经病变引起的局部摩擦损伤，局部受压导致损伤。

（11）长期吸烟引起血液的含氧量降低。

（12）已有溃疡及截肢史者造成健侧足部受压或摩擦。

（三）预防指导

1. 指导患者自我护理的能力

（1）每天观察足部有无细小外伤、破损或者感染迹象，包括足趾间，做好足部保护，包括选用合适的鞋、袜和皮肤清洁护理。如果本人不能进行这种检查，应请他人帮助。

（2）定期洗脚，仔细擦干，特别是足趾间；足部皮肤干燥应使用护肤软膏，但是不能使用在足趾间。

（3）平直地修剪趾甲，如果视力不佳，不要自行修剪。

（4）不要自行用化学药物或剪刀修剪角化组织。

（5）有条件的患者，实时监测足温，及时发现足部尤其是深部组织的病变，减少溃疡复发。

（6）听从医师、护士及营养师的指导，按规定用药及饮食治疗，定时监测血糖，将血糖控制在正常或基本正常的水平。控制血糖是预防糖尿病足及其恶化的前提，根据具体情况选择口服降糖药或者注射胰岛素，使空腹血糖控制在3.9～7.2mmol/L，餐后血糖控制在8.0～10.0mmol/L、糖化血红蛋白<7%。

2. 足部护理

（1）洗脚前测量水温后再放置双脚，禁忌长时间泡脚。

（2）洗净后用柔软的棉质毛巾擦干，皮肤干燥应使用护肤霜，擦在脚面和脚底，但是注意不能使用在脚趾间。

（3）修剪趾甲时应用指甲钳直线剪，不要剪得太短，甲的长度修剪后应与趾尖平行；协调能力差的患者不要自行修剪趾甲，应寻求家人帮助。

（4）不要自行修剪或利用化学药物清除鸡眼和胼胝。正确及时处理胼胝、鸡眼。足癣瘙痒者不要随意搔抓以免引起破溃。

（5）冬天注意足部保暖，禁忌用热水袋、电热毯、电暖炉来暖脚。

（6）选择合适的鞋袜　选择大小合适的鞋子：①鞋子要质地柔软、合脚透气，以软皮鞋或布鞋为宜，形状要圆头、厚软底，禁忌尖头及高跟鞋；②鞋头要密闭，禁忌选凉鞋、拖鞋作为外出鞋；③在下午或傍晚买鞋子；④若双脚大小有别，以较大一脚的尺码为准；⑤鞋子大小以脚趾尖与鞋子前端有1cm空隙为宜。

穿鞋子的注意事项：①每次穿鞋前都要仔细检查鞋内有无沙砾、小石头等异物，如有应及时清除，保持鞋内平整；检查鞋底有无钉子、玻璃碎等尖锐异物；②新鞋穿着时间应逐渐增加，第一次不要穿太久，穿新鞋后要注意检查双足有无疼痛、损伤，如有异常说明此鞋子不合适，应及时更换；③无论室内还是室外，都要穿鞋，不可赤脚走路，避免穿凉鞋、拖鞋外出。④鞋内面如果开线或者鞋垫有褶皱，要及时弄好才能继续穿。

穿袜子的注意事项：①穿柔软、棉质、浅色的袜子；②穿袜子前要检查袜子有无破洞，不穿有破洞或反复修补的袜子；③新袜子应检查内部有无线头，须先剪除线头等异物；④不要穿袜头有橡皮筋的袜子，以免影响下肢血液循环；⑤不要穿弹性过强的袜子，以免影响血液循环；天冷时可穿较厚的羊毛袜保暖。

（7）对于有溃疡史或截肢病史的高风险患者，推荐使用糖尿病足专用防护鞋和定制鞋垫，能够降低溃疡的复发率。

（8）经常检查足部皮肤的完整性，一旦局部出现小水疱时，应积极寻求医务人员的帮助。

3. 减轻足部压力

（1）减少承重，限制站立和行走的时间。感染急性期的患者应以卧床为主，抬高患肢。

（2）使用拐杖、助行器、轮椅等全接触性或其他支具。

（3）定制鞋垫、定制鞋。

（4）有溃疡史或截肢史的高危患者，建议使用防护鞋，可降低溃疡的复发率。

（5）指导患者合理减轻体重。

4. 其他

（1）指导患者戒烟。

（2）积极治疗高血压、高血脂。

（3）适当进行足部功能锻炼，维持并恢复足部功能。

（4）勿长时间交叉双腿或盘腿而坐，避免压迫神经和血管。

第二节 压力性损伤

压力性损伤（pressure injury，PI），又被描述为压力性溃疡（pressure ulcer/pressure sore）、压力性坏死（pressure necrosis）、缺血性溃疡（ischemic ulcer）和压疮（decubitus ulcer）等。2019年4月美国压疮咨询委员会将压力性损伤的定义更新为发生在皮肤和（或）皮下组织的局限性损伤，通常位于骨隆突处或与医疗器械或其他器械有关。

一、概述

传统观念的压力性损伤是指由于身体局部组织（包括肌肉、骨骼、皮肤等）

长时间受压，发生的持续性缺血缺氧，血液循环障碍，组织营养缺乏，导致的局部组织受损，皮肤失去正常功能而引起的组织破损和坏死。后续的观念认为是由于压力、剪切力和（或）摩擦力三者与机体多种复杂因素共同作用，而导致的皮肤、皮下组织和肌肉及骨骼的局限性损伤，常发生在骨隆突处，还有一些与压力性损伤有关的促进或混淆因素。

（一）病因

尽管目前一致认为压力性损伤是可以预防的，压力性损伤的发生率依然是医疗保健的一大难题。因地域不同、医院条件水平的限制，其发生率存在较大差异。据国外文献报道，住院患者压力性损伤发生率在3%～30%。目前我国关于压力性损伤流行病学的大样本调查较少。2011年，徐玲等对我国9所城市12所医院住院患者进行了压力性损伤现患率的多中心联合调研结果显示，39952例住院患者压力性损伤现患率为1.58%，医院获得性压力性损伤发生率为0.63%。同时发现，最常见的压力性损伤发生部位为骶尾部，最常见的压力性损伤为2期压力性损伤，ICU压力性损伤现患率最高，外科压力性损伤现患率最低。

压力性损伤是多种因素相互综合作用的复杂病理过程，是外在因素和内在因素共同作用的结果。

1. 外在因素

（1）压力　压力代表物体作用在单位面积上的力，是引起压力性损伤最重要的原因，且与持续的时间长短有关。毛细血管最大承受压力又称毛细血管关闭压，其压力为16～32mmHg，最长承压时间为2～4h，毛细血管压力持续2～4h，可直接导致血管闭合、萎缩，进而造成皮肤损害，即压力性损伤。不同体位、不同部位所承受的压力也不完全相同，研究表明，平卧位时，足跟所受压力为50～94mmHg；坐在无减压坐垫的椅子上时，坐骨结节受的压力为300～500mmHg。这些部位所承受的压力均大于毛细血管管壁压力，如果持续≥2h则容易发生压力性损伤。

（2）剪切力　指作用于皮肤深层组织，施加于相邻物体的表面，引起相反方向进行性平行滑动的力量。剪切力是横切方向上的机械力，是摩擦力的反作用力，可以引起组织相对移位，能够阻断局部区域的血液供应，是引起压力性损伤的第二位原因，当剪切力垂直作用时更具危害性。剪切力常常发生于半卧位，当患者床头抬高30°以上或采取半坐卧位时间＞30min时，容易导致身体下滑，与髋骨紧邻的组织将跟着骨骼移动，但由于皮肤和床单间的摩擦力作用，使皮肤和皮下组织无法移动，而剪切力使这些组织拉开、扭曲，产生的组织病理结果是毛细血管扭曲和撕裂，导致压力性损伤形成。

（3）摩擦力　当两个物体接触时发生向不同方向移动时所形成的力。摩擦力作用于皮肤时容易损伤皮肤的角质层。摩擦力常发生于临床上搬运患者时的拖拉动作，或当患者床铺褶皱不平、存在渣屑或皮肤潮湿时，产生的摩擦力增大，患者的皮肤更加容易受损。

（4）潮湿　是引起压力性损伤的另一重要因素。皮肤受潮湿刺激后，皮肤表面弱酸性保护膜遭到破坏，削弱皮肤角质层的屏障保护作用，使有害物质易于通过，有利于细菌繁殖。各种引起皮肤潮湿的情况，如大小便失禁及汗液、伤口渗液等情况造成的皮肤潮湿可引起皮肤和结缔组织浸软，皮肤的拉伸强度下降，造成皮肤松软，弹性和光泽度下降，削弱皮肤角质层的屏障功能，易受摩擦力等外力所伤，而引发压力性损伤。

2. 内在因素

（1）年龄因素　国内外研究一致表明，60岁以上的老年人是压力性损伤高发人群，且随着年龄增加，损伤的发生率也随之升高。因为随着年龄的增加，皮肤出现表皮变薄、皮下组织减少、皮肤相对干燥、组织供血减少、毛细血管更脆弱及感觉迟钝等生理性退化改变，组织耐受性下降而使压力性损伤风险增大。此外，随着年龄增加，活动能力下降、认知功能减退及反射迟钝等因素使老年人成为压力性损伤的易患人群。

（2）活动能力　活动能力减退是导致患者发生压力性损伤的重要原因之一。瘫痪、长时间手术（≥4h）、意识状态改变、使用镇静药及麻醉药、病情危重等情况均会限制患者活动而容易发生压力性损伤。

（3）营养状况　营养状况在压力性损伤的发生发展过程中有重要作用，人血清白蛋白、血红蛋白是评估压力性损伤发生发展常用的参数指标之一。当机体因各种原因发生营养不良时，患者常发生负氮平衡、贫血、低蛋白血症、肌肉萎缩和皮下脂肪减少，皮肤对外来的压力耐受性减弱，更易发生局部缺血坏死。而营养过度或缺乏运动导致的肥胖者也因影响血液循环及活动困难而更易发生压力性损伤。

（4）组织灌注　因疾病原因导致组织灌注不足使皮肤及皮下组织处于缺血缺氧状态而使压力性损伤发生的危险性增大，如组织水肿、体温过低、机体末梢血液循环障碍等，特别是在足跟发生动脉硬化时这种压力性损伤发生的可能性更大。因为动脉硬化将使进入足跟内组织的血液和氧气供应大大减少，从而导致局部组织缺血缺氧，发生压力性损伤。各种原因引起的组织水肿主要通过影响血液循环而导致压力性损伤的发生。体温过低时，容易引起组织缺血缺氧，更易造成局部压力性损伤。

（5）心理因素　心理因素与压力性损伤的形成密切相关，如精神压力。当患者处于精神压力之下，肾上腺素水平发生变化，导致皮肤的耐受性下降。

（6）体温　发热与压力性损伤的发生也有一定的关系，当发热时，组织耗氧量增加，对氧的需求增加，促成压力性损伤的发生发展。

（二）发病机制

近年新的观点认为压力性损伤是压力、剪切力和摩擦力三者与机体多种内外因素共同作用的结果，但三种外力的相互作用及其对压力性损伤发生的整体效应机制仍不明确，目前压力性损伤形成机制的主要学说有以下几种：

1.代谢障碍学说

病理生理学研究发现，毛细血管受压后，血管出现完全或部分闭塞，导致血流灌注状态改变，进而出现组织氧和营养供应不足，水和大分子物质的输入、输出平衡被部分打破，血管和组织的渗透压发生了改变，出现了细胞损伤。同时局部缺血也会阻碍组织间液和淋巴液的回流，易出现大量的代谢产物在局部堆积，导致组织肿胀，最终发生压力性损伤。

2.缺血性损伤学说

支持该学说的学者认为，压力性损伤的实质是当外加压力高于外周血管压力时，组织受压变形后毛细血管的血流被部分或完全阻断而导致的局部缺血；同时当皮肤摩擦或微小损伤时可促进外周血管血栓的形成。研究者还发现，动物缺血2h以后，血管产生的反应性充血常伴有动脉出血、静脉出血、间隙水肿和血管内膜改变，形态学变化类似炎症早期的可逆性改变。缺血4h以后，血液出现浓缩，血黏稠度也会增加，血栓逐渐形成，出现了水肿。即使解除压迫以后，血管再通亦十分缓慢，此时产生的组织损伤为不可逆的。

3.再灌注损伤学说

再灌注损伤学说认为局部缺血时，受压组织代谢缓慢以代偿缺氧和缺血性损伤，保护组织的功能，当再灌注时，氧自由基释放引起炎症反应并增加细胞凋亡，导致"二次损伤"。

4.细胞变形学说

近年来，细胞持续变形后对组织损害的作用机制逐渐被研究者重视。国外有些研究者提出细胞变形、细胞损伤与压力性损伤的产生密切相关。还有些研究者通过对骨骼肌压力性损伤模型的研究也进一步验证了该理论的可行性。

（三）分期

压力性损伤可表现为完整的皮肤或开放性溃疡，可能会伴有疼痛。这种损伤是由于存在强烈的长期压力或压力联合剪切力导致。皮下软组织对压力和剪切力的耐受性可能会受到微环境、营养、灌注、合并症以及软组织状况的影响。另外还增加了医疗设备相关性的"医疗器械相关性压力性损伤"以及"黏膜压力性损伤"两个定义。

压力性损伤的分期系统为临床医护人员评估压力性损伤的严重程度提供了一致且准确的方法。目前，压力性损伤分期系统更新是2019年NPUAP/EPUAP联合编写的《压力性损伤的预防与治疗：临床实践指南》中的压力性损伤分期。

医疗器械相关性压力性损伤：该定义描述了损伤的原因，指由于使用用于诊断或治疗的医疗器械而导致的压力性损伤，损伤部位的模式或形状通常与所使用的设备一致。这类损伤可以根据以上压力性损伤分期系统进行分期。

黏膜压力性损伤：指由于使用医疗设备而导致的相应部位的黏膜出现的压力性损伤。由于损伤组织的解剖特点，这一类损伤无法进行分期。

（1）1期压力性损伤（stage 1 pressure injury） 皮肤完整，出现压之不褪色的局限性红斑，通常发生在骨隆突处等易受压部位，与周围组织相比，该部位可能有疼痛、硬块或松软、皮温升高或降低。对于肤色较深的患者1期压力性损伤可能难以鉴别，因为深色皮肤可能不易被观察到明显的红斑表现。如果出现1期压力性损伤，需要采取措施防止其损伤继续加重加深，并注意预防其他部位发生压力性损伤（图3-12）。

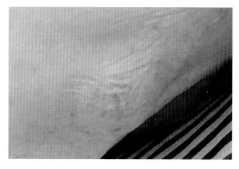

图3-12　1期压力性损伤实例

（2）2期压力性损伤（stage 2 pressure injury） 部分真皮层缺损或出现水疱，表现为一个浅表开放的粉红色创面，不伴有坏死组织。也可表现为完整或开放/破溃的充满浆液或血清的水疱（图3-13）。

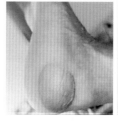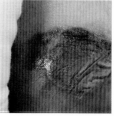

图3-13　足跟部2期压力性损伤实例

（3）3期压力性损伤（stage 3 pressure injury） 全层皮肤组织缺失，可能会看到皮下脂肪组织，但没有骨骼、肌腱或肌肉组织暴露，可能会见到腐肉，还可能伴有潜行和窦道。3期压力性损伤的深度因解剖部位的不同而表现各异。鼻背、耳、枕部和踝部没有皮下组织，因此3期压力性损伤溃疡较表浅。相反，在一些肥胖的部位，3期压力性损伤可能表现为非常深的溃疡（图3-14）。

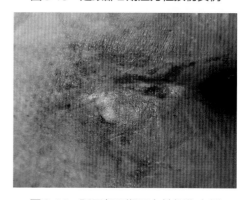

图3-14　骶尾部3期压力性损伤实例

（4）4期压力性损伤（stage 4 pressure injury） 全层组织缺失，伴有骨骼、肌腱或肌肉暴露，可能见到腐肉或焦痂，常伴有潜行和窦道。4期压力性损伤的深度因解剖部位不同而表现各异。除鼻背、耳、枕部和踝部没有皮下组织，溃疡面较表浅以外。其他部位可深及肌肉和（或）支撑组织（如筋膜、肌腱或关节囊），可能发生骨髓炎。可直接看到或探测到外露的骨骼或肌肉（图3-15）。

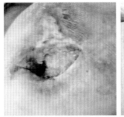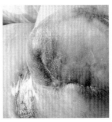

图3-15 4期压力性损伤实例

（5）不可分期压力性损伤 皮肤全层或组织全层缺失（深度未知）。缺损涉及组织全层，但溃疡的实际深度完全被坏死组织（黄色、棕褐色、灰色、绿色或棕色）和（或）焦痂（棕褐色、棕色或黑色）所掩盖。除非彻底清除坏死组织和（或）焦痂以暴露伤口床，否则无法确定其实际深度，但确定是3期或4期压力性损伤。足跟部稳定的焦痂（干燥、附着紧密、完整且无红肿或波动感）相当于机体的天然（生物）屏障，不应当被清除（图3-16）。

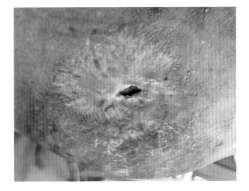

图3-16 不可分期压力性损伤实例

（6）深部组织损伤期的压力性损伤——深度未知 由于压力和（或）剪切力造成皮下软组织受损，导致完整但褪色的皮肤局部出现紫色或紫黑色或充血性水疱。与邻近组织相比，该部位组织可出现疼痛、硬肿、糜烂、松软、较冷或较热等表现。发生在深肤色个体的深部组织损伤可能较难察觉。此期可能进展为在黑色创面上形成水疱，进一步发展为被一层薄的焦痂覆盖。即使接受最佳治疗，也有可能会快速发展为深层组织破溃（图3-17）。

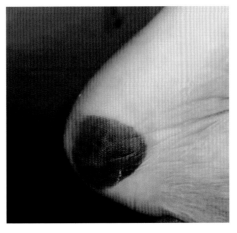

图3-17 深部压力性损伤实例

二、压力性损伤危险因素的评估

一旦压力性损伤发生，会对患者及其家庭乃至社会产生不利影响，因而预防尤为重要。

压力性损伤风险评估则是预防压力性损伤的第一步。对患者进行全面科学的评估是降低发生率的关键所在。压力性损伤风险评估量表可以帮助和支持护士对压力性损伤进行危险判断。造成压力性损伤是多种因素共同作用的结果，主要原因为压力、剪切力和（或）摩擦力以及潮湿的单独或联合作用，正确评估压力性损伤发生的危险因素、高危人群等，可以给予针对性的动态管理和合理使用护理资源，采取有效的措施预防和治疗压力性损伤。

1. 危险因素

压力、剪切力、摩擦力；潮湿、局部皮温升高；营养不良；运动障碍；体位受限（如病区术前等待时间）；手术时间（如术前等待时间、手术时间等）；高龄；吸烟；使用医疗器具；合并心脑血管疾病。

2. 高危人群

凡是存在活动能力、移动能力减退或丧失，和（或）组织耐受性降低的患者都是压力性损伤的高危人群，如脊髓损伤者、老年人、ICU患者、手术患者、营养不良者、严重认知功能障碍者等。

3. 好发部位

压力性损伤好发于身体骨隆突处。如长期卧床成人的骶尾部、足跟部和股骨大转子是最容易发生压力性损伤的部位，卧床儿童的枕部、耳容易发生压力性损伤；截瘫者或长期坐位者的坐骨结节处最容易发生压力性损伤；低蛋白血症、贫血和皮肤水肿患者在全身骨隆突部位都容易发生压力性损伤。医疗器械相关性压力性损伤（图3-18）

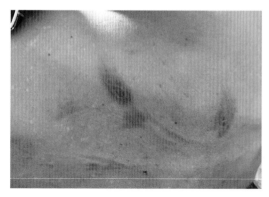

图3-18　医疗器械相关性压力性损伤

好发于与医疗器械接触的皮肤和（或）软组织，70%医疗器械相关性压力性损伤发生在头面颈部，比如耳部压力性损伤、无创正压通气面罩导致的鼻部压力性损伤，其他部位如脉氧夹导致的手指压力性损伤、下肢骨牵引或石膏固定所致的足跟部压力性损伤等。

不同的卧位受压部位不同，仰卧位时枕骨粗隆、肩胛部、肘、脊椎体隆突处、骶尾部、足跟、跟腱处易受压；侧卧位时耳部、肩峰、肘部、髋部、膝关节内外侧、内外踝、耳郭处易受压；俯卧位时耳、颊部、肩部、女性乳房、男性生殖器、髂骨、膝部、脚趾处易受压；坐位时坐骨结节处易受压。

4. 皮肤评估

系统地评估和记录，采取适宜的措施是预防压力性损伤的有效方法。系统的皮肤评估是指通过视诊和触诊，全面系统地评估患者的全身皮肤状况，应特别注意骨隆突部位的皮肤状况：①患者入院24h内应进行系统的全身皮肤评估；②皮肤评估的频率应根据患者首次皮肤评估的结果及患者病情决定，病情变化时随时评估、动态评估；③进行皮肤评估的部位应特别关注压力性损伤的多发部位，特别是腰部以下骨隆突处等部位，同时应注意评估医疗器械与皮肤接触的相关部位；④评估时应注意以下问题即指压不褪色的红斑、局部过热、水肿、硬度改变、渗液量等；⑤家庭照护或者社区养老院的患者，应该在每次探访时进行评估。

5. 营养评估

（1）营养评估　目的是分析和判断个体的营养不良风险，制订个体化营养护理计划。营养不良指任何形式的营养失衡现象。营养不良增加了压力性损伤发生伤口难以愈合的风险。应在患者入院时或病情发生变化时进行营养评估，压力性损伤高危患者或患有压力性损伤的患者是营养评估的重点对象，内容包括每日摄入量及饮食结构、身高体重（计算体重指数）或最近1个月体重的下降情况、最近1个月抽血检查的人血清白蛋白和血红蛋白的值等，进行综合分析判断，评估营养状况的风险。

（2）营养护理　如果营养评估发现患者有营养不良风险，应该由多学科团队，包括注册营养师、内科医师、营养专科护士等，为患者制订个性化的营养干预方案，确保其有足够的热量、蛋白质、维生素和无机盐的摄入。方案包括：①执行个体化营养干预，为营养失衡的患者补充营养。若有脱水、体温升高、呕吐、大汗、腹泻或伤口重度渗出的患者需额外补充液体。若通过膳食无法满足营养需要，则除提供常规膳食外，还应提供高热量、高蛋白质的营养补充剂。②根据患者病情和摄取食物的能力确定营养支持的途径和方式，如经口摄入、鼻饲或造口管管饲等。当经口摄入食物不足时，可考虑经肠内或肠外营养支持。③每日监测和记录营养摄入量及其排泄情况，特别是大便的次数、性状、气味，有无腹泻或便秘等。定期评估肾功能以确保高蛋白质饮食以及对患者的安全性。④定期监测营养指标，如每周监测体重，遵医嘱监测人血清白蛋白、总蛋白和血红蛋白等指标。⑤及时真实记录营养评估、进食的结果和患者的反应。

6. 压力性损伤风险评估工具

应用压力性损伤危险因素评估量表（risk assessment sale，RAS）对患者的状况进行客观评估是压力性损伤预防的关键性一步，目的是使临床护理人员早期筛选患者是否存在发生压力性损伤的危险，特别是对压力性损伤高危人群的预防起到积极作用。

自20世纪60年代起，国外不断研制出了多种压力性损伤危险因素评估工具，目前国内临床上最常用的有Norton评估表、Braden评估表、Braden Q评估表和Waterlow评估表，其中Braden评估量表在世界上应用最广泛。

（1）Norton评估表　是在1962年研究如何预防老年患者压力性损伤时研发的，是一个特别适用于评估老年患者压力性损伤的危险因素预测的工具。Norton评估表是美国卫生保健与研究组织推荐使用的评估压力性损伤的预测工具，评估表评估了五个方面的压力性损伤危险因素即身体状况、精神状况、活动能力、移动能力和失禁情况。每项分为4个等级，即1～4分，得分越低，发生压力性损伤的危险性越高。由于Norton评估表欠缺患者的营养评估，因此，在临床使用时必须增加患者的营养评估。评估表总分为20分，得分12～14分表示中度危险，小于12分表示高度危险。

（2）Braden评估表　评估内容包括感觉、潮湿、活动、移动、营养、摩擦力和剪切力六个部分，每项1～4分，总分6～24分，得分越低，发生压力性损伤的危险性越高。18分是发生压力性损伤危险的临界值，15～18分提示轻度危险，13～14分提示中度危险，10～12分提示高度危险，9分以下提示极度危险。Braden评估表的修订版在国内使用较为广泛，对压力性损伤的高危人群具有较好的预测效果。依据评分不同程度的压力性溃疡风险需要进行相应的后续评估。

（3）Braden Q量表　是针对儿科患者在Braden量表基础之上改进来的。有7个条目，除了Braden量表中提到的6个条目外，还有"组织灌注和氧合"。总分7～28分，得分越低，压力性损伤风险越大，22～25分轻度危险，17～21分中度危险，＜16分高度危险。

（4）Waterlow评估表　评估内容包括一般情况如体形、体重、身高、皮肤状况、视力危机、失禁情况、移动力、性别/年龄、食欲；特别危险部分，如营养不良、感知、特殊药物、吸烟、外科创伤等。得分越高，表示发生压力性损伤的危险性越高。10～14分提示轻度危险，15～19分提示高度危险，大于19分提示极度危险。此评估表评价内容较多，临床应用比较困难，但敏感度较高，特别适用于ICU危重症患者及手术患者的压力性损伤危险预测。

（5）压力性损伤的其他评估方法　除了评估危险因素量表外，国外还应用电脑监测系统，对患者皮肤与床垫或坐垫之间的压力大小进行监测。常规使用的充气系统因气囊易受体位影响而精确度较低，而电动系统则因能实时校正而具有较高的精确度。

三、护理

【目的】

能及时识别高危人群，采取有效措施预防压力性损伤的发生，正确评估，采取不同措施积极治疗已发生的压力性损伤，避免并发症的发生。

【评估】

1. 全身因素

（1）患者的年龄和局部血液供应状况，患者存在感觉障碍，有无压力或潮湿相关的刺激。

（2）患者的营养状况、循环系统功能、是否有糖尿病、放化疗、低蛋白血症、组织血流灌注情况等其他潜在性疾病对伤口愈合的影响。

（3）评估患者的意识以及神经系统疾病，有无意识障碍、昏迷或者躁动，有无大小便失禁，肢体活动有无受限。

（4）药物使用情况，是否使用激素或者免疫抑制药。

（5）其他高危因素，如肥胖、水肿等情况。

2. 局部因素

（1）评估患者的局部皮肤情况，以及局部皮肤的弹性、颜色、温度和感觉情况；受压情况，有无潮红、压红，皮肤压红消退的时间等。

（2）已发生压力性损伤的创面，如位置、大小、深度、是否存在感染、有无异物、伤口有无干燥或过于潮湿、伤口内组织有无水肿、伤口及周围皮肤有无受损、牵拉及压迫情况等。

【处理流程】

减轻局部的压力，患者支撑面的选择，增加营养支持是预防压力性损伤的最有效措施，也是避免已经发生的压力性损伤进一步恶化的重要手段。

（一）压力性损伤的预防

通过对压力性损伤危险因素的评估，筛选出压力性损伤的高危人群，对其进行干预，可以有效防止患者发生压力性损伤。除了压力性损伤危险因素评估外，主要预防措施有体位变换、选择合适的支撑面、皮肤护理、营养支持和使用预防性敷料等。

1. 识别高危人群及其危险因素

（1）根据不同医疗环境，建立压力性损伤风险评估制度、流程，选择适合的评估工具，帮助护理人员科学评判，针对不同危险程度提出切实有效的预防措施。

（2）减轻患者的局部压力，避免垂直力、摩擦力、剪切力的持续存在，要求护理人员针对评估结果制订相应的体位变更计划、频次、摆放方式等，并选择合适的支撑面及稳定度。

（3）关注患者是否有大小便失禁、汗渍等，针对评估结果选择合适的装置及合适的皮肤保护隔离剂等。

（4）患者疾病的不同阶段需要不同的营养管理方式，当压力性损伤患者存在营养风险或营养不足时，需营养专科护士、营养师、医师共同会诊，给出积极的营养治疗方案。

（5）压力性损伤的预防和护理与长期照护者的预防护理能力息息相关，护理人员应随时为患者、家属或主要照护者提供压力性损伤预防护理的健康指导。

2. 体位的安置与变换

（1）体位　在病情允许的情况下，建议卧床患者选择侧卧30°或俯卧位，避免选择90°侧卧位。此外，摇高患者床头不应超过30°。对于已经存在压力性损伤的患者，避免压力性损伤处再次受压。与90°侧卧位相比，使用枕头支撑的患者侧卧30°体位能使患者避开身体骨突出部位，且每个受力点的压力均小于毛细血管关闭压，降低了压力性损伤的风险。30°侧卧体位有利于压力分散和血液流动，而90°侧卧体位由于局部受力面积较小，可导致局部体重的压力超过毛细血管的压力，尤其是骨突出处，引起血流阻断和缺氧，导致组织坏死。因此，提倡在临床推广应用30°侧卧位，可减轻局部压力，避免压力性损伤的发生。剪切力的发生与体位有关，特别是当抬高卧床患者床头30°时或坐轮椅患者的身体前倾时，骶尾部及坐骨结节处均产生较大的剪切力，导致局部缺血，增加压力性损伤发生的危险性。因此，临床上要尽量避免将卧床患者长时间抬高床头30°，以减少骶尾部的剪切力。如果患者因病情需要取半卧位时，需在患者臀下给予必要的支撑，以避免患者因向下滑行而产生剪切力。

为坐位患者选择体位时应充分考虑到患者活动能力，确保患者能够自由活动。轮椅或座椅应该选择靠背可以往后调节、有扶手、有脚踏的产品，以最大程度地减轻摩擦力和剪切力。存在压力性损伤高危风险的患者应该限制处于坐位的时间，且确保双脚要落地。

（2）体位变换　体位变换频率是预防压力性损伤最重要的措施之一。要针对每个患者的不同情况制订个性化的频率。一般患者的翻身时间间隔为2h换一次体位，但长期卧床的患者可以通过评估自己的皮肤和全身情况来调整翻身的间隔时间：2h翻身时如皮肤出现可见性充血反应在15min内能消退则认为皮肤可以承受2h的压力，如15min内皮肤发红不消退，翻身时间应缩短至1h。

根据患者病情，鼓励并指导患者进行最大限度的活动或者进行间断性翻身。所有高危人群都应给予患者及家属指导或定时变换体位，来减轻身体容易受压部位承受的压力。所有患者的体位变换频率应该根据病情、移动能力、皮肤耐受程度和所使用支撑面的材质来决定。依靠轮椅活动的患者，应指导并给予或使用椅子接触面减压设备。指导患者坐轮椅时，采用正确的自我减压方法，应15～30min减压一次，防止时间过长造成的损伤。在医疗条件限制以外，应避免长时间摇高床头超过30°的体位、半卧位和90°侧卧位。患者侧卧时尽量选择30°侧卧位，并充分抬高足跟，避免受压。协助患者进行体位变换和移动时，应抬起患者身体，避免拖、拉、拽等易造成损伤的动作。限制患者坐在没有支撑面椅子上的时间，避免个别部位长时间受压。帮助患者摆放体位时，已经损伤的部位不能作为直接受力面。危重患者在体位安置与变换过程中要注意密切观察病情，翻身或变更体位时要对皮肤进行观察。对进行手术的压力性损伤高危人群给予重点关注，进行动态评估。对于临终关怀患者，舒适是首要注意的，给予患者的翻身和更换体位应个体化，以确保患者自身的目标和意愿，并注意结合临床现状、多种疾病状况的综合情况。

（3）压力性损伤患者的体位变更方法

① 体位变换频率：合理的体位变化频率是压力性损伤预防最重要的措施之一。每位患者都是一个独立的个体，因此应针对每位患者的不同情况制订个性化体位变化的频率。制订计划时，应综合考虑患者个人的病情及治疗措施、组织耐受性、移动和活动能力、皮肤情况、患者舒适度以及医院或科室可供选择的支撑面等。

② 体位变换技巧：长期卧床患者建议并指导使用减压床垫；侧卧时使用30°体位垫（可使用R型垫）或枕头支撑；骨突处垫小枕，小腿部垫软枕等。因病情需要，必须摇高床头超过30°体位时，应该先摇高床尾至一定高度，再摇高床头，以避免在骶尾部形成较大的剪切力。在没有条件摇高床尾时，可在臀部下方垫一支撑物，如软枕等。如果患者病情允许，尽量选择30°侧卧位代替90°侧卧位。使用靠背可以往后倾斜的椅子（如向后倾20°），可以将双腿平放于支撑物上悬空双足跟和双腿下垂或双足放于支撑面上。转运患者时可使用转运辅助设备和转运技巧来减少患者局部承受的摩擦力和剪切力：包括使用减压床板、翻身时双人或四人抬起等。护士除了需要定期给患者做体位变换外，不能把患者放在任何医疗器械上，如引流管、输液管道和电源线上。帮助患者用完便盆后及时取出。同时应该检查该体位是否能有效地减轻或重新分配压力。

（4）支撑面的使用　支撑面是一种特殊的设备，用于重新分配压力，可用于管理组织负荷、皮肤微环境等治疗功能。目前临床使用的支撑面按作用部位分为两种，一是局部支撑面，二是全身支撑面。选择支撑面时，要对患者的情况和医院自身的设备条件进行充分评估。

① 局部支撑面：在临床使用较广泛，如轮椅坐垫、手术中使用的局部减压垫主要用于患者局部的某个或某几个骨突处的减压，常使用在枕部、肘部、骶尾部、足跟部。各种不同的局部支撑面材质也不同，常见的有泡沫或海绵减压垫等。

值得注意的是以往临床经常使用的气垫圈、充气或充水手套已不再建议使用，气垫圈会导致患者局部循环障碍加重，充气或充水手套会导致局部皮肤的潮湿。因此，气垫圈、充气或充水手套不仅不能降低压力性损伤的发生，甚至可能会导致局部压力性损伤的发生。

② 全身性支撑面：全身性支撑面主要是临床使用的记忆泡沫床垫、气垫床和水床，包括各种柔软的静压垫和动压垫。目前电动气垫床应用较多，水床应用不多。多房性电动充气床垫使小房交替充气、放气，变换承受压力的部位，使每一部位的受压时间不超过几分钟。空气射流床使暖热空气通过覆盖有纤维聚酯膜的颗粒状陶瓷串珠，产生类似于流波的串珠运动，变换受压量的大小。空气缓慢释放床（空气飘浮）是空气通过床表面的纤维织物缓慢渗出，使患者飘浮于床上。而空气流动悬浮床兼具空气射流床与空气缓慢释放床的特点，悬浮床在工作的过程中，可将过滤的空气传到矽沙中，使矽沙变为流体，矽沙流动形成浮力可使患者悬浮于床上，有效防止组织长期受压。同时干热空气通过滤单倾泻到创面上，形成一干热空气持续环绕患者的治疗环境，达到促进创面分泌物吸收、减少感染、减轻疼痛的作用。

3. 皮肤护理

卧床或活动不便的患者每天应定时检查全身肌肤状况，特别是骨突受压处的肌肤，避免水肿部位肌肤受压。保持皮肤清洁干燥，有条件的患者建议用平衡液清洁皮肤。当患者皮肤过于干燥时，可适当给予温和的、无香料的皮肤润肤霜。持久排汗的患者，如自主神经紊乱者，可用吸收性强的材料来改善湿度，避免使用爽身粉，因为粉聚集在皮肤皱褶处会造成皮肤的额外损伤。另外应及时更换潮湿的衣物和被单，清洁皮肤，患者皮肤的洁净干爽可以减少局部皮肤的摩擦力。当患者出现大小便失禁时，要注意保护局部皮肤免受刺激。

4. 预防医疗器械相关性压力性溃疡

使用医疗器械的患者每天应检查医疗器械下面及其周围的皮肤至少2次，仔细察看周围组织有无压力相关损伤的迹象，对于表现出局限性水肿、全身性水肿和（或）容易发生体液转移的患者，对皮肤与器械交界处应进行更为频繁的皮肤评估（大于每日2次），必要时可考虑使用预防性敷料来预防医疗器械性压力性溃疡。

5. 营养支持

营养不良是压力性损伤发生的危险因素之一，因此，改善患者的营养状况对预防压力性损伤的发生至关重要，而临床研究也表明，适当的热量和蛋白质摄入可以预防压力性损伤。在对患者进行营养干预前，应先用量表评估患者的营养状况。根据评估结果，为患者制订适宜的能量、蛋白质、碳水化合物、维生素和微量元素的配置方案。必要时请营养师进行会诊，对患者营养状况进行全面评估，制订合理饮食。对于给予肠内营养的患者，给予鼻饲以注入机体的各种营养物质，保证患者的营养需要。同时监测患者的摄入和排出情况，保持身体营养的动态平衡。

6. 其他新兴预防措施

随着压力性损伤预防研究的不断更新，临床上出现了多种预防压力性损伤的新措施，其中包括效果明确的预防性敷料、肌肉电刺激和纤维织物等。与传统的棉质或棉-涤纶混纺面料相比，选择如丝般柔滑的纺织物能达到降低局部摩擦力和剪切力的作用。

（二）压力性损伤创面处理

压力性损伤是全身和局部因素导致的皮肤组织变性、坏死，因此更应该做到早期的干预预防，一旦发生压力性损伤，积极采用局部治疗为主、全身支持治疗为辅的综合治疗手段。

1. 1期压力性损伤

（1）可以不使用任何敷料。避免再受压，观察局部发红皮肤颜色消退时间，对于深肤色的患者观察局部与周围皮肤颜色的差异变化。

（2）减小局部的摩擦力，局部皮肤可给予措施，观察局部皮肤颜色的变化。可使用改善局部皮肤缺血缺氧的外用敷料，或者物理预防措施。

2. 2期压力性损伤

（1）水疱　直径＜2cm的小水疱可以自行吸收，局部使用透明贴膜保护皮肤；直径＞2cm的水疱，在局部消毒后，在水疱的最底端用5号小针头穿刺并抽吸出液体，表面覆盖透明贴膜，观察渗液情况，如果水疱内再次出现较多液体，可在贴膜外消毒后直接穿刺抽液。如果水疱破溃，暴露红色创面，按浅层溃疡原则处理伤口。

（2）浅层溃疡　2期压力性损伤创面通常是无腐肉的红色或粉红色的开放性浅层溃疡，可根据渗液情况使用合适的敷料。渗液较少时，可选用薄的水胶体敷料，根据渗液情况进行更换；渗液中等或较多时，可用厚的水胶体敷料或泡沫敷料，根据渗液情况进行敷料的更换。

3. 3期、4期压力性损伤

（1）清除坏死组织　3期、4期压力性损伤的创面通常覆盖较多坏死组织，因此，首先要进行伤口创面清创处理。评估患者的全身和局部情况后，决定使用何种清创方法。①当伤口内坏死组织比较松软时，可采用外科清创的方法；②当伤口坏死组织比较致密，且与正常组织混合时，首先进行自溶性清创，待坏死组织松软后再配合外科清创的方法；③当黑色焦痂覆盖伤口时，可在焦痂外做一些小切口，再使用自溶性清创的方法进行清创；④当伤口内有较深潜行或窦道时，可采用机械性冲洗的方法清除部分坏死组织；⑤当坏死组织非常致密、采用其他方法无法清除时，可考虑使用化学性清创方法。

（2）控制感染　当伤口存在感染症状时，全身或局部使用抗生素前先行伤口分泌物或组织的细菌培养和药敏试验，根据培养和药敏试验结果选择合适的抗生素治疗。感染性伤口可选择合适的消毒液清洗伤口，再用生理盐水清洁，伤口可使用银离子抗菌敷料。

（3）伤口渗液处理　根据伤口愈合不同时期渗液的特点，进行伤口渗液的管理，可选择恰当的敷料，也可使用负压治疗，主要目的达到伤口液体平衡，细胞不发生脱水，也不会肿胀。①当黑色焦痂覆盖时，通常伤口很少渗液或无渗出，此时需要给伤口补充一定的水分才能溶解焦痂。因此，可使用水分较多的敷料，如水凝胶或离子持续交换型敷料；②当伤口有较多黄色坏死组织覆盖时，伤口渗液由少到多，可使用既具有吸收能力又具有清创作用的敷料来吸收渗液和清创，可以选择水胶体、藻酸盐、美盐等敷料；③当伤口较多红色肉芽组织生长时，渗液较多，因此可选用吸收能力强的敷料以吸收伤口内过多的渗液，如藻酸类敷料、水性纤维敷料、泡沫类敷料等；④当伤口内肉芽组织填满伤口，部分上皮组织生长时，伤口渗液逐渐减少，可使用水胶体或薄的泡沫敷料以促进伤口愈合。

（4）伤口潜行和窦道的处理　在伤口评估时，如果发现伤口内有潜行或窦道，一定要仔细评估潜行的范围及窦道的深度，在肛门附近的伤口要检查有无瘘管。根据潜行和窦道深度及渗出情况选择合适的敷料填充或引流，填充敷料要接触到潜行或窦道的基底部，但填充时不要太紧而对伤口产生压力。常用的引流和填充的敷料有优拓、美盐、爱康肤、藻酸盐等。

（5）关节处伤口处理　压力性损伤的伤口好发于关节部位，如肘关节处、踝关节处、髋关节处。由于关节处皮下组织比较少，因此，关节处的伤口往往是全皮层损伤，经常可见关节面暴露，由于关节活动多，伤口难以愈合。保护好关节面是护理关节处伤口的关键，除了进行局部减压外，还应保护关节面湿润的环境，避免关节面破坏后骨的直接暴露。必要时，伤口清洁后进行手术治疗以保护关节。

（6）足跟部伤口的处理　由于足跟部组织的特殊性，往往伤口的颜色不够鲜红而误以为是伤口内坏死组织。位于足跟的压力性损伤在处理过程中要注意保护伤口，避免清创，伤口以清洁干燥为主，注意减压。

4. 不可分期压力性损伤

（1）当伤口无法界定属于哪一期时，应记录无法分期，而不猜测记录属于几期。

（2）当伤口因覆盖焦痂或坏死组织而无法进行界定时，应先清除伤口内焦痂和坏死组织，再确定分期。

（3）伤口处理与3期、4期压力性损伤方法相同。

5. 深部组织压力性损伤

当皮肤完整时采用与1期压力性损伤相同的局部减压方法，待坏死组织界限清楚时实施自溶清创联合保守性锐器清创，分批分次逐步清除坏死组织，再次评估准确分期，按照相应的分期进行处理。

【健康宣教】

压力性损伤是可以预防的，为了避免压力性损伤的发生，鼓励家属和患者共同参与预防。告知照护者发生压力性损伤的相关危险因素、预防措施，包括合理的膳食、正确的体位、改变体位的方法、皮肤护理方法等。

第三节　下肢动脉溃疡

下肢血管性溃疡是一种临床常见的下肢慢性溃疡，也是一种较常见的外科多发疾病。发病率高，创面愈合慢而且容易复发，有的最后可能导致截肢，部分溃疡甚至会癌变，对患者的正常生活和工作造成了严重的影响。下肢血管性溃疡根据病因和发病机制可分为动脉性溃疡和静脉性溃疡，两者的临床表现和处理方法有很大区别，所以正确区分动脉性溃疡和静脉性溃疡是成功处理下肢血管性溃疡创面的关键所在。

下肢动脉性溃疡（arterial ulcer）是指由于动脉病变导致周围小动脉狭窄或闭塞及动脉粥样硬化所致的血管狭窄，以至于血液无法正常流至双下肢，造成下肢缺氧。该动脉灌注的局部肢体缺血，导致患肢有皮肤温度降低、肢体麻木、疼痛、脉搏减弱或不能触及，引起患者运动功能障碍，出现静息痛、间歇性跛行、局部组织缺血性破溃或坏死等临床表现。

一、概述

下肢动脉性溃疡又称缺血性溃疡，属于外周动脉血管梗阻性疾病，是动脉硬化闭塞性疾病的并发症之一，它是全身性动脉粥样硬化的重要表现。下肢动脉闭塞性疾病是全身性动脉内膜及其中间部位发生的退行性、增生性改变，使血管壁变硬，从而失去弹性，造成远端血流量进行性降低，甚至中断的一种疾病。通常以45岁以上男性较多见，男女比例为8∶1，四肢动脉均可发病，但以下肢较多见，常累及股浅动脉，其次为腹主动脉下1/3处，包括腹主动脉分叉处及主动脉、动脉近端。远侧血管受累的部位，胫前动脉受累较多，所以下肢的发病率比上肢高，病情相对较重。

（一）发病机制

下肢动脉溃疡的发病机制大部分学者认为是血管内膜的损伤以及平滑肌的细胞增殖导致，内膜增厚以及细胞外基质和脂质聚集，动脉壁的脂代谢紊乱，动脉壁聚集，对动脉内膜造成慢性机械性损伤。其发病机制是由于动脉粥样硬化所致，动脉粥样硬化是动脉血管病变，是由于脂肪沉积于动脉血管内壁，导致血管腔狭窄，血管壁弹性消失，严重者更可致血流受阻塞，从而引起组织缺血坏死。急性下肢缺血通常是由于下肢动脉栓塞或下肢动脉急性血栓形成所致。而血栓闭塞性脉管炎、下肢动脉硬化性闭塞症、主动脉型大动脉炎等则可导致下肢慢性缺血性表现。病变发生于主动脉、髂动脉、股动脉、腘动脉以及膝下的动脉均可导致下肢缺血的发生。当动脉供血不足时，由于动脉血流减少和组织缺氧，缺血患肢主要表现为肢体或足趾发冷、麻木、疼痛、间歇性跛行、下肢动脉搏动消失等，最终将导致肢体营养障碍、趾端（图3-19）、足部（图3-20）、小腿甚至整个肢体的溃疡或坏死。肢体的残缺也会极大地影响了患者的生活质量，严重者甚至危及生命。

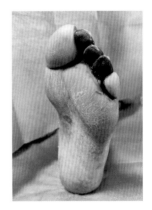

图3-19　下肢动脉
溃疡足底面

动脉溃疡是一类因动脉血流不足或缺血引起的愈合受阻的伤口。贫血导致的低氧可进一步加重缺血的程度，多种因素可导致动脉溃疡的发生。下肢的动脉循环受阻，则血流量就会减少，并且仅能够维持组织的基本活性。处于缺血状态的末梢肢体，感染或外伤常常可促使溃疡的发生。外伤性溃疡的病因可因发生位置的不同而不一样，但此类伤口通常发生在足部或胫前动脉分布区。创伤性溃疡可由急性或慢性压力作用、急性物理

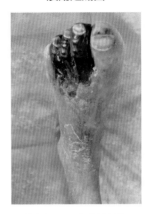

图3-20　下肢动脉
溃疡足背面

性损伤（如钝器外伤）所致。其他导致皮肤破损溃疡的情况，包括过热、化学物品、局部的血栓或栓子形成，这些因素均可通过损伤动脉血流而减少细胞营养。尽管某些伤口愈合的过程中可能会出现缺血的表现，但随着伤口愈合的进展，动脉血流通常会随之改善。一旦出现缺血，不管是什么病因，都会妨碍伤口的愈合。

（二）高危因素

1. 吸烟

吸烟与动脉硬化密切相关，香烟中的尼古丁、一氧化碳等有害物质会损伤动脉内壁，受伤的动脉内壁会卡住胆固醇，引起血小板堆积形成脂肪斑块。同时，抽烟也会引起冠状动脉收缩痉挛，减少血流量。

2. 缺乏运动

长期不运动不仅会造成身体问题，还可能会造成心理上的问题。缺乏运动会使

人体的血管血容量减少，心脏功能减退，加重中老年人的心脏病，提高动脉硬化、高血压、高脂血症、冠心病的发生率，同时还会导致人心情低落、压抑、闷闷不乐。

3. 高血压

高血压是一种多发病和常见病，是引发心、脑、血管、肾病变的一个重要危险因素。初期表现为全身的细小动脉痉挛，后期细小动脉转变为动脉硬化。中动脉、大动脉出现血管内膜的脂质沉积，从而导致粥样硬化斑块和血栓的形成。

4. 高脂血症

高脂血症是一种常见的代谢性异常，是指体内血脂水平过高。长期的高脂血症，其脂质在血管内皮沉积会使下肢动脉硬化的患病率增加，出现间歇性跛行的危险增加。

5. 高糖血症

据相关统计，80%糖尿病患者会出现血管病变，长期的高糖血症会损害血管，使动脉硬化的发生率增加2～4倍。

6. 高血小板聚集

血小板的聚集性增高，凝血机制增强，血液黏稠度增高，从而加速动脉粥样硬化进展，形成斑块或血栓。

7. 遗传因素

家族史是较强的独立危险因素，动脉粥样硬化在家族中有聚集发生的倾向。阳性家族史伴随的危险性会增加，可能是基因对其他易患因素如高血压、糖尿病、肥胖等介导而起作用。

8. 性别和年龄

动脉粥样硬化出现临床症状多见于40岁以上的中老年人，一般49岁以后进展会更快。男性冠心病的发病率是女性的2倍，且发病年龄早10岁，但绝经期后女性的发病率迅速增加。

9. 酒精摄入

大量观察表明，适量酒可以降低冠心病的死亡率，但是大量酒精摄入可导致高血压及出血性脑卒中的发生。

10. 高危人群

高危人群包括：①年龄≥70岁；②年龄在50～69岁，有吸烟或糖尿病史；③年龄＜50岁，有糖尿病和1项其他动脉粥样硬化的危险因素或糖尿病病史≥10年；④劳累相关的腿部不适或缺血性静息痛；⑤下肢脉搏检查异常；⑥确诊的冠状动脉粥样硬化、脑血管或肾动脉疾病。

11. 其他风险因素与下肢动脉疾病相关的新的风险因素

包括A型性格、微量元素摄取减少、某些凝血因子增高、血液中抗氧化物浓度低等。

二、临床表现与治疗

1. 下肢动脉性病变患肢的表现

（1）无症状性下肢动脉疾病　大部分下肢动脉疾病患者都没有缺血症状，即没有的跛行性症状，但这些患者通常存在下肢功能不全和（或）下降，并且发生心血管缺血事件的危险增加。

（2）间歇性跛行　30%～40%的患者可出现典型的间歇性跛行，表现为行走一段距离后出现一侧或双侧下肢酸胀、乏力、烧灼感、痉挛或疼痛，休息后可缓解。若进一步加重，即使休息状态亦可出现肢端明显缺血的症状。

（3）严重肢体缺血　是指严重的肢体灌注不足引起长期的缺血性静息痛、溃疡和坏疽，患者通常表现为肢体静息痛，有或无营养性皮肤改变或组织坏死。患者不适通常在卧位加剧，在肢体下垂时减轻。

（4）急性肢体缺血　无脉、苍白、麻木、运动障碍和厥冷是急性肢体缺血的典型特征性表现。缺血早期皮肤苍白，但随时间推移，皮肤常表现为发绀。

（5）外周动脉的临床分级　最常用的是Fontaine分级（表3-5）。

表3-5　外周动脉疾病的Fontaine分级

分级	临床表现
Ⅰ级	无症状
Ⅱ级	间歇性跛行
Ⅱa级	轻度间歇性跛行（步行＞200m无疼痛发作）
Ⅱb级	中到重度间歇性跛行（步行＞200m疼痛发作）
Ⅲ级	缺血下肢静息痛或夜间痛
Ⅳ级	溃疡、坏死或坏疽

2. 辅助检查

（1）血清学提示患者有血脂的异常和血糖的升高。

（2）踝肱指数（ABI）作为评价下肢缺血程度的一种指标，具有重要的临床应用价值（表3-6）。

表3-6　踝肱指数的判读

分类	数值	临床解释
正常	0.91～1.30	正常
动脉功能不足	0.70～0.90	有动脉血流灌注不足，未出现症状
中度梗阻	0.40～0.69	有动脉血管病变，有间歇性跛行
重度梗阻	＜0.40	出现缺血性休息痛

（3）彩色多普勒超声检查　可以早期发现下肢动脉粥样硬化斑块，血栓的部位、数量、是新鲜还是陈旧，病变部位的堵塞程度，可以评价疾病的严重程度，

为手术方式的选择提供最直观的指引。

（4）无创影像学检查技术　计算机断层扫描、血管造影、磁共振等都能提高诊断的灵敏度。

3. 治疗原则

下肢动脉性溃疡的治疗中血液循环非常重要，血管的血液流动畅通是伤口痊愈的必备要件。因此，血管的重建非常重要。否则创面难以愈合，且会趋向恶化，而且患者的疼痛感明显，因此外科手术解决动脉阻塞是首要治疗原则。恢复动脉血管血流流通是治疗下肢动脉性溃疡的先决条件。下肢动脉性溃疡的治疗目标：控制感染，治疗局部缺血，使阻塞的血管再通。

（1）内科治疗　由于动脉溃疡患者多伴有动脉粥样硬化，故在进行伤口护理时，也应配合使用药物治疗。常见药物治疗种类包括血小板抑制药、抗脂质药物与血管紧张素转化酶抑制药。

（2）外科手术治疗　目的是恢复动脉血流。动脉发生闭塞是导致下肢动脉性溃疡的主要病因，这类溃疡愈合困难，单纯依靠局部换药清创常难以见效，若口服药物也无法改善症状，可以考虑血管成形术，放置支架，如股动脉支架植入（图3-21）、髂动脉支架植入术（图3-22），更严重者，则考虑血管绕道手术。手

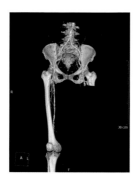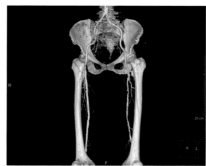

图3-21　股动脉支架植入术前后血管三维成像对比

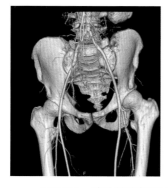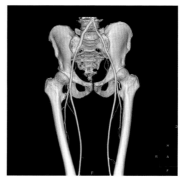

图3-22　髂动脉支架植入手术前后血管三维成像对比

术本身风险来自患者身体的基础疾病如冠状动脉心脏病等。术前做好评估，才能有良好的手术效果。若无法进行动脉绕道手术，次要的选择是以促进侧支循环的建立，侧支血流可以提供该区域血流供应。

三、护理

【目标】

维持血脂和血压处于正常的水平，解除血液的高凝状态，促进下肢的侧支循环的建立。

【评估】

下肢动脉溃疡位置多发生于小腿下端和趾端，大小一般较小，边界清晰，颜色苍白或发黑。当发生坏疽时通常可见趾端发黑坏死，渗液量少，伤口较干，基底多有腐肉或坏死组织，疼痛非常严重。

1. 全身评估

（1）病史　如外科手术、内科疾病、药物服用情况等。

（2）辅助检查　如血管检查、实验室检查、放射学诊断。①超声检查：利用超声波测量血流量，并转成为图表。②血管造影：将导管放置动脉系统内，然后注入对比剂可以显示动脉血管分布情况，明确动脉血管阻塞部位。

（3）身体状况　活动性、下肢活动能力。

（4）心理社会状况　适应能力、经济状况、家庭支持、社交活动、个人卫生、运动量、烟酒嗜好、药物瘾等。

（5）营养状况　体重是否过重。

2. 局部评估

（1）足部皮肤温度是否冰冷，下肢毛发是否消失、萎缩，皮肤是否光亮，腓肠肌是否消瘦。

（2）脉搏　检查足背动脉、胫后动脉、腘动脉及股动脉搏动情况，是否微弱或消失。

（3）创面评估　足趾可能有缺血、坏死。多位于足部外侧、足趾及足趾之间。渗液量多少，基底的腐肉或坏死组织，伤口边缘情况。

（4）组织灌注情况。

3. 疼痛评估

（1）间歇性跛行（intermittent claudication）　此现象是由于血流受阻、氧气输送到组织不足，因此，当患者行走或做运动时，腓肠肌、股肌及臀部肌肉会痉挛及疼痛，患者一定要停止活动休息，疼痛才能缓解。

（2）休息痛（rest pain）　多发生于晚上休息时，因双腿放于床上，血流供应不足而产生疼痛。患者需要将双腿向下垂于床边，通过地心引力增加血流量才能减轻疼痛。

【处理流程】

动脉性溃疡通常比较难愈合，伤口护理重点应注意避免溃疡的发生，加强保护，防止受压或受伤。

1. 伤口处理

伤口为干性坏疽时，应保持伤口干燥，局部使用碘酒消毒，待干燥后外层用无菌敷料加以保护，保持伤口干燥即可。切勿用湿性愈合方法，因为易引致感染而致脓毒血症。伤口为湿性坏疽显示有感染的坏死组织，为紧急情况，需进行外科清创及抗生素治疗，局部使用抗感染的敷料。待伤口干净后、感染控制后再考虑重建血运。如果伤口清洁无感染，患者已行血管手术，可选择各种不同敷料促进伤口愈合。负压疗法可促进肉芽组织生长，但需使用导流术或血管成形术后，使血流恢复畅通。

2. 疼痛的处理

动脉性溃疡患者常伴有严重的下肢疼痛，良好的疼痛控制是管理的重要一环。寒冷可能诱发疼痛，四肢注意保暖。

3. 手术护理

对于动脉性溃疡，血液循环非常重要，动脉血管血液流通是伤口痊愈的首要条件。因此，血管重建手术是重要的治疗。否则，溃疡极难痊愈，甚至会日趋恶化。而且，除溃疡外，患者下肢亦非常疼痛，因此外科手术解决下肢动脉阻塞是首要治疗原则。恢复动脉血管血液流通是治疗动脉性溃疡的先决条件，手术方式有多种，常见的有以下几种。

（1）分流手术　是常见的手术治疗方法，分流手术的血管可以是自体或人工合成材料。分流手术的种类及大小是根据患者动脉血管阻塞的部位及严重性而定。

（2）血管成形术　常用于大血管狭窄，利用一根带气囊的管道放于狭窄的血管内，使血流恢复畅通。

（3）截肢手术　若下肢坏疽严重，需要进行截肢手术以防止坏疽感染至全身性脓毒血症。有必要与分流手术或血管成形术一起操作，使血流恢复畅通，否则，伤口不会愈合。

（4）动脉溃疡清创术　伤口多有坏死组织及腐肉，容易引致细菌滋生而感染，若其他清创方法无效，则需要进行手术清创。

【健康指导】

预防动脉性溃疡的主要措施是控制血脂和血压，改善血液高凝状态，促进侧支循环形成等。

（1）改变饮食习惯　使摄取与消耗达到平衡，避免摄取过多的物质累积在体内成为负担；对高血压、糖尿病引起血管病变的基础疾病进行控制，坚持适当的体育锻炼，保持循环通畅，促进建立侧支循环。

（2）运动　肥胖患者要减轻体重，限制脂肪摄入，食用低脂低糖食物。适当的体育活动可减轻疲劳，调节紧张情绪，促进脂肪代谢等，如坚持步行，出现不适后停止，症状消失后再步行锻炼，每天坚持1h。对于年老体弱的卧床患者可采用床上主动运动，如足部悬空踩单车等。温和的运动有助于侧支血液供应，从而改善组织灌注。

（3）鼓励患者戒烟　香烟中的尼古丁可使动脉血液与养分的结合力减弱，血液黏稠度增加，血流减慢；还能间接导致血管痉挛的发生，致使肢体缺血疼痛加重。

（4）积极治疗原发病　糖尿病患者需严格控制血糖。高脂血症、高血压患者需严格控制，积极治疗并发症，如需服用抗凝药物者应严格遵医嘱执行并注意观察有无出血倾向，每1～2周复查一次凝血功能。急性动脉栓塞患者多有心脏病史，出院后应积极治疗原发病，防止再次动脉栓塞。

（5）保护足部　穿着合适鞋袜，避免足部受压及损伤。避免坐时交叉下肢，以免影响血液循环。

（6）每天检查双足　检查趾部水肿、皮损程度及皮肤感觉和血管搏动等。如果疼痛加剧或伤口周围出现红肿，应立即就医，必要时服用抗菌药物。

第四节　下肢静脉性溃疡

　　下肢静脉性溃疡（venous leg ulcer）是慢性静脉疾病（chronic venous diseases, CVD）的一种结局，静脉功能不全而引致静脉性溃疡的机制还不是很清楚，一般认为是静脉高压导致的慢性皮肤和皮下组织营养代谢障碍。

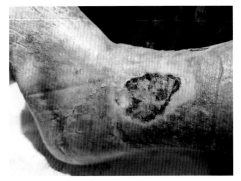

图3-23　下肢静脉性溃疡

一、概述

　　下肢静脉性溃疡是由于深静脉瓣膜功能不全导致静脉压力增高，而引起下肢开放性皮肤破损（图3-23）。下肢静脉性溃疡是下肢慢性静脉功能不全（CVI）中最严重和最难以治疗的并发症之一。

静脉溃疡是一种多发病，尤其是超过55周岁的人群。在年龄超过80岁的老年人中，每1000人中有20人存在静脉性溃疡。超过70%的患者主诉有疼痛，一旦感染，疼痛会加重，出现脓性渗液，伴有异味。其病因有血管性、代谢性及感染性等因素，非常复杂。此疾病愈合时间长，复发率高，花费巨大，严重影响患者的生活质量。

（一）病因及发病机制

下肢静脉溃疡的发生机制是下肢静脉高压，是导致下肢静脉性溃疡的各种病理生理改变的重要因素，持续的静脉高压增加毛细血管后血管透壁压，引起皮肤毛细血管损伤、局部血液循环和组织吸收障碍、慢性炎症反应、代谢产物堆积、组织营养不良、下肢水肿和皮肤营养改变，最终溃疡形成。下肢静脉高压起因于静脉逆流、静脉阻塞、静脉壁薄弱和腓肠肌泵功能不全。

导致发生下肢静脉性溃疡的主要因素有静脉反流性疾病和静脉回流障碍。静脉反流是由于单纯性下肢浅静脉曲张、原发性下肢深静脉瓣膜关闭不全和交通支静脉瓣膜功能不全。静脉回流障碍性疾病比如下肢深静脉血栓后遗症、布加综合征、下腔静脉血栓阻塞综合征等可导致下肢静脉回流受阻，静脉内压力升高。其他先天性因素如静脉壁软弱、静脉瓣膜关闭不全等，后天性因素如长期站立、重体力劳动、妊娠、慢性咳嗽、便秘等因素导致的瓣膜承受过度的压力，关闭不全，产生血液反流，浅静脉压力增高。其他的遗传因素也可以导致下肢静脉性溃疡的发生。下肢产生静脉高压的机制有以下几点。

（1）静脉瓣膜功能不全　由静脉瓣膜功能不全引起的反流是导致下肢静脉高压的主要原因（占70%～80%），可由于瓣膜本身的病变，如伸长、撕裂、瓣膜变薄及瓣叶黏附等，及静脉壁结构改变，静脉管壁扩张所致。

（2）静脉回流障碍　在静脉高压的原因中所占比例较少，可由先天性或后天性因素导致。由于静脉回流受限，在肌肉收缩时可产生静脉高压。

（3）腓肠肌泵功能不全　肌泵是下肢静脉回流的动力来源，腓肠肌的收缩可排出超过小腿总容量60%的静脉血，使静脉压下降。腓肠肌的收缩能力、前负荷、后负荷的变化都会对浅层静脉系统产生影响，因持续性高流体静力压（high hydrostatic pressure）而引致毛细血管壁及静脉血管壁薄弱，血管通透性增加，令血清及液体渗漏至周围组织，引致静脉血流停滞及小腿肿胀。初期只是足部及足踝部肿胀，但若不及时治疗会因高静脉压而使瓣膜损坏加剧，整个小腿肿胀。水肿会增加组织细胞与毛细血管的距离，阻碍氧输送而致组织缺氧，形成溃疡。

（二）高危因素

下肢静脉性溃疡的高危因素多见于长期站立职业和重体力劳动者。血管病变如静脉功能不全、血管炎、系统性红斑狼疮、风湿性坏疽等。淋巴系统病变如淋巴管病变、淋巴癌等。血液系统病变如先天性血液凝固异常、白血病等。感染梅毒、蜂窝织炎、各种慢性感染症等。创伤过敏反应如昆虫咬伤、接触性皮炎等。新陈代谢紊乱如糖尿病、营养失调、维生素缺乏、贫血等。基底细胞癌、皮肤癌等均可导致下肢静脉溃疡的危险因素增加。其他高危因素有高龄、肥胖、孕产妇、腿部外伤、药物中毒、下肢末梢肌肉功能不良、自身免疫性疾病、遗传、气候因素等。

二、临床表现和辅助检查

（一）临床表现

1.临床分级

根据1994年美国静脉论坛上确定了慢性静脉疾病的诊断和分级体系——CEAP分级（clinical classification；etiologic classification；anatomic classification；pathophysiologic classification；CEAP） C代表临床诊断与分类，包括C0～C6共7级。近10年来，CEAP分级已被世界各地学者广泛接受，并用于临床诊断、分类、病例报告及疗效评价（表3-7）。

表3-7　下肢慢性静脉疾病的临床分级

分级	临床表现
C0	无可见或可及的静脉疾病征象
C1	网状静脉扩张，踝关节水肿
C2	突出于皮肤的静脉曲张
C3	静脉曲张伴有下肢水肿
C4A	皮肤改变：色素沉着，湿疹
C4B	皮肤改变：脂性硬皮病，皮肤萎缩斑
C5	伴有已经愈合的溃疡
C6	伴有活动性溃疡

2.局部的溃疡表现

下肢静脉溃疡多数是由静脉压增高引起，静脉溃疡典型的临床表现有水肿、皮损、病程较长。

（1）水肿　是下肢静脉性溃疡最早出现的临床症状，以踝部和小腿部位最明显，通常不会累及足部，抬高双下肢可减轻或完全消退。在皮下组织出现纤维性改变或炎症后，水肿可表现为非凹陷性水肿。

（2）浅静脉扩张或曲张　这是最常见的症状，主要为大隐静脉及其属支的曲张性病变，初发部位多见于小腿内侧，可以伴有内踝区小静脉扩张、隆起、迂曲。久站或月经期曲张静脉更为明显，妊娠期可加重。病情进展可累及整个大隐静脉系统。

（3）疼痛　常分为间歇性疼痛、体位性疼痛、持续性疼痛三类。

（二）相关辅助检查

（1）下肢静脉彩色多普勒检查（duplex ultrasonography）　多普勒检查可以反映浅静脉和深静脉系统的阻塞或反流情况，可以动态观察瓣膜形态以及瓣膜活动情况，还可以显示腓肠肌收缩时交通静脉有无外向血流。

（2）下肢静脉造影（venography）　静脉造影检查可以反映静脉系统病变情况，是目前最常用的静脉疾病检查手段，对于先天性下肢静脉发育畸形和深静脉瓣膜功能不全有着不可替代的优势，能够较为直观地反映出下肢静脉的形态和病变部位，也是下肢静脉系统疾病诊断的"金标准"。

（3）X线检查　病变局部摄片是下肢难治性静脉溃疡患者另一项不可或缺的检查，它可以发现骨髓炎、骨肿瘤或异物残留等一些影响溃疡愈合的因素。此外，对影响腓肠肌泵功能的踝关节限制性病变的诊断有明确的帮助，对治疗也有指导意义。

（4）CT静脉造影和磁共振静脉造影　用于静脉疾病的诊断。

（5）放射性同位素扫描　主要用于周围静脉检查和肺扫描，以诊断下肢深静脉血栓症和肺栓塞的患者。

（6）实验室检查　主要帮助鉴别非静脉性因素导致的下肢溃疡，如血糖异常和一些免疫指标的检测等。也可以检测一些影响凝血时间的相关指标，特别是纤维蛋白原、凝血因子Ⅷ、纤维蛋白酶原激活抑制物（PAI-1）等指标的水平，为下肢静脉性溃疡提供相应的治疗依据。D-二聚体检测适用于筛查急性下肢静脉血栓症患者，D-二聚体正常时，可以排除急性深静脉血栓，其阴性预测值准确率可达97%。必要时行伤口分泌液或组织培养。其他因素如皮肤恶性肿瘤、血管炎对等的皮肤损害可以表现为下肢溃疡。一般持续3个月伤口没有愈合征象的活动性溃疡，或经6周治疗无效的下肢静脉性溃疡，应当进行活检行组织病理切片诊断。

（三）治疗原则

下肢静脉性溃疡治疗的目标是通过规范的治疗，解除静脉回流障碍和静脉高压的问题，高风险患者进行长期的护理指导，对已有的伤口进行护理，促进伤口愈合，减轻伤口的疼痛，提高患者的活动能力，同时治疗全身疾病，预防溃疡的发生，提高生活质量。在治疗上有一定难度，首要任务是治疗原发病，控制静脉压，纠正病因，通过手术联合压力疗法或药物治疗等综合手段，使患者CEAP分级降低，长期采用加压和药物治疗，巩固手术后的疗效，延缓疾病进程。

三、护理

【目标】

（1）促进静脉血液回流，减轻下肢水肿，维持适当的血液灌注压力。

（2）促进伤口愈合。

【评估】

1. 全身评估

（1）评估患者身体状况，营养状态、身体活动性、下肢活动能力，有无相关病史等。

（2）评估患者对静脉性溃疡形成及预防知识的了解程度。

（3）评估患者心理适应能力、家庭支持情况。

（4）评估患者下肢皮肤有无形态改变；下肢脉搏、温度、颜色、疼痛情况，有无浅静脉曲张及水肿等。

（5）用药情况 接受放化疗，使用免疫抑制药、细胞毒性药物、非甾体抗炎药、皮质类固醇都会影响创面的愈合。

（6）疼痛的评估 评估患者疼痛情况，下肢抬高是否能缓解。

2. 局部评估

评估溃疡伤口的部位、大小（长、宽、深）、基底颜色、渗液量色味、溃疡边缘情况及溃疡周围皮肤和动脉供血情况等。

【处理流程】

下肢静脉溃疡的特点是伤口较浅，有不健康的肉芽组织，溃疡形状不是很规则，渗液量多的部位多在下肢下1/3处，因此多为污染伤口。

1. 伤口护理

（1）渗液管理 ①下肢静脉性溃疡的伤口基底经常有坏死物质附着，但由于静脉回流障碍，伤口渗液一般比较多，可以使用泡沫敷料、亲水性纤维、藻酸盐敷料等进行自溶性清创；②压力绷带不仅能减少渗液量，还能促使静脉血液向心脏回流，减少水肿，所以这是常用的方法；③伤口负压治疗可处理大量渗液，并促进肉芽组织生长，但在无压力治疗的情况下用于静脉溃疡，效果不甚明显。

（2）重度污染或感染 由于下肢溃疡，所以容易导致感染或严重污染而影响伤口愈合。慢性静脉性溃疡的感染有时并不明显，但如果突然渗液明显增多，伤口扩大，肉芽组织颜色不健康，疼痛加重，就可能发生感染，因此需要综合治疗，可选用银离子敷料、碘敷料。

（3）其他封闭性或半渗透性敷料，因渗液量较少，适用于即将愈合的伤口或初期细小的静脉溃疡。

2.伤口边缘护理

伤口边缘因长期受到炎症刺激增厚老化，上皮化受阻，故在伤口护理过程中予以修整，刺激边缘皮肤，促进上皮移行生长

3.压力疗法

压力疗法是用外部压力的方式，以促进血液从下肢外周静脉返回至中央循环系统。其基本概念是足踝的压力高于膝部，所以这种静脉血液可以由小腿向心脏方向推进。压力疗法是治疗静脉性溃疡最有效的方法，也是静脉性高血压保守治疗的最佳方法，同时还能防止静脉性溃疡的复发和淋巴性水肿减轻的情况，但需要长期治疗，一般认为足踝压力要达到35～40mmHg才可有效降低慢性静脉高压。

（1）压力疗法的作用　①可以挤压下肢静脉，使其内部瓣膜加强闭合；②提高静脉血液回流速率，减少下肢静脉及毛细血管充血现象；③减少下肢组织肿胀；④由于静脉压减少，血液流速加快，营养及氧气输送增加，使皮肤状况改善，促进伤口愈合。

（2）压力治疗的方式　弹力性绷带、非弹力性绷带、间歇性气囊加压治疗法、压力袜等。

① 弹力性绷带（elastic/ long-stretch bandage）：弹力性绷带能伸展至大于140%原有的伸展长度，一般有椭圆形或长方形图案指引治疗师的包扎力度。当患者活动时，腓肠肌收缩，将血管压向外；当腓肠肌放松时，血管便会回弹至原位。弹力性绷带在任何时间段都能提供压力，因此当患者休息时，压力仍然存在，工作压和静息压都高，尤其适合活动量较少的患者。

② 非弹力性绷带（inelastic/short-stretch bandage）：非弹力性绷带的压力只能伸展少许，故此形成一坚实的管腔围在小腿外面，它的作用主要是靠腓肠肌的收缩动作。当患者行走时，因为坚实管腔的阻碍，腓肠肌不能向外扩张，因此收缩力转而压向静脉，从而增加静脉血液回流入心脏。当患者休息时，腓肠肌不活动便失去效用。因此，非弹力性绷带的工作压很高，但静息压低，适用于活动量高的患者。另一方面，由于此绷带弹力性低，故当患者小腿肿胀减少时，绷带便会松脱而下滑，但当肿胀情况稳定，便不会有松脱发生。

③ 层式弹力性绷带（multilayers compression bandage）：多层式弹力性绷带包括棉垫、棉纱绷带、压力绷带及内聚性绷带（cohesive bandage）。棉垫用以保护下肢皮肤，棉纱绷带用以固定及抚平棉垫，也提供少许压力。压力绷带提供较高压力，而内聚性绷带除了提供较低压力外，也用以固定压力绷带，避免绷带滑下移位。四层绷带加起来的足踝的压力可达40mmHg。

④间歇性气体力学压力疗法：间歇性气体力学压力疗法（intermittent pneumonic pump）为一系统连接一个有拉链装置的长靴，患者将小腿及大腿放进长靴内，当泵开启时，便会有气流由足踝至膝至大腿不停地移动，用以促进静脉血液回流及减少水肿。每天疗程约为1h，治疗后患者仍需要穿压力袜或戴压力绷带，否则水肿仍会继续。

【健康指导】

1. 小腿腓肠肌功能锻炼

静脉性溃疡患者大都存在腓肠肌泵功能减退，可以通过锻炼以及运动来改善，达到促进溃疡愈合的目的。锻炼的方法有：①足跟离地的足尖法；②足跟不着地的跳绳；③在沙坑内做连续向上的跳跃；④运用肩部力量负重的原地弹跳；⑤直抬腿运动。

2. 压力疗法

下肢压力袜可以帮助静脉血液回流至心脏，但因难以穿着，故多用于溃疡痊愈后，用以减低静脉高血压及防止溃疡复发。也可用于将近愈合的细小溃疡。压力袜同样可以提供渐进式压力于小腿，各国有不同的分类。

（1）压力袜作用 ①降低静脉血压高，促进血液回流至心脏；②减轻下肢水肿；③帮助静脉溃疡愈合，防止复发；④在静脉曲张患者，可防止静脉溃疡形成；⑤防止深静脉血栓形成；⑥减少淋巴液下肢水肿症状。

（2）压力袜的禁忌证 ①动脉血管性病变，因会阻碍动脉血液流动；②下肢严重水肿，过紧橡皮筋会导致溃疡形成；③心脏病患者，因大量液体会由下肢回流入心脏，增加心脏负荷，引致心室衰竭，故应先征询医师意见方可使用；④糖尿病或患有风湿性关节炎者，因为可能会有小血管病变，压力会导致小血管闭塞，组织缺氧而坏死。

（3）评估患者 ①患者要知晓，若本身下肢有静脉性高血压，需要长期穿着压力袜防止静脉溃疡形成或复发，但压力袜并不能治疗其静脉性高血压；②下肢若有严重水肿，应先用压力绷带，待水肿减退后才能穿压力袜；③皮肤状况，若有皮炎、湿疹等，应先治疗；④下肢感觉，若感觉迟钝，可能患者无法判断是否过紧，应教育其观察足趾温度及颜色改变；⑤观察下肢及足部有无畸形、异常；⑥患者的手部活动能力，因穿压力袜需要特别技巧。

（4）压力袜的评估 ①压力度；②质量；③长度及尺寸；④颜色。

（5）压力测量 所有患者均需要测量下肢尺寸以购买适合的压力袜。测量时间最好是早上，因此时下肢水肿消退，测量比较准确。①测量足踝最窄周径；②腓肠肌最阔周径；③测量足的长度（由拇趾最尖端部位至足跟）；④小腿长度（由足跟至膝下）；⑤若压力袜的长度长及大腿，则患者需站立，测量由足跟至腹股沟长度，并且量度大腿最阔周径。

（6）压力袜的穿着及除去注意事项　①压力袜的穿着及除去均需依照厂家指引，以避免并发症发生；②穿着时间因人而异，一般来说早上起来时穿着，之后才下床，直至晚上沐浴或睡眠时除去；③一般来说，压力袜需要3～6个月更换（依厂家指引），但若有破损，则应立即更换；④定期做ABI测量及由医护人员评估是否需要降低或加强压力度，患者不可自行改变压力度。

3. 患者指导

（1）指导患者保护下肢，保持患肢皮肤清洁干燥，每日洗脚，避免刺激性较强的碱性肥皂和沐浴露，穿着宽松柔软的鞋袜，避免皮肤损伤；避免长时间站立或久坐不动。简单的方法是，需要长时间站立或久坐时，经常锻炼小腿和足部肌肉保持肌肉和静脉壁的张力，避免静脉扩张。

（2）坐卧位时抬高双腿，一般高于心脏水平，维持膝盖微曲，可以促进腿部血液循环。

（3）避免长时间跷二郎腿或保持蹲位，缩短如厕时间，或者采用坐便器，以免影响血液回流，增加静脉回流的压力。

（4）肥胖者应控制饮食，降低体重、双下肢的承重负荷。

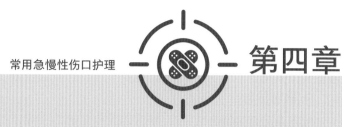

第四章

特殊伤口

第一节　肛瘘伤口

肛瘘（anal fistula）是由于肛管或直肠与肛周皮肤相通的慢性感染性管道，是肛肠科三大疾病之一，在肛周感染性疾病中占比70％以上。一般由内口、外口、瘘管组成，内口多位于齿状线周边，主要侵犯肛管，很少涉及直肠，外口位于肛周皮肤处，少数位于臀部，可表现为一个或多个，又称为肛管直肠瘘或肛门瘘（图4-1）。传统医学因其"脓水淋漓不止，久不收口"，称之为"漏"，又名"漏疮"。

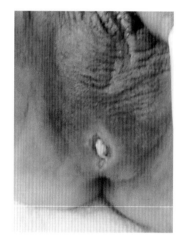

图4-1　肛瘘

一、概述

（一）流行病学调查

肛瘘因伤口位置特殊，瘘管的数量及内口、外口较多，结构复杂，伤口难以自行愈合，且病情容易反复，从而形成脓肿，需长时间治疗，导致患者的生活质量降低，给患者心理、生理带来一系列的负面影响。对患者开展全面的、针对性的评估，及时开展护理干预，能有效预防和降低患者相关并发症的发生，改善术后伤口的疼痛程度，缩短伤口愈合时间和换药频次，从而达到推进外科快速康复（enhanced recovery after surgery，ERAS）的目的，让患者早日回归正常生活。

肛瘘发生的流行规律与日常生活息息相关。流行病学调查显示，肛瘘的发病率为8.6/10万人，占肛门直肠疾病发病人数的10%～20%，国外为8%～25%，在外科疾病中占比约为6%。任何年龄段均可发病，多见于男性青壮年。据国外文献报道，小儿患者的发病率占总病例数的0.5%～4.3%，其中男性患儿则占绝大部分（大于92.4%），75%以上的肛瘘患儿在1岁内就会出现肛周脓肿或肛瘘的始发症状。

（二）病因与病理

绝大多数的肛瘘是由直肠肛周脓肿发展而来的，30%～70%的肛周疾病都会伴发肛瘘，是直肠肛周脓肿慢性期的表现。直肠肛周脓肿形成的主要原因是肛腺感染，感染导致肛腺管开口充血、水肿，肛腺内分泌物排泄不畅，继而向直肠或者肛管方向扩散，当蔓延至直肠肛管周围间隙便形成直肠肛周脓肿，当脓肿破溃穿透皮肤或者在切开引流后，形成肛管或直肠与肛周皮肤相通的窦道。少数肛门直肠周围脓肿患者可能无明显疾病进展过程，更应当特别注意。其他感染也可导致肛瘘的发生，如肛管外伤的感染、恶性肿瘤、溃疡性结肠炎、克罗恩病、结核等，但临床中较为少见，约占10%。

如果由肠道炎症性疾病导致，则以克罗恩病（Crohn disease，CD）最为常见，有文献报道其发生率可高达43%，其复发率为30%～50%。一项随访研究发现，确诊克罗恩病10年后发生肛瘘的风险累积为16.9%～21%，而20年后为26%～28%。一般认为克罗恩病肛瘘术后复发的重要影响因素是由于肛瘘复杂的病理结构。并在病情进展过程中容易形成肛周瘘管，通常为多发性。

欧洲克罗恩病和结肠炎组织及欧洲胃肠道和腹部放射学会在发布共识、指南时，一致将MRI作为评估肛瘘的金标准。尤其是出现复杂性或复发性脓肿、瘘管时，用于区分炎性和纤维性瘘管、脓液和肉芽组织，同时用于评估直肠累及的程度。多项研究表明BMI指数与肛瘘的出血、复发及是否再次手术等有显著性相关。普遍认为BMI每增加$1kg/m^2$，术后相关并发症的风险将随之增加15%，是肛瘘术后相关并发症的危险因素（OR=1.15，95% CI 1.06～1.24）之一。Boenicke等的研究结果发现BMI增加是导致肛瘘手术治疗失败的危险因素（OR=1.23，95% CI 1.03～1.46）。Schwandner等也发现肥胖患者（BMI≥30）与非肥胖患者（BMI＜30）相比，两者的肛瘘手术成功率存在显著差异（14% vs 28%；$P＜0.01$），因此肥胖被认为是手术失败的危险因素（HR=3.35，$P＜0.02$）之一。Mei等的研究分析也显示，肥胖与肛瘘术后复发之间存在一定的关系（RR=1.24，95% CI 0.95～1.63）。在进行肛瘘评估时，MRI的敏感性为87%，特异性为69%。超声内镜（ultrasonic endoscope）的敏感性为87%，特异性为43%，诊断准确性分别为91.87%和91%。

(三）肛瘘的分类、分级

肛瘘目前在临床上较为常用的解剖分类主要包括Parks分类及根据瘘管位置高低进行分类。分级则采用圣詹姆斯大学医院（St James's University Hospital）的St James分类方法进行分级。而对患者的肛瘘情况进行评分则通过Van Assche评分标准。

1. Parks分类

Parks等按照瘘管与肛门括约肌的关系将肛瘘分为以下四类。① Ⅰ型：括约肌间肛瘘（intersphincteric and fistula），瘘管穿过内括约肌，再经过内、外括约肌间平面到肛周皮肤，外口距肛缘为3～5cm，最为常见，约占肛瘘70％（图4-2）。②Ⅱ型：经括约肌肛瘘（transsphincteric and fistula），瘘管穿过内括约肌和外括约肌，外口常为数个，距肛缘较远，约5cm，约占肛瘘25％（图4-3）。③Ⅲ型：括约肌上肛瘘（suprasphincteric and fistula），瘘管穿过内括约肌，再经平面向上越过耻骨直肠肌，后向下经坐骨直肠窝到皮肤；约占4％（图4-4）。④Ⅳ型：括约肌外肛瘘（extrasphincteric and fistula），瘘管穿过肛提肌，与直肠相通，也可同时伴开口于肛管内口。此类型最为少见，仅占肛瘘的1％（图4-5）。多项调查研究显示，该方法对肛瘘的临床诊治具有较好的指导意义，但对于瘘管的复杂性（有无分支或脓肿）或是否并发直肠炎缺乏判断。从瘘管的相对位置来看，Parks分类中括约肌外瘘和括约肌上瘘属于高位肛瘘范畴。

2. 按瘘管位置高低分类

（1）低位肛瘘　分为低位单纯性肛

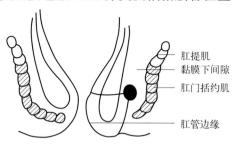

图4-2　括约肌间肛瘘

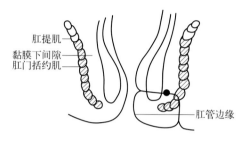

图4-3　经括约肌肛瘘

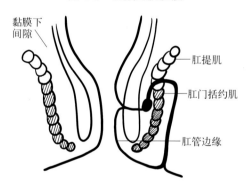

图4-4　括约肌上肛瘘

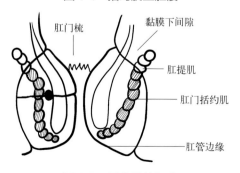

图4-5　括约肌外肛瘘

瘘和低位复杂性肛瘘，瘘管位于外括约肌深部以下。

（2）高位肛瘘　瘘管位于外括约肌深部以上，根据肛瘘累及的范围及复杂程度划分为两种。①高位单纯性肛瘘（直瘘）：只有一个瘘管，内口、外口相对在同一位点上。②高位复杂性肛瘘：分为高位半马蹄形肛瘘及高位全马蹄形肛瘘两种，有多个瘘口和瘘管。高位肛瘘属于复杂的肛瘘范畴，累及肛周内括约肌、外括约肌及肛提肌，瘘管复杂或伴有多条支管，深部可形成脓腔引发肛周反复感染，甚至导致脓毒症、直肠阴道瘘及直肠膀胱瘘等严重并发症的发生，随着病程的进展可引起癌变，威胁患者的生命。

3. St James 分级

将肛瘘分为以下五级。①一级，简单线性括约肌间型肛瘘；②二级，括约肌间型肛瘘伴发肌间脓肿或分支瘘管；③三级，简单线性经括约肌型肛瘘；④四级，经括约肌型肛瘘伴发脓肿或分支；⑤五级，括约肌上型或括约肌外型肛瘘。

4. Van　Assche 评分标准

主要根据瘘管的位置、数目、范围、T2WI 图像呈高信号脓腔、直肠壁受累等六个指标进行打分，分值为 2 ～ 22 分，若总分越高，则表示肛瘘越复杂，其活动性越强。

二、临床表现与治疗

1. 临床表现

肛瘘患者检查时在肛门周围皮肤上可见到单个或数个外口，外口数量越多，离肛缘距离越远，肛瘘越复杂。常以外口流出少量黏液性、脓性、血性分泌物为主要症状。因肛门周围皮肤长时间被脓液浸渍、刺激，常导致皮肤瘙痒或形成湿疹。当脓液聚集于管腔内而引流不畅时，局部会出现肿胀、疼痛感，大部分患者可在肛缘触及条索状或块状硬结，可触及波动感，按压时有轻度疼痛。同时伴有畏寒、寒战、发热、乏力等全身感染症状，当脓肿穿破或切开引流后，症状即可缓解。以上症状反复发作是肛瘘的特点。

2. 治疗

肛瘘基本不能自愈，反复发作可引起直肠肛管周围脓肿甚至癌变，不同情况下治疗方案存在一定的差异。根除瘘管，防止复发，同时防止肛门失禁是肛瘘治疗的目标。加强病情观察，创面处理一直都是术后治疗的重点，很多时候患者术后效果不佳或复发的主要原因也是由于没有很好地处理这些因素。针对性的综合护理干预措施有利于促进患者早日康复，减少复发的概率。

（1）堵塞法　主要适用于单纯性肛瘘，采用 0.5% 甲硝唑注射液 + 生理盐水冲洗瘘管，然后将生物蛋白胶从外口注入。该方法没有创伤和痛苦，但治愈率较低。

（2）手术治疗　主要原则是清除内口及相关的上皮化管道，将瘘管切开或切除，形成创面再进行治疗，促进创面愈合。主要包括瘘管切开术、挂线疗法、肛瘘切除术。治疗前应根据充分评估患者，明确瘘管行程和内口位置，选择最适合、最安全的治疗方式。术中应注意避免肛门括约肌损伤，保护肛门括约肌的功能，防止大便失禁，避免肛瘘复发。

三、护理

肛瘘是一个慢性感染性伤口，主要症状有肿痛、流脓、瘙痒等，伤口愈合的过程较长，严重降低了患者的日常生活质量，使患者心理产生厌倦，出现抵触换药等不配合的情况。因此，可根据患者的具体情况如营养状况、伤口情况、疼痛耐受程度等制订个性化的护理措施。护理过程中应关注患者的心理状态及情绪变化并给予针对性的心理护理，鼓励患者克服当前困难，树立自信心，积极配合治疗，使患者的生理及生活尽快恢复。

【护理目标】
有效减轻肛瘘伤口的疼痛，减少渗液，避免相关并发症的发生。

【评估】

1. 全身评估

（1）一般情况　监测患者的生命体征，注意观察患者有无发热、乏力、寒战、食欲缺乏等，出现异常应及时对症处理。

（2）营养状况　根据患者的体重指数（BMI）、皮褶厚度、人血清白蛋白等人体学指标及生化实验室指标进行相应的营养干预。

（3）辅助检查　①盆腔MRI及超声内镜检查是确定瘘管解剖及肛门括约肌受累程度的首选影像学检查。②血液生化检查，包括白细胞总数、血红蛋白量、红细胞计数等，用于判断患者的病情进展及感染严重情况。

（4）术前评估　①详细了解患者的既往史，尤其是手术史、用药史、异常出血史、月经史等；②术前完善全面的体格检查和血液相关生化检查；③排除全身性出血性疾病，对于有出血风险的患者，给予必要的预防性治疗，确保手术安全。

（5）基础疾病评估　糖尿病、慢性肠道炎性疾病、结核、贫血等慢性消耗性疾病患者，机体免疫功能低下，创面难以愈合。出血倾向性疾病、凝血机制缺陷等疾病易增加出血风险。

2. 局部评估

（1）瘘管　①瘘管的类型、大小、深度、位置、走行；②瘘管的内口、外口及其数量；③是否存在脓肿，有无引流，引流是否通畅，以及引流液的颜色、量等。

（2）创面 ①创面的颜色、范围、基底等；②分泌物的颜色、量、气味及性质，并做好记录；③伤口有无水肿、渗血、肉芽组织增生等。

（3）疼痛 评估患者疼痛的性质、程度、持续时间，判断患者的病情，了解是否存在感染的情况。

（4）肛门 ①肛门有无结节、凹陷，是否存在红肿、破溃等现象及红肿、破溃的次数；②肛门疼痛的情况；③评估肛周皮肤的完整性，是否出现湿疹、瘙痒等不适。

【护理措施】

创面愈合是个复杂的过程，大致分为三个阶段：炎症反应、细胞增殖分化和组织修复重建。这个过程彼此有别又重叠进行，感染与血液循环障碍是影响创面愈合的主要原因。而创口的愈合时间对肛瘘患者来说十分重要，愈合时间越长，瘢痕生成的概率就越高，肛门变形越严重，导致肛门的功能就会越差。因此，有效的创面护理指导对患者的恢复及预后尤为重要。

1. 伤口的清洗

（1）清洗液的选择 根据渗液的颜色、性质、量、气味选择清洗液。瘘管脓液一般会伴有异味，可选用3%过氧化氢。过氧化氢是一种氧化性消毒剂，遇有机物分解释放出新生氧，起到杀菌及清除脓块、血块、坏死组织的作用，可有效控制瘘管感染和伤口异味。碘溶液具有广谱杀菌作用，可杀灭细菌繁殖体。使用过氧化氢或碘溶液冲洗过的伤口，均需再用生理盐水冲洗干净，避免

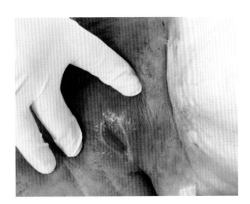

图4-6 冲洗后的肛瘘伤口

消毒液刺激，给伤口提供良好的生长环境。当伤口感染控制、无异味时，直接选用生理盐水清洗伤口（图4-6）。

（2）清洗方法 瘘管的清洗十分重要，正确的清洗方法不但可以促进伤口生长，同时也便于操作者观察伤口。使用50mL注射器连接去掉针头的头皮针软管或小儿吸痰管来冲洗瘘管，冲洗至瘘管流出的清澈液体时视为洗净。

2. 敷料的选择

（1）炎症期 肛瘘炎症期以溶解坏死组织、控制感染为主要目的。可选择自溶性清创，将水凝清创胶覆盖于伤口，如需将其注入瘘管，可先把水凝胶挤入注射器，对准瘘口挤入瘘管中。坏死组织松动可用刮匙搔刮，逐步清除，创面上松动的坏死组织可选择锐器清创，将坏死组织直接剔除。控制感染选择杀菌类或抑菌类敷料，如亲水纤维银敷料、藻酸盐银敷料、纳米晶体银敷料等，均能有效杀

菌、控制感染、吸收渗液（图4-7）；磺
胺嘧啶银脂质水胶体既能杀菌，又能充
分引流；高渗盐敷料能抑制细菌的生
长，还能溶解坏死组织，有效引流。传
统敷料也有较好的治疗效果，如碘仿纱
条，它对厌氧球菌、真杆菌和产气夹膜
杆菌有很好的效果，用在肛瘘伤口中同
时也能引流并抑制细菌生长。肛瘘炎

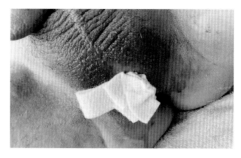

图4-7 银离子敷料吸收渗液

症期因为渗液量较多，敷料更换频率更多，需每天1次，每次换药前嘱患者先排
便，然后再做伤口处理。

（2）增生期 肛瘘增生期以促进肉芽生长、保持伤口湿润环境、维持渗液平
衡为主要目的。选择藻酸盐敷料、亲水纤维敷料、水胶体敷料等覆盖伤口。新鲜
肉芽在湿润的环境中能快速生长，若出现水肿，可选择高渗盐敷料来覆盖伤口，
去除肉芽中多余的水分，也可用95%硝酸银棒烧灼过长和出现水肿的肉芽，或
直接使用锐器剔除过长或出现水肿的肉芽。操作前应充分和患者沟通，注意患者
对疼痛的耐受能力。此期更换敷料频率为每1～2天更换1次。

（3）成熟期 肛瘘成熟期以促进上皮快速移行为目的。可选择泡沫敷料、脂
质水胶体敷料和油纱类敷料，可以很好地帮助上皮爬行，阻挡微生物入侵，减轻
疼痛，让伤口保持低氧环境。此期每3～5天更换一次敷料。

3. 围术期创面护理

（1）手术当天以卧床休息为主，不宜排便。若创面大、手术耗时长，可适当
应用止血药物；注意术后的饮食和排便习惯，指导患者从流质逐渐过渡到软食，
少量多餐，多饮水。

（2）术后伤口处理 根据术后伤口愈合的情况进行换药，及时清除坏死组
织，定期观察。操作时注意动作轻柔，避免新生组织受损，充分暴露创面，如有
粘连，切勿强拉，避免出血、疼痛。

（3）抗感染治疗 术后应密切观察局部伤口有无红、肿、热、痛及气味等情
况。定期追查细菌培养及药敏试验结果，根据结果及时调整抗生素治疗，促进炎
症消退，防止感染。

4. 并发症的处理

肛瘘术后出血是肛瘘手术常见的并发症，若未及时处理，容易大出血致
失血性休克甚至危及患者生命，其发生的原因有很多，常见的有：①感染灶
的特殊性，即肛肠局部血管密集、血运丰富，肛门括约肌的收缩可使出血呈
隐匿性；②内口的处理方式；③术中操作不当或止血不彻底；④术后创面引
流不佳；⑤术后换药不规范，操作欠轻柔，创面清创过度；⑥肛瘘挂线紧线

或切割出血；⑦肛瘘手术合并其他肛周疾病；⑧其他因素，如下床过早、基础疾病未控制等。因此在临床工作中，应及时找出患者出血的原因，及时对症处理。

5. 疼痛的护理

由于肛瘘的病变部位特殊，往往会给患者带来难以启齿的痛苦，且肛门周围神经、血管丰富，对疼痛敏感，因此肛瘘患者的疼痛感非常明显。手术治疗虽然对肛瘘有较好的治疗效果，但术后伤口强烈的疼痛感易导致术后便秘，发生伤口感染、伤口裂开等并发症，伤口难以愈合，一定程度上严重影响患者的生活质量。同时剧烈的术后疼痛也影响患者的代谢、内分泌等方面，使患者产生焦虑、紧张等不良情绪。因此，如何缓解患者的术后疼痛，对增强患者围术期的安全、降低术后并发症、促使伤口的早日愈合尤为重要。

医护人员应对患者进行动态疼痛评估，一般采用视觉模拟评分法（VAS）对疼痛程度进行评估，0分表示无疼痛感，10分是最高分，表示疼痛最强烈，根据评分结果采用不同的干预措施。在治疗过程中要求动态评估患者的疼痛感，了解疼痛产生的原因，根据患者个体化需求及时修订疼痛管理方案。若疼痛评分≤3分者，可通过播放音乐等方法转移患者的注意力，建议采取舒适体位，进行腹肌及肛周的放松训练；同时指导患者术后采用高锰酸钾液坐浴，避免创面感染，从而缓解疼痛。若疼痛评分为4～6分者，可在上述基础上，应用放松疗法使患者放松身心，从而降低患者对疼痛的敏感度，提升疼痛阈值；必要时遵医嘱合理使用镇痛药物。若疼痛评分≥7分者，应立即报告医师，评估患者创面是否存在渗出液、流脓等症状，配合医师完成针对性治疗。

6. 营养管理

在肛瘘患者的治疗过程中，合理的营养管理是提高手术成功率的关键，应根据患者自身状况和创面愈合情况进行合理安排。

【健康指导】

1. 保持排便通畅

养成定时排便的习惯，并注意排便时避免过度用力，禁止久蹲。若排便受阻，可使用开塞露；指导患者及家属随时观察伤口情况，学会简单的伤口处理方法，防止感染及创面加深；加强血糖监测，避免血糖波动过大而影响创面愈合。

2. 保持肛门清洁

便后清洗肛门，确保肛门清洁干燥，并进行温水或洗液坐浴，改善局部血液循环，减轻患者疼痛。

3. 日常生活预防

（1）指导患者少量多次进食，予易消化、高蛋白质、富含维生素的食物，提高免疫力。

（2）指导患者多食用纤维素含量高的食物，如芹菜、香蕉、红薯、玉米等，确保大便畅通。

（3）晨起饮用温开水或淡盐水，同时按摩腹部，加快胃肠蠕动。

（4）指导患者忌食油腻、生硬及辛辣等刺激性食物，忌饮酒。

（5）少食胆固醇含量高的食物，如动物内脏、海鲜等。

（6）BMI≥24的患者，指导患者合理饮食，适当运动，保持健康体重。

4. 疼痛指导

（1）向患者普及术后发生疼痛时使用的镇痛药物的药理、安全性、不良反应等知识，减轻患者因不了解相关知识而出现的紧张、焦虑等不良情绪。

（2）指导患者通过温水坐浴、肛门锻炼等方式，减轻因机械运动牵扯伤口等原因导致的疼痛，有利于减轻患者肛门的肿痛感。

5. 心理支持

（1）肛瘘治疗周期长，反复发作，患者易焦虑紧张。护理人员应向患者介绍肛瘘的有关知识，应根据不同患者心理变化，消除焦虑心理，增强治疗信心。

（2）肛瘘患者因伤口部位特殊，行走运动受限，加之伤口分泌物异味较重，影响患者的正常社交。应帮助患者获取家庭和社会的支持，促进康复。

第二节　体表脓肿伤口

体表脓肿是临床中较为常见的非特异性外科感染。多见于单个或多个相邻的毛囊及其所属皮脂腺、汗腺而形成急性化脓性感染。一般继发于疖、急性蜂窝织炎、痈、皮脂腺囊肿化脓性感染、化脓性甲沟炎等，也可由损伤后原发感染病灶或远处感染灶经血流或淋巴转移而成。头皮、面部、背部、大腿、臀部、肛周等是其好发部位。

一、概述

随着人们生活水平的提高、饮食习惯的改变以及社会老龄化的加剧，慢性非传染性疾病的患病率越来越高，尤其是糖尿病、肥胖发病率持续上升。糖尿病患者因长期物质代谢紊乱，患者的抵抗力降低，极易并发各种感染，且不易控制（图4-8）。体表脓肿是一种较为常见的急性外科皮肤感染性病症，临床表现为疼痛、红肿、化脓等（图4-9），若治疗不及时、日常护理不当，易造成更为严重的并发症，危及患者的身体健康，导致严重的不良后果。

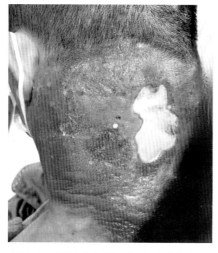
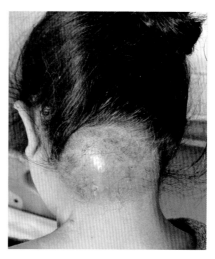

图4-8　糖尿病合并颈部脓肿感染创面　　　图4-9　颈部脓肿

研究表明，大部分体表脓肿由局部感染所引起，致病菌多见于金黄色葡萄球菌或白色葡萄球菌。任何年龄段均可发病，其发病与糖尿病、局部软组织损伤及营养不良等密切相关。当皮肤软组织发生病变、坏死、液化后形成局限性脓液聚积，内含大量的致病菌及坏死组织，脓肿周围一般有完整的脓壁，位置表浅，一般位于深筋膜浅层，其治疗原则主要为脓肿充分切开引流。

二、临床表现

体表脓肿典型的临床表现为局部隆起，伴有红、肿、热、痛和患肢活动的障碍，压之剧痛，有波动感，与正常组织分界清楚。波动程度往往与脓肿的大小、位置的深浅、腔壁的厚薄相关。临床上小脓肿大多无全身反应，而大的或多发性脓肿可导致发热、头痛、食欲缺乏、全身酸痛等不适。

三、护理

【评估】

（一）全身评估

（1）评估患者的年龄、基础疾病，是否伴有外伤、是否合并糖尿病等，糖尿病患者并发体表脓肿若处理不当，将进展为糖尿病慢性伤口，应引起重视。

（2）评估患者的神志、生命体征，有无头痛、口渴、食欲减退等不适。

（3）营养状况　营养状况直接影响创面的愈合，通过患者的体重指数、膳食摄入情况以及人血清白蛋白等生化结果进行综合评估，判断患者的营养状况。

（4）相关检查 ①通过外周白细胞（WBC）计数、C反应蛋白（CRP）、降钙素原（PCT）和血沉（ESR）等生化检查结果，判断患者感染的严重程度。②创面细菌培养及药敏试验：根据创面分泌物药物敏感试验，合理选用抗生素。③彩色多普勒超声：显示病灶的位置，脓肿是否形成脓腔及脓腔的大小，脓液的稀稠度，脓壁的厚薄，并可以辨别是否为单发脓肿或多发脓肿及脓肿之间是否相通等。

（二）局部评估

（1）创面 全面评估创面的情况。①创面的位置、颜色、温度、气味等，有无红肿及红肿的范围，有无压痛，测量伤口的大小及深度，定期观察伤口愈合情况，对不同时期的伤口进行拍照对比。②引流情况：观察引流液的颜色、量、性状，引流是否通畅及引流条的数量。③创面分泌物的情况：分泌物的性状、颜色、量和气味等。④创面肉芽的生长情况：包括创面肉芽组织的外观、颜色及覆盖范围。

（2）脓肿的位置 采用波动试验方法，即试验时用左手示指轻轻压在脓肿隆起的一侧，右手示指在对侧轻轻叩击或稍稍加压，左手示指感觉液体波动的传导，然后再交叉检查一次，均有波动感即表示为波动试验阳性。根据波动试验判断体表脓肿的位置及深度，于波动感或疼痛最明显处穿刺抽取脓液，即可确诊体表脓肿。将标本送检做细菌培养及药敏试验，可作为选用抗生素的有效依据。

（3）疼痛 评估患者疼痛部位、持续时间和程度。

（4）局部活动状态 评估患者局部是否存在僵硬、活动受限等功能障碍。

【目的】

（1）患者疼痛、红肿等症状较前明显改善。

（2）无败血症、脓毒血症等严重并发症的发生。

【处理流程】

早期、及时、有效的切开引流是控制体表脓肿感染进展的关键手段。体表脓肿经切开引流后（图4-10），其伤口需经一段时间的换药处理方能愈合。而整个治疗过程的关键是缩短感染伤口的愈合时间、加速脓腔的愈合速度。因此，针对性的护理措施有利于缩短伤口愈合进程，减少并发症发生。

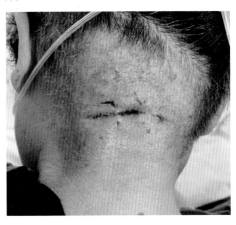

图4-10 脓肿引流术后

（三）围术期护理

体表脓肿的常规治疗方法为切开脓肿，凡士林纱布填塞引流，该方法治疗周期长、创面换药次数多、患者疼痛剧烈，伤口愈合速度缓慢。随着负压封闭引流技术（vacuum sealing drainage，VSD）的运用，越来越多的临床证据表明通过VSD能进一步彻底地清理脓腔内脓液，刺激局部肉芽组织新生，为后期可能出现的植皮术或者皮瓣转移修复术提供良好的环境，避免造成更大、更深的感染和危害，同时减少脓肿复发的可能，减轻患者的痛苦。

1. 术前护理

（1）常规护理　①患者入院后取创面分泌物做细菌学培养＋药敏试验，根据结果给予相应的抗生素治疗；②遵医嘱完善相关检查，如血尿常规、肝肾功能、CT、彩超及心电图等；③术前6h禁食禁水，做好皮肤准备，告知患者更换干净衣物，勿戴首饰、义齿等。

（2）病情观察　监测患者神志及生命体征，若患者出现发热症状，应嘱其多饮水，注意补充液体。颈深部脓肿患者常可并发纵隔感染及肺部感染，护理人员应注意观察其呼吸频率及深度的变化，主动询问患者有无胸闷、胸痛等情况。做到动态评估患者病情，及时作出相应的处理。

（3）心理护理　该病发病较快，手术多以急诊为主，患者常伴有焦虑、紧张的情绪，担心治疗效果。护理人员应加强健康宣教，告知患者关于治疗的方法、手术的过程及费用情况，消除患者的顾虑，让患者积极配合手术。

（4）创面处理　①根据伤口坏死组织的液化情况，定期冲洗（深部组织有窦道的伤口选用过氧化氢溶液进行冲洗）、清创，去除坏死组织，及时更换引流纱条及敷料，控制感染。②伤口处渗液较多或有渗血时可选用亲水性敷料或藻酸盐敷料，再用无菌纱布或棉垫包扎伤口，根据情况确定换药的频率。③密切观察伤口的大小、渗液、气味、颜色、量等，根据创面情况确定治疗方案。

2. 术后护理

伤口负压引流技术在整个治疗过程中较关键，也有一定的难点，因负压治疗有一定的持续性，如果临床中患者不配合，护理不到位，很容易造成引流管脱出，贴膜松动漏气使导管引流不畅，从而导致伤口渗出物和坏死组织不能被及时吸出，影响患者疗效。因此，我们在临床中如何更好地保持VSD完整通畅、保持创面持续有效的负压吸引，是确保治疗的关键，也是护理工作的重中之重。

（1）术后常规指导　①密切观察患者体温、脉搏、呼吸等一般情况和创周皮肤的颜色、血运等局部情况，有无发热、呕吐等不适；②指导患者术后6h禁食禁饮，6h后方可进食流质，无呕吐情况可进半流质或普食。

（2）负压引流装置及负压引流情况的观察与护理　①确保吸引压力的合适，

控制在80～120mmHg；②保证负压引流装置内各引流管道处于通畅且紧密连接的状态；③根据手术部位妥善固定引流管，活动、翻身时注意避免管道牵拉，导致管道脱出，从而影响治疗效果；④负压瓶的位置应低于创面水平，确保引流充分；⑤出现引流不畅时需及时处理，若经处理后仍不通畅则需更换相应的引流管，操作过程中要严格遵循无菌操作原则；⑥负压引流套装的海绵应按照创腔的形状修剪之后填塞，注意与创面紧密贴合，最后用3M贴膜封闭创面至周围皮肤；⑦观察并记录引流液的量、颜色、性质等情况。

3. 伤口出血的护理

（1）术后密切观察伤口有无渗血、渗液及负压引流罐内引流量的情况。

（2）若渗血范围扩大，引流罐内引流液突然增多，应立即通知医师予以处理，必要时打开敷料查看伤口情况，查找原因，给予相应的处理措施。同时应密切观察患者生命体征、面色等情况。

4. 体位

（1）术后需协助患者翻身，为保证持续负压吸引效果，应注意体位变动，避免长时间处于同一体位导致伤口受压，影响引流的效果。

（2）若脓肿部位在四肢，应抬高患肢，保证肢体高于心脏水平。

5. 活动

（1）术后1～2天注意卧床休息，根据患者的病情、活动承受度、年龄等做好全面评估，保证手术效果的同时预防下肢深静脉血栓的发生。

（2）根据发病部位，选择不同的锻炼方法。主要是进行下肢肌肉的自主收缩，并积极推进踝关节的主动、被动锻炼。功能锻炼一方面可以促进肢体的血液循环和淋巴回流，另一方面也能有效预防肌肉萎缩、关节僵硬、淋巴水肿等并发症的发生。

（四）疼痛护理

体表脓肿因疾病本身及换药的原因使患者疼痛加剧，影响患者的睡眠及生活质量。因此，有效的疼痛管理对疾病的转归有着非常重要的意义。医护人员应掌握本操作相关疼痛的性质、程度及其影响因素，并就疼痛的水平进行正确评估，对于疼痛剧烈的患者可采用放松疗法分散其注意力以缓解疼痛，必要时可根据具体情况给予镇痛。

【健康指导】

（1）注意保护新生皮肤，清洗皮肤时，动作应轻柔，勿用力擦洗。若出现疖、痤疮时，严禁自行挤压或挑破排脓，以免引起感染扩散。

（2）倡导健康的生活方式，合理摄入营养，指导患者多进食优质蛋白质类（如鸡蛋、肉、豆腐等）食物及蔬菜、水果类，保证营养均衡，鼓励患者摄入足够的水分。坚持适当的身体锻炼，增强机体抵抗力。

（3）糖尿病患者应加强血糖的控制，避免因血糖控制欠佳导致创面愈合延迟或再次出现脓肿破溃。

① 应定期监测血糖，根据血糖的波动，遵医嘱调节胰岛素的剂量。

② 了解患者的饮食习惯，三餐定时定量。通过适当的运动、合理的生活方式，来提高控制血糖的效果。

③ 将胰岛素相关知识贴于床头，方便患者随时了解并按时执行。

④ 指导患者养成良好的卫生习惯，勤洗头、洗澡，勤剪指甲，以免抓破皮肤引起感染。

第三节　药物外渗性溃疡

药物外渗（extravasation of drug）的定义是指在静脉输液过程中，腐蚀性药物或溶液进入静脉管腔以外的周围组织（图4-11）。美国输液护理学会（Infusion Nurses Society，INS）将其定义为刺激性或发泡剂的药物外渗至皮下组织，导致组织疼痛、溃疡甚至坏死。药物外渗的后果主要取决于药物的局部效应，多项研究证实，一些细胞毒性药物能在数小时、数日、数月内造成组织的严重损伤。

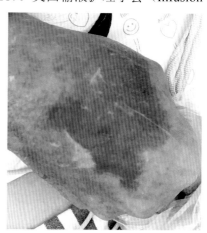

图4-11　药物外渗

一、概述

静脉治疗是临床上应用最广泛的有创性护理操作，国内数据显示，90％以上的住院患者会接受静脉输液治疗，而静脉输液属于高风险的护理操作，与患者的安全有着密切关联。随着静脉治疗的快速发展，静脉治疗的相关并发症也随之而来，其中药物外渗是静脉输液常见的问题之一。若药物外渗处理不及时，药物对周围组织产生一定的损伤，可导致局部组织坏死（图4-12）、功能受损或永久性形态改变等不良结局，从而增加患者痛苦，影响治疗效果，降低生活质量，增

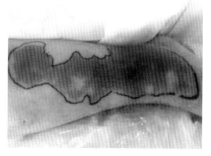

图4-12　药物外渗局部组织坏死

加经济负担，对临床护理工作的开展造成了一定的困难。在《医疗事故分级标准》中，认为局部注射造成的组织坏死，只要成年人大于体表面积的2%，儿童大于体表面积的5%，就可定义为四级医疗事故。因此，及时观察与妥善处理药物外渗，是减轻患者痛苦、改善护患关系的重要措施。

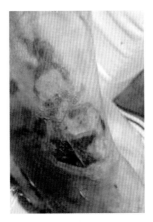

图4-13　药物外渗软组织缺损

药物外渗性溃疡（drug extravasation ulcer）是指药物外渗引起的即时的或者后续的血管、血管周围组织缺血坏死的局部皮肤软组织缺损现象（图4-13），也称为药物渗出性坏死，一般发生在药物渗漏后3～10天，是药物外渗的严重并发症。

（一）流行病学特点

据统计，药物外渗在国内的发生率为0.1%～6.0%，国外为5.0%左右。化疗药物外渗性损伤的发生率为0.1%～6%，其中儿童约11%，老年患者则高达22%，高浓度电解质、血管活性药物经外周静脉输注后外渗的发生率为1.0%～6%，但在实际工作中其发生率可能更高。蒽环类药物作为发泡剂的一类，其药物外渗的发生率为0.1%～1.0%，且一旦发生外渗将造成严重而持久的组织损伤。

（二）危险因素

药物外渗出现皮肤损伤，常被认为是护理人员操作不当导致的，实际上，药物外渗的发生与所输注的药物、患者的血管条件、输液工具、患者配合度及自我管理能力、输液持续时间都有着很大的关系。因此，护理人员在治疗时应正确评估血管情况，选择适合的输液工具，按时巡视并观察输液部位，避免药物外渗性事件的发生。

1.药物相关性因素

药物的渗透压、浓度、pH值以及药物的细胞毒性作用和变态反应等均易引起血管痉挛，血管内膜受损及血管通透性增加，从而导致药物出现各种状态的外渗。引起外渗的药物常见有血管活性药物、化疗药物、高渗性药物、强酸/碱性药物、抗生素类等。化疗药物、高渗性药物一旦外渗后易引起局部皮肤出现水疱，严重者出现皮肤坏死，如柔红霉素、吡柔比星、氮芥、长春地辛、放线菌素、紫杉醇、伊立替康等。

（1）药物的pH值　正常血浆的pH值为7.35～7.45，过酸或过碱的药液会使血管内膜的正常代谢功能受到影响，从而导致药物外渗。输注药物的pH值应保持在6～8，以减少对静脉血管内膜的破坏。药物pH值＜5或＞9时，建议采用中心静脉给药，以增加血液稀释度，防止外周血管损伤。临床上常用刺激性药物的pH值如表4-1所示。

表4-1　临床上常用刺激性药物的pH值

药物	pH值
多巴酚丁胺	2.5～5.0
多巴胺	2.5～4.5
吗啡	4.68
异丙嗪	4.0～5.5
钾剂	4.0
万古霉素	2.5～4.5
环丙沙星	3.5～4.5

（2）药物渗透压　是指溶液中溶质微粒对水的吸引力。血浆渗透压的正常范围在240～340mmol/L，低于血浆渗透压（＜240mmol/L）为低渗溶液，高于血浆渗透压（＞340mmol/L）为高渗溶液。渗透压影响血管壁细胞水分子的移动。渗透压越高，对血管内膜刺激性越大。高渗溶液在静脉输注时，注意用量不宜过大，输注速度不宜过快，否则容易造成局部高渗状态而引起红细胞皱缩。药物随着配制溶液的不同，出现不同的渗透压。临床上常见的高渗性药物见表4-2。

表4-2　临床上常见的高渗性药物

药物	渗透压/（mmol/L）	药物	渗透压/（mmol/L）
10％氯化钾注射液	2666	50％葡萄糖注射液	1190
10％氯化钠注射液	3400	25％硫酸镁注射液	4166
TPN	1400	5％碳酸氢钠注射液	2526
20％甘露醇甘油果糖注射液	1090	5％氨基酸注射液	810～2000

（3）发疱性药物　是指外渗后引起皮肤黏膜形成水疱并出现局部组织坏死的药物，若处理不当可能会造成功能障碍。常见的发疱性药物有抗肿瘤药物、显影剂等（表4-3）。经外周静脉输注发疱性药物易发生药物外渗。因此，临床上使用发疱性药物时，建议选择中心静脉导管，如CVC、PICC、PORT等。

表4-3 临床常致外渗的药物种类

常用刺激性药物		常用发疱性药物
青霉素 头孢菌素 两性霉素B 阿昔洛韦 苯丙巴比妥 地西泮 氯化钾注射液、10%氯化钠注射液 甘露醇 碳酸氢钠注射液 TPN、脂肪乳类	抗肿瘤药物 ·长春新碱 ·多柔比星 ·紫杉醇 ·柔红霉素 ·吡柔比星 ·丝裂霉素	其他肠外输注药物 ·钙制剂 ·显影剂 ·钾制剂 ·多巴胺注射液 ·去甲肾上腺素 ·10%、20%、50%葡萄糖注射液

2.血管性因素

长期输液的患者血管反复穿刺，血管壁受损，血管的弹性差，管腔变细、变硬，当输注刺激性药物时，管腔内压力增大，容易导致药物外渗。

3.患者个体相关性因素

患者的年龄、体重与营养状况、依从性、认知度及其精神状态等均是导致药物外渗的危险因素。

（1）年龄　≥65岁的老年人血管脆性大，血流缓慢，药物输注起始部位的血药浓度相对较高，刺激作用更强，更易引起药物外渗；≤6岁的患儿血管壁薄，管腔细小，相比成人更容易受到药物的化学刺激。

（2）体重与营养状况　消瘦患者的血管容易滑动；肥胖患者的血管显露不明显，选择受限。

（3）认知度及其精神状态　认知改变或精神状态差的患者容易出现情绪不稳、躁动不安等表现。

（4）依从性　依从性差或理解能力差的患者难以配合治疗。

4.医护人员的因素

（1）输液工具选择不合理

① 一次性钢针和留置针相比，钢针更容易损伤血管壁，更易发生药物外渗事件。

② 在输注高浓度、高渗透压的药物或化疗药物时未选择中心静脉置管。

（2）护理人员的穿刺技术

① 穿刺过程中穿透血管。

② 针头斜面未完全进入血管。

③ 反复穿刺导致血管受损。

（3）选择的穿刺部位不合适

① 关节部位穿刺：患者活动后导致针头移出血管；或留置针的软管与血管内膜摩擦引起机械性损伤。

② 选择弹性、充盈情况差或已有静脉炎趋势的血管作为穿刺部位，导致药物外渗的风险增加。

③ 选择下肢静脉穿刺：由于下肢静脉血流缓慢，药物在局部的接触时间相对较长，当输注高渗或刺激性药物时，容易损伤血管内皮而发生药物外渗。因此，在条件允许的情况下，应尽量避免选择下肢静脉穿刺。

（4）留置的输液工具未在规定时间内拔除

① 留置时间过长导致药物外渗的风险增加，其与药物、溶液也有一定的相关性。

② 长时间在同一静脉上反复穿刺，特别是外周静脉进行大量输液时，容易导致血管内膜受损，出现药液外渗。

（5）护理人员相关知识欠缺　包括注射前评估不到位、合理静脉治疗的意识不强、风险宣教不到位等。①多项研究表明，有50％的护士对化疗药物外渗后果的严重性认识不足。85％以上的护士未参加过系统、全面的外渗知识的培训，未进行过专科资格认证。②护理人员获取关于化疗药物外渗的防治知识主要来源于临床实践、工作经验的总结。调查显示，英国伦敦地区只有27％的护士接受了应用化疗药物管理相关知识的岗前培训，67％的护士对于化疗药物管理主要来自临床实践的结果。

5. 疾病因素

（1）休克、昏迷的患者　患者的血管通透性显著增加。

（2）反复化疗患者　因药物的反复刺激导致患者血管脆性增加。

（3）糖尿病患者　患者因代谢异常，导致外周血管变性。

（4）静脉栓塞、乳腺癌术后等患者　疾病导致患者静脉压增高，外渗概率增大。

二、临床表现

（一）临床表现分期

药物外渗在临床上主要表现为三期，包括局部组织炎性反应期、静脉炎性反应期和组织坏死期。其具体表现如下。

（1）局部组织炎性反应期　可表现为局部皮肤发红、发热、肿胀、刺痛，沿血管出现条索状红线，没有明显的水疱和坏死（图4-14）。

（2）静脉炎性反应期　主要表现为局部皮下出血，可形成大小不一的水疱，水疱破裂后组织苍白形成浅表

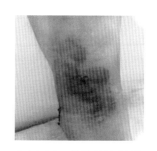

图4-14　药物外渗局部组织炎性反应期

溃疡（图4-15）。

（3）组织坏死期　局部皮肤坏死，形成黑痂或深部溃疡，由中心向外部区域逐渐蔓延，可伴有肌腱、血管、神经外露（图4-16）。

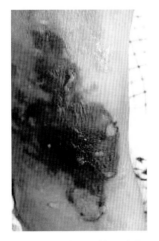 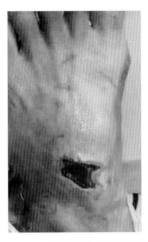

图4-15　静脉炎性反应期　　　　图4-16　药物外渗组织坏死期

（二）临床表现分级

INS药物外渗的分级见表4-4。

表4-4　INS药物外渗的分级

级别	临床表现
0级	没有症状
I级	皮肤发白，水肿范围最大直径小于2.5cm，皮肤发凉，伴有或不伴有疼痛
II级	皮肤发白，水肿范围的最大直径在2.5～15cm，皮肤发凉，伴有或不伴有疼痛
III级	皮肤发白，水肿范围的最大直径大于15cm，皮肤发凉，轻到中等程度的疼痛，自诉有麻木感
IV级	皮肤发白，有瘀斑、肿胀，水肿范围最小直径大于15cm，呈凹陷性水肿，循环障碍、半透明状，皮肤绷紧，有渗出，有轻至中等程度的疼痛，可为任何容量的血制品、发疱性或刺激性液体渗出

三、护理

【目的】

（1）患者在输液期间未出现药物外渗现象或药物外渗未导致严重后果。

（2）护理人员能选择合适的血管、正确的输液工具进行输液。

（3）患者配合程度高，自我防护意识增强。

（4）患者及家属对药物外渗相关预防知识掌握较好。

（5）患者创面愈合良好，肢体关节活动不受限，生活质量得到保证。

【评估】

1. 全身评估

（1）全身情况　充分评估患者的年龄、血管状态及是否存在相应的基础疾病，如糖尿病、恶性肿瘤、肺源性心脏病、静脉血栓等，基础疾病的存在导致患者血管条件明显变差，更容易发生药物外渗。

（2）病情评估　评估患者的生命体征，是否出现发热、脉速、呼吸增快等，根据情况及时处理。

（3）营养状况　评估患者近期的营养状况，是否出现食欲下降、消瘦等情况。根据患者的人体学指标及血清学检验结果进行综合判断。

（4）输液情况　评估患者输注药物的种类、量，输液的部位及采用的输注途径，外渗的级别及严重的程度等。

（5）辅助检查　根据患者检查结果，了解白细胞计数、C反应蛋白（CRP）及电解质的情况。

（6）疼痛　评估患者疼痛的程度、性质、持续时间，是否出现睡眠障碍、情绪不稳等。

2. 局部评估

（1）评估皮肤外渗范围、皮肤色泽，有无水肿、循环障碍等。

（2）评估外渗处有无形成伤口或溃烂及伤口或溃烂的面积。

（3）观察伤口或溃烂处有无渗液及渗液的颜色、量、性状等。

（4）局部有无关节僵硬、活动障碍等。

【处理流程】

（一）输液药物外渗的预防

药物外渗的防范成本远远低于治疗，预防药物外渗的发生是临床护理工作的一个重点。根据《静脉治疗护理技术操作标准》（WS/T 433—2023）明确规定，静脉治疗操作前要充分评估药物性质、患者年龄、病情、外周血管情况如弹性、充盈度等，识别静脉输注时可能发生的外渗风险及级别，并根据情况选择合适的输注途径和静脉治疗工具。

1. 合理选择输液方式和部位

护理人员应根据患者输液治疗时长、输液量、药物性质、患者血管及基础疾病等情况，选择合适的输液工具及部位。

（1）当长时间输注化疗药物、肠外营养、pH值＜5或＞9的液体或渗透压高于600mOsm/L的药物时，根据静脉输液治疗指南，严禁采用外周静脉通路输入，建议选择经中心静脉置管输液，包括中心静脉置管（center venous catheter，CVC）、经外周静脉穿刺植入的中心静脉置管（peripherally inserted central catheter，PICC）或输液港（implantable venous access port，PORT）植入等。

（2）外周静脉输注时，应选择弹性好、粗直的血管，如前臂、手背等安全系数较高的位置，一般不建议使用下肢静脉输注。

（3）患上腔静脉压迫症者，应避免在已发生淋巴水肿的肢体或存在功能障碍的位置输液。

（4）采用交替注射法，避免同一部位反复、多次穿刺或48h内同一侧静脉穿刺点下方穿刺。

2. 掌握正确的给药方法、浓度及速度

正确使用药物，严格掌握各类药物给药的方法、浓度和输入速度。

（1）严格遵守药物的配制要求。

（2）推注药物前，应先抽回血，确认针头在血管内再行推注。

（3）静脉注射的速度宜缓慢，并要求边推药边抽回血，确保药物在血管内。药物输注完成后均用生理盐水冲管，以减轻药物的刺激。

（4）联合用药时，应先了解药物的性质、治疗方案，合理安排输液顺序，原则上应先输入非发疱剂类药物。若均为发疱剂类药物，应先输入低浓度药液，两种化疗药物之间使用等渗注射液（生理盐水或5％葡萄糖注射液）冲管。

（5）若输注过程中出现药液不滴的情况，切忌此时拔掉输液管。因输液不畅可能是由血管痉挛所致，因此需综合判断后再进行下一步处理。

3. 加强巡视及交接班

（1）密切观察患者局部皮肤的情况。

（2）对于静脉循环差、输注外渗性高危药物等患者，应挂警示标识。

（3）做到每班有交班记录，查看患者时应重视患者的主诉，检查患者静脉回血的情况，一旦发现药物外渗应立即停止输液，同时采取相应措施。

4. 提升专业能力

（1）根据护理人员的层级及特点，有计划、分阶段、分层次地组织药物外渗相关知识培训，包括理论与实践，要求专科性和实用性相结合，提高护士对药物外渗防治知识的掌握。

（2）加强对低年资护理人员静脉穿刺技术培训，提高穿刺成功率。若一次穿刺失败，应立即换人、换部位穿刺，避免造成不必要的机械性损伤。

5. 建立不良事件网络上报系统

药物外渗不良事件在输液治疗中较为常见，当事件发生后应主动填报相关的信息上报系统，避免漏报或上报不及时。数字化的不良事件管理，一方面通过科室讨论，有利于护理人员了解事件发生的原因及造成的后果，吸取经验教训，提升护理质量；另一方面，信息系统的上报有利于数据的收集，便于客观、准确、实时地进行数据分析汇总，为医院、科室的护理决策提供支持。

（二）药物外渗的早期处理流程

发现药物外渗的早期处理是至关重要的，临床上输注化疗药物或血管活性药物较多的科室应建立输液外渗的紧急处理流程，针对不同的药物外渗情况组织培训及演练，便于医护人员在发现外渗后第一时间进行有效的处理。

1. 立即停止输液

（1）一旦发现药物外渗或外漏现象，应立即停止输液，断开输液装置。

（2）保留原有穿刺针，连接注射器，尽量抽出置管内及外渗至皮肤内的药液，有利于减轻局部的肿胀及药物对周围组织细胞的损伤。

（3）使用拮抗剂，可从原有的静脉通路注入或局部皮下注入。

（4）药物外渗量较大时，可用粗针头针刺或小切口切开外渗部位，以达到促进药物流出及局部减压的作用。

2. 评估

（1）快速通知科内静脉治疗小组相关人员一同评估外渗药物的名称、浓度、输液的量及毒副作用。

（2）评估外渗局部皮肤的红、肿、热、痛的范围，用记号笔做好标记，并记录测量值以便给予正确处理。

3. 局部处理

（1）抬高患肢　高于心脏平面20～30cm。防止局部组织长期受压，促进血液回流及加快药物的吸收。

（2）冷敷、热敷　当刺激性药物外渗时，可间断性冷敷局部24～48h（时间长短应以患者耐受程度为限），如甘露醇、氯化钾、对比剂等，冷敷能促使血管收缩，减少药物吸收，并促进某些药物局部灭活，从而减轻局部疼痛和肿胀；植物生物碱性药物如长春新碱、奥沙利铂等发生外渗时，则禁止冷敷，可采用局部热敷的方式，加快外渗药物的吸收和消散，减轻外渗所产生的皮肤伤害。而蒽环类药物外渗时则禁止使用热敷。因此，在使用热敷或冷敷前，一定要先了解外渗药物的种类。

（3）药物外敷　也是临床上常用于药物外渗的方法之一，主要有50％葡萄糖注射液、25％硫酸镁注射液、如意金黄散等。外敷时注意以不滴水为宜，时间维持在24h以上，湿敷的面积应超过外渗部位外围2～3cm，药物过敏者慎用。

（4）马铃薯片外敷　据研究结果表明，新鲜未长芽的马铃薯洗干净切成薄片，有消肿、镇痛、消炎及促进损伤组织细胞修复的作用，但并不适用所有情况，临床使用应甄别。

（5）环形封闭治疗　当对比剂或血管活性药如硝普钠外渗时，可采用封闭疗法。常用于局部封闭的药物主要有利多卡因、普鲁卡因，具体方法是：地塞米松注射液5mg+2％利多卡因注射液2mL+生理盐水7mL，15°～20°角进针，以针眼为中心沿着外渗范围行环形封闭注射。根据外渗情况，可以多次进行。利多卡因可以稳定细胞膜的跨膜电位，减少各种刺激反应，还可以阻断炎症刺激交感神经兴奋的传出，有效地减轻静脉炎的症状。梁琴等多名学者在针对药物外渗的治疗体会中也证实了封闭治疗在药物外渗中发挥的作用。

（6）记录　药物外渗部位、颜色、时间、范围，给药方式，药物的名称、剂量，患者主诉及处理措施，并进行追踪、随访。

（三）药物外渗创面的处理

药物外渗经局部处理后若效果欠佳，皮肤的颜色可能会发生改变，出现水疱、溃疡甚至坏死。护理人员应动态评估药物外渗伤口的情况及外渗的级别，根据情况选择合适的敷料或药物来促进伤口愈合。

（1）对于多发性的小水疱，要注意保护好水疱表皮，外用赛肤润、喜疗妥、水胶体敷料，再行包扎；抬高肿胀肢体，等待吸收；水疱大于1cm时，常规消毒皮肤后，可用无菌注射器抽吸水疱疱液，再选用合适的伤口敷料后纱布包扎或使用泡沫敷料粘贴。

（2）溃疡创面的处理　若水疱破溃后形成溃疡、皮肤发黑坏死、有感染迹象或已有感染时,应注意：①再次评估伤口创面的大小、颜色、深度及周围组织的情况，根据结果选择合适的敷料及伤口处理方式；②创面渗液较多时，可选用藻酸盐敷料、亲水纤维敷料等，促进渗液吸收；③创面合并感染时，需调整方案选择藻酸银敷料、亲水性纤维银敷料等抗菌敷料，在治疗过程中动态评估患者并根据创面具体情况选择合适的抗菌敷料；④当创面被黄色腐肉覆盖或伴有黑痂时，可采用自溶性清创方式，使用水凝胶敷料外加薄膜敷料，清除坏死组织，促进肉芽生长；⑤当外渗部位发生在四肢，尤其是手背或脚背时，不建议采用机械性清创方式，因为此处肌腱、血管丰富，机械性清创易损伤肌腱和血管，导致出血或影响功能。

（3）切开减压　当高压、快速输注对比剂或快速输注血液制品时，一旦患者自诉输液部位疼痛或肢体皮肤明显肿胀时，应立即评估是否发生筋膜间隙综合征，明确诊断后尽早切开减压，避免造成截肢等不良结局的发生。

（4）若外渗部位未痊愈，则外渗区域的周围及远心端禁止行各种穿刺注射。

【健康指导】

（1）使用化疗药物、刺激性强等特殊药物时，应指导患者选择经外周插管的中心静脉导管（如PICC、PORT）进行输液治疗。

（2）叮嘱患者在输液时切勿自行调节输液速度。

（3）输注化疗药物时，指导患者输液侧肢体注意制动，避免受压，以免影响血液回流造成药物外渗。若出现严重胃肠道反应如恶心、呕吐等症状时，应及时与医护人员沟通。向患者及家属反复强调输液外渗可能出现的症状、表现和注意事项，告知患者如输液部位出现疼痛、肿胀等异常，应及时通知护理人员，避免并发症的发生。

（4）指导患者加强输液部位的自我观察，了解有无疼痛、肿胀的感觉，及早发现、及时处理，提高患者的自护能力；告知患者保护静脉的重要性，以及输液外渗和输注高危药物的危害，引起足够的重视，必要时签署知情同意书。

（5）患肢不要用力，避免受压，避免测量血压，以防加重药物外渗的程度；根据药物的性质正确地施行冷敷、热敷。避免因错误的方式加大药物的渗出面积，导致组织坏死。

（6）功能锻炼　药物外渗后肢体会出现持续性肿胀、疼痛，如果外渗部位在脚背、手背、关节等处，活动时引起疼痛加剧，大部分患者都选择不运动患肢。随着病情的进展，当溃疡形成时，此种情况会越加明显。长此以往，可能出现手不能握拳或关节僵硬等。因此，在治疗过程中，护理人员应根据患者的具体情况，制订合理的功能锻炼计划。

① 鼓励患者进行适当的主动或被动训练，比如抓、拿、握拳、按摩、足背屈伸等一些小范围的关节活动。

② 根据患者的情况，加强肌力和关节活动范围，逐步增加活动量和运动时间。

③ 待创面基本愈合后，指导患者进行日常生活活动训练，最大限度地恢复肢体活动功能，保证患者的生活质量。

第四节　放射性皮炎

放射性皮炎（radiodermatitis，RD）是指在放射治疗时被各种电离辐射（如α射线、β射线、γ射线、X线等）以及放射性同位素照射皮肤、黏膜后所引起的各种急性或慢性炎症性损伤，可出现皮肤损伤和反应，表现可逆性的脱发或永久性毛发缺失、皮炎、色素沉着及不可逆的皮肤萎缩，还有皮脂腺、汗腺的损害，以致放射性坏死，最后形成溃疡。放射性皮炎又称为放射性皮肤损害，是肿瘤放射治疗时最常见的局部并发症，主要见于接受放射治疗的患者及从事放射工作而防护不严者。

一、概述

据国内外文献统计，约70％的恶性肿瘤患者在病程的某一阶段需要做放射治疗，而在恶性肿瘤45％的治愈率中，手术、放射治疗、化疗的贡献分别占22％、18％和5％。从数据中可以看出，放射治疗的治愈率已经接近手术的效果，甚至在某些部位的肿瘤（如头颈部）治疗中具有手术无法比拟的巨大优势（图4-17）。但任何治疗都是有利有弊的，放射治疗也不例外，据统计，在接受放射治疗的患者中，出现红斑、脱屑、溃疡等（图4-18）不同程度的放射性皮炎高达90％。放射性皮炎的出现在一定程度上影响了患者的局部美观，加重了患者的痛苦，且增加了患者感染的风险，降低了患者的生活质量，导致治疗中断而缩短生存期，给患者带来巨大的心理和经济压力。因此，采取有效的临床护理干预，预防放射性皮炎并发感染，确保患者放射治疗不受外界因素干扰，控制不良反应的发生，是非常必要的举措。

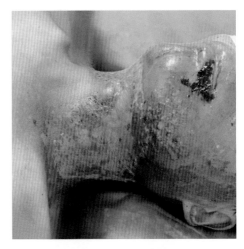

图4-17　鼻咽癌放疗

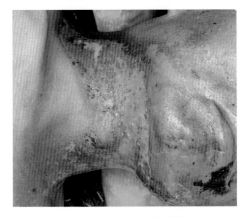

图4-18　鼻咽癌患者放射性皮炎

放射治疗（radiotherapy，简称放疗）是指通过放射性同位素或射线装置所产生的射线对肿瘤组织的抑制、破坏的作用来达到治疗的效果。从1895年伦琴发现X线和1896年居里夫妇发现镭开始，在临床上对恶性肿瘤采用放射治疗，达到促进疾病康复、提高患者生活质量及延长生命的目的。

（一）流行病学调查

据世界卫生组织统计，绝大部分肿瘤患者在不同的治疗阶段需要接受局部放射治疗。在接受放疗的患者中，约有95％患者会发生各种不同程度的放射性皮炎，尤其在肺癌、头颈部肿瘤、乳腺癌等患者中最常见。其中，大部分患者的放射性皮炎以轻度和中度放射性皮炎为主，20％～25％患者会出现皮肤糜烂甚至溃疡。据研究报道，头颈部患者放疗期间49％左右会出现Ⅲ级或Ⅳ级放射性皮炎。

（二）发病机制

放射性皮炎的发病机制较为复杂，分为急性效应、迟发效应、辐射对组织的直接损伤及持续性的炎症反应等。放疗早期基底细胞分裂能力受损，毛细血管通透性增加，出现一过性红斑、瘙痒；放疗后期炎症反应长，随着放射剂量的增加，基底层细胞被破坏，导致干性脱皮、湿性脱皮，甚至溃疡坏死。迟发性皮肤反应一般在放疗后数周、数月或数年出现。而辐射诱导产生的炎症机制尚未完全阐明。

根据正常组织的不同生物学特性及对照射的不同反应性，一般将正常组织分为早反应组织和晚反应组织两类：①早反应组织的特点是细胞更新很快，因此照射以后损伤很快表现出来，这类组织的α/β比值通常较高，损伤以后以活跃增殖来维持组织中细胞数量的稳定，进而组织损伤得到修复；②晚反应组织的特点是组织中细胞群体更新很慢，增殖层次的细胞在数周甚至一年或更长时间也不进行自我更新（如神经组织），因此，损伤需经过较长的时间才会表现出来，因而晚反应组织的α/β比值通常较低。

（三）相关危险因素

1. 内在因素

主要包括患者的皮肤特点、照射部位、营养状况、年龄、一般情况等。①肥胖、吸烟、肿瘤的分期与年龄等都与放射性治疗的发生具有相关性；②通常，机体潮湿的部位及皮肤皱褶的部位易出现皮肤反应，如头颈部、乳腺、腋窝区域、会阴部（图4-19）和腹股沟（图4-20）等部位；③此外，表面涂抹有香味的油脂或含有金属元素的物质如汞、银等，常会加重皮肤反应。

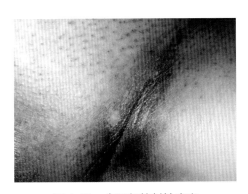

图4-19　会阴部放射性皮炎

2. 药物因素

急性放射性皮炎的发生发展与化疗药物的使用有一定的关系，如氟尿嘧啶、吡柔比星、甲氨蝶呤等，这些药物使用后皮肤对放射线的反应更加敏感，从而加重了放射线对皮肤的损伤。

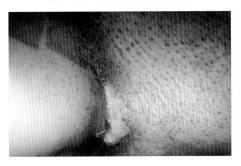

图4-20　腹股沟放射性皮炎

3. 外在因素

外在因素包括放射线的能量、放疗的剂量、方法、间隔时间及分割方式等。尽管直线加速器的皮肤防护效应能使最大课题点落在皮肤基底细胞层以下，但有些照射技术也可能增加皮肤的被照剂量，如皮肤填充物的应用、热塑膜的使用、平行对穿野照射而两侧皮肤靠近者（如喉癌放疗）、应用电子线照射以及乳腺癌保留乳房术后全程局部同步推量调强放疗（simultaneous integrated boost intensity-modulated radiation therapy，SIB-IMRT）等技术开展。

4. 其他

在放疗患者身上常常可观察到一种记忆现象，表现为结束一段时间放疗后再行治疗，原放疗部位可出现红斑及瘙痒等皮肤反应，其发生原因目前尚不明确，可能与照射野干细胞衰竭、存活干细胞基因变异、放疗局部血管改变以及药物超敏反应等相关。许多化疗药物可引起记忆效应，如放线菌素D（更生霉素）、多柔比星、甲氨蝶呤、氟尿嘧啶和博来霉素等，近年来的一些新药如吉西他滨、紫杉醇和培美曲塞也发现有记忆性效应，记忆性效应存在的时间从数周至数年不等。

二、临床表现与诊断标准

（一）临床表现

1. 临床分期

放射性皮炎可分为急性期和慢性期，根据放射线的剂量和个人耐受性，临床表现各有不同，患者的病情、病程及预后也有较大的差异。主要包括以下三类。

（1）急性放射性皮炎　主要是因一次或多次大剂量放射线照射所导致，但对放射线敏感的患者，即使剂量不大也可发病。皮肤改变可在短时间内出现，数小时至数天内又消退。其潜伏期一般为8～20天，可分成以下三度。

① Ⅰ度：放射区域最初表现为鲜红，后逐渐呈暗红色，或有轻度水肿。有灼热和瘙痒感。一般在3～6周后出现脱屑及色素沉着等表现。

② Ⅱ度：主要表现为明显的急性炎症水肿性红斑，形成水疱，水疱破皮后呈糜烂面。经1～3个月痊愈，愈合后出现色素沉着甚至脱失、皮肤萎缩及毛细血管扩张等现象。

③ Ⅲ度：表现为红斑水肿后组织迅速出现坏死，并形成顽固性溃疡。溃疡深浅不一，一般可穿通皮肤及肌肉，甚至骨组织；溃疡基底面有黄白色坏死组织，难以愈合；愈合后出现色素沉着、形成萎缩性瘢痕；严重者出现大血管闭塞，发生坏疽；也可能在溃疡和瘢痕的基础上继发癌变。

（2）慢性放射性皮炎　主要是由于长期、反复小剂量放射线照射所引起，也可由急性放射性皮炎转变而来。其潜伏期数月至数十年不等。患者皮肤炎症表现不显著，一般表现为皮肤干燥、皲裂、毛发脱落，甲床出现色素沉着及增厚甚至脱落，主要是由于皮脂腺、汗腺、毛囊以及甲床生发层细胞被放射线破坏而致。而皮肤纤维化使患者运动功能受到限制，出现组织挛缩、疼痛等。小动脉和微动脉在高辐射下易形成血栓，导致组织缺血，引起皮肤溃疡和坏死。

（3）特殊表现

① 回忆反应：是指放疗用某种药物后，照射区域的皮肤表现为红斑、水疱、水肿、斑丘疹甚至坏死，可能出现瘙痒或疼痛感。严重者继发感染，发生率为6%～9%。

② 嗜酸性多形性瘙痒性皮疹：主要表现为瘙痒性、局限性、多形性的红色丘疹，风团、水疱、脓疱、结节等非典型皮损少见。

③ 放疗后硬斑病：主要局限于放疗区域，一般在放疗后1年内发生，约25%患者皮损超出放疗区域，甚至发生泛发性硬斑病。表现为水肿性红斑、丘疹，伴有疼痛，偶见水疱，慢慢变为紫红色硬化性斑块，伴有色素沉着。

2. 临床分级

临床分级主要是按照国际抗癌联盟急性放射皮肤反应分级标准及美国肿瘤放射治疗协作组（RTOG）分级标准两种施行，具体内容如下：

（1）国际抗癌联盟急性放射皮肤反应分级标准　该标准将放射性皮炎分为5度。①0度：皮肤无明显改变。②1度：轻度红斑、出汗减少、干性脱发、滤泡。一般出现在治疗开始数日至数周内，症状在1个月内缓解。干性脱屑可同时伴随瘙痒、毛发脱落、鱼鳞样变，皮肤可能还会有色素改变。患者主诉可能与皮肤的感觉发紧相关。③2度：明显看出红斑、有触痛感、片状湿性脱皮、中度水肿，大部分局限于皮肤皱褶处，可能出现水疱。湿性脱皮的出现意味着真皮层的完整性已破坏，因此患者感染的风险有所增加（金黄色葡萄球菌）。因此对于湿性脱皮的患者，应密切观察患者的生命体征及感染征象，例如皮肤处有无脓性液体渗出和发热症状。④3度：凹陷性水肿、皱褶以外部位融合性湿性脱皮。湿性脱皮的范围扩展至皮肤皱褶之外。湿性脱皮出现融合性提示真皮层的损伤进一步扩大，而皮肤感染的风险和疼痛感也进一步增加。⑤4度：皮肤出现出血、溃疡、坏死，溃疡提示全皮层的缺损，伤口床可能存在坏死组织，愈合效果欠佳。

（2）根据皮肤急性放射损伤分级标准　可以将放射性皮炎分为Ⅰ级、Ⅱ级、Ⅲ级和Ⅳ级四个等级。

除了临床上常用的分级方式，放射性皮炎的分级有许多标准，其中RTOG/EORTC的分级标准应用最为广泛。但该标准也存在一定的局限性：①将干性脱皮与轻度红斑都归为Ⅰ级，而轻度红斑对于患者而言则比较容易接受。同样，鲜艳红斑与小斑片状湿性脱皮的分级也存在上述问题。因此，在该系统的基础上将其分为不同的亚类，有助于进一步区别。②仅仅根据医师或者护理人员肉眼的观察来分级，没有考虑到患者的主观感受。而由 Noble Adams 提出的 RISRAS 分级标准则考虑到了这个问题，它包含了患者的主观感受和医护人员的专业评估，因而结论更为全面和准确。

（二）诊断标准

分光光度法测定反射系数的方法曾在皮肤病学诊断中应用了许多年，现在成为评估受照射皮肤红斑程度的可靠方法。该方法主要是利用放疗中表皮细胞的死亡导致血流减慢的原理，将探针接触患者皮肤，通过测定皮肤微循环的血容量来评估红斑的程度。不同照射区域的皮肤红斑程度都可测量，还可通过测量周围的正常皮肤进行对照。该仪器还能探测到亚临床红斑，较肉眼观察敏感得多。有研究证实，分光光度法可检测到低剂量放疗就出现的而肉眼不易察觉的红斑，从而解释了为什么在放疗早期有些患者会出现放疗不适的现象。

另外，放射损伤可导致皮肤内自由水分子与结合水分子的改变，而电容率的大小与皮肤组织中水的含量有关。因此，可以通过测定电容率来评估放射性损伤的程度。其他的测量技术还有超声探测等，应用于临床实践还需进一步研究。

（三）鉴别诊断

临床症状不典型，诊断不明确时应与皮肤癣菌疹、接触性皮炎、移植物抗宿主反应以及 Stevens-Johnson 综合征、中毒性表皮坏死松解症等进行鉴别。①有明确的放射线照射（电离辐射）病史；②临床表现典型；③慢性放射性皮肤溃疡与溃疡性皮肤癌应通过活检进行鉴别。

三、护理

【目的】

（1）患者伤口症状得到有效的控制，病程进展符合预期，未发生感染等相关并发症。

（2）营养摄入合理，能满足患者机体需要。

（3）患者情绪平稳、心情舒畅，能积极配合治疗。

（4）患者对疾病有一定的认识，疾病自我管理的能力得到提升。

【评估】

（一）全身评估

（1）基础情况　包括：①评估患者的年龄、体重指数；②评估患者既往有无创伤史及手术史；③有无吸烟史、皮肤癌病史；④是否合并糖尿病、免疫性疾病等基础疾病。当然，这些因素的影响力相对来说概率小，但在评估时也不能忽视。年龄偏大的患者皮肤反应相对会轻，随着年龄的增大，基底细胞分裂减慢，对放射线敏感性也会降低。有吸烟史、皮肤癌病史及体重超重的患者，放射性皮肤受损的风险都会增加。

（2）营养状况　测量患者身高、体重，计算体重指数（BMI）；测量患者肱三头肌皮褶厚度，有无消瘦、水肿等表现，根据NRS 2002进行风险筛查，判断患者是否存在营养风险。

（3）辅助检查　按时复查血常规、电解质等生化检查，及时了解患者的实验室检查结果，判断有无电解质紊乱等。

（4）用药与治疗　评估患者的用药方案，了解有无使用免疫抑制药、抗凝药、化疗药物等。

（5）放射治疗的治疗方案　评估放疗的总剂量、每日剂量、照射面积、间隔时间及解剖部位。接受放疗的照射剂量越大，间隔时间越短，照射面积越大，就越容易导致急性放射性皮炎的发生；阳光直射区域、频繁摩擦部位及其他一些皱褶易潮湿的部位，如头颈部、胸壁、锁骨上区域、脸部、腋窝、腹股沟及耳后，都是急性放射性皮炎的多发部位。

（6）心理及社会支持　包括：①评估患者的精神状态、心理状态和社会经历，以及对疾病的认知能力，了解患者对治疗和护理的依从性；②家庭及社会的支持力度。

（二）局部评估

（1）放疗区域　包括：①评估伤口形成的原因；②创面的部位、范围，有无红斑、水肿；有无溃疡及溃疡的范围，有无分泌物，观察分泌物的颜色、气味、量；③创面基底皮肤的颜色、感觉等；④皮肤有无干燥、瘙痒、萎缩等；⑤周围皮肤的情况。

（2）疼痛　了解患者有无灼烧感及疼痛感，评估疼痛的程度、持续时间及其他不适。

【处理流程】

（一）皮肤护理

1. 放疗前的预防护理

大量临床护理案例发现，在放射性皮炎护理中采取预见性护理措施可起到良好的效果。

（1）患者病变部位在头颈部，当照射野通过口腔时，需要做好患者的口腔护理，放疗前拔除龋齿，对牙周炎或牙龈炎采取相应的治疗后再进行放疗。

（2）照射区皮肤有伤口，应先将伤口妥善处理使之愈合，如有感染，应控制感染后再行放疗。

（3）保持局部清洁卫生，加强营养摄入，提高机体免疫力。

2. 照射野皮肤的护理

（1）照射区用温水和柔软毛巾轻轻清洗，放疗照射区局部不要热水浸浴；皮肤处禁用碘酒、乙醇等刺激性消毒剂。

（2）照射区禁止静脉注射穿刺，不可粘贴胶布。使用化妆品会增加皮肤的照射剂量，易导致皮肤放射性皮炎的发生，因此，应提前告知患者不可使用化妆品。

（3）照射区毛发可用电动剃须刀剃除，禁用剃毛刀，防止刮伤皮肤，导致在放疗过程中出现皮肤感染。

（4）避免温度性损伤，如晒太阳；避免过冷或过热的刺激，如热敷、冰袋冷敷等。

（二）放射性皮炎的分级护理

放疗过程中出现的放射性皮炎不能完全杜绝，在治疗过程中主要是为了防止放射性皮炎由轻度发展到重度，因此在治疗前，护理人员着重做好放疗的健康指导，并贯穿放疗过程的始终。

（1）Ⅰ级放射性皮炎的护理　对于Ⅰ级放射性皮炎，若仅出现皮肤潮红、轻度红斑或伴轻度瘙痒症的皮肤反应时可不作特殊处理。①指导患者及家属注意观察照射部位皮肤的变化，尤其是褶皱处，若出现颜色异常或不适应时及时告知医护人员。②严重瘙痒者，叮嘱其切记不可抓、挠或私自擦拭药物、药膏，若有必要遵医嘱涂抹2%冰片、痱子粉等。③放疗期间可在淋浴下使用温水、非碱性不含香料性质温和的肥皂或浴液清洗放射野皮肤，可显著降低皮炎的发生率，改善照射野皮肤红斑、灼热感及疼痛等不适。④使用皮肤保护剂可降低放射性皮炎的发生率，提高照射部位皮肤的耐受程度。⑤指导患者放疗前剪短发，有利于提高放疗的准确定位，避免照射部位细菌感染。⑥保持照射部位皮肤干燥，清洁照射部位皮肤时应使用软毛巾打湿、轻拍或沾洗，不可采用摩擦式清洗，防止皮肤破损。

（2）Ⅱ级放射性皮炎的护理　措施包括：①指导患者保持照射野皮肤的干燥与清洁，尽量避免粗糙物（如衣物等）对皮肤摩擦，穿宽松且无领的柔软上衣，遵医嘱使用止痒药物。②滋润、保湿对皮肤有一定的保护作用。③局部创面使用康复新液，可有效改善局部皮肤的血液循环，缓解因炎症引发的水肿，还可起到消炎的效果，促进皮肤愈合。

（3）Ⅲ级放射性皮炎的护理　①对于皮损面积比较小、小水疱未破裂且张力较小的情况，促进小水疱的自行吸收。②对于皮损面积比较大、张力较大的水疱，选择型号合适的无菌注射器在无菌操作下抽出水疱内的液体，并及时涂抹湿润烧伤膏，并密切观察皮肤情况。③局部皮肤出现脓液时，可先用生理盐水清洁后涂抹莫匹罗星等外用抗菌药物；若皮损经处理后仍持续加重，则需停止放疗。④当受损皮肤结痂、脱皮时不可用手撕，预防继发性感染。⑤为抑制急性放射性皮炎的红肿、灼痛等炎症反应，可早期使用抗组胺类药物治疗。必要时可采用糖皮质激素治疗，如泼尼松口服。⑥根据创面细菌培养和药敏试验结果选用敏感抗生素。

（4）Ⅳ级放射性皮炎的护理　措施包括：①经评估若患者出现Ⅳ级放射性皮炎，则需立即停止放疗，照射野皮肤则应禁止再次接触射线。②在治疗过程中医护人员做好伤口的动态评估，根据情况制订计划，控制感染、清除坏死组织及渗液，选择合适的敷料覆盖，促进伤口愈合。对明确感染性伤口，医师应通过药敏试验结果，给予相应的治疗措施。局部应用抗感染敷料，必要时予以全身抗感染治疗。

（三）手术治疗

对于长期不愈的大面积溃疡，必要时由医师采用手术切除或者皮瓣移植术，进行活检病理学检查，警惕进一步恶变的可能。皮肤严重放射损伤，通过局部扩大切除的方法来修复皮肤。

（1）手术指征　急慢性Ⅲ度损伤，坏死和溃疡大于3cm；功能部位急慢性Ⅱ度损伤，早期手术可预防关节畸形，以保证功能的恢复。

（2）手术时机　根据受照射剂量，判断可能损伤深度、坏死，溃疡的创面可采取手术治疗。

（3）切除范围和深度　尽量将照射区损伤的组织全部切除，彻底切除。范围大于损伤边缘0.5～1cm，否则损伤组织的边缘供血不足会导致移植的皮片或皮瓣愈合欠佳，切除深度包含坏死、变性组织、瘢痕或溃疡组织，做彻底清创术，使创底和创缘组织恢复柔软、有血供的正常组织。

（4）纠正水、盐、电解质紊乱和维持酸碱平衡　大面积皮肤损伤时，组织细胞被破坏，有渗出时，同时患者有呕吐、腹泻等反应时，易造成电解质紊乱和代谢性酸中毒，严重者甚至发生休克。动态关注血液生化检查结果，随时适量补充各种电解质和碱性药物。若发生休克者，应积极采取抗休克治疗措施。

（四）营养支持

放疗在杀伤肿瘤细胞时，对人体的正常组织也会有不同程度的损伤，引起咽喉痛、恶心等不适，影响营养摄入，营养支持对组织修复和治疗的效果都有着十分重要的作用。因此，护理人员应在治疗过程中综合评估各方面因素，根据患的年龄、体重、每日的活动量及营养现状等，制订合理的饮食计划。

（1）若患者进食达不到需要的能量，可考虑留置胃管。通过鼻饲方法来提供充足的营养。

（2）通过静脉营养补充，输注葡萄糖、氨基酸、脂肪乳等。必要时采取全胃肠外营养的支持治疗，出现白细胞下降或出血时可考虑输血治疗。

（五）疼痛护理

（1）评估疼痛的部位、性质、程度，是否出现相应的不适，根据疼痛评分评估患者的疼痛情况，分数越高，则疼痛越剧烈。

（2）根据患者的情况分别处理。轻度疼痛者，引导患者做自己喜欢的事情转移注意力（如读书、看视频、听音乐等）；评分为6分及以上者，遵医嘱给予相应的镇痛药物，如羟考酮缓释片、曲马多粉剂、布桂嗪注射液、地佐辛注射液等药物。注意24h内使用药物的剂量、间隔时间及疼痛的缓解程度。

【健康指导】

1. 日常护理

告知患者在放疗前、放疗中、放疗后吸烟、喝酒的危害性，劝导患者戒烟酒，防止口腔黏膜反应。

2. 皮肤保护

（1）保护好皮肤，避免各种因素刺激，使用温和的肥皂和清水进行清洗及沐浴；避免抓、挠、摩擦等刺激，使用柔软毛巾轻拍皮肤；避免与极端温度接触，如热水瓶、冰袋等；局部禁用碘酒、酒精等刺激性消毒剂；切忌用手撕剥皮肤脱屑。交代患者选用全棉的、柔软的内衣裤，避免粗糙的衣物对皮肤的摩擦，避免抓挠，防止机械性损伤。

在进行放疗前，医护人员向患者及家属讲解有关放疗的知识，在放疗中可能会出现的皮肤不良反应及需要患者、家属配合的注意事项，可给患者提供通俗易懂、图文并茂的宣传手册，使患者减轻或者消除焦虑及恐惧的心理。

（2）照射区域切勿擅自用香水、除臭剂、爽身粉、润肤乳或凝胶等。使用放疗中心推荐的普通（不含香料）润肤剂来清洁、安抚和软化照射区皮肤，可以帮助维持皮肤水分、皮肤完整性和患者舒适度；选择穿着柔软、宽松的衣物。

（3）治疗前向患者说明放疗对照射区皮肤的损伤，并要保护照射区皮肤的重要性，告知患者局部不随便用药。

（4）防晒　在皮肤完全愈合前避免太阳照射，因为经过放疗的皮肤对太阳光更敏感而有受损的风险。患者应做好全面的防护措施以提供最大保护，包括防晒霜、遮阳衣物等。

（5）在含氯的水中游泳对皮肤有干燥作用，因此在皮肤损伤完全康复前应避免游泳。

3. 合理饮食

（1）加强对患者、家属营养方面的知识宣教，保证充足的营养，在放疗间隙期，给予优质蛋白质及必需营养素，同时注意营养摄取要均衡、合理。

（2）食物的搭配上，注意色、香、味俱全，指导患者少量多餐，同时营造一个清洁舒适的进餐环境。

（3）告知患者细嚼慢咽，禁食辛辣等刺激性食物，避免损伤食管黏膜的意外发生。

（4）鼓励患者多饮水，保证每天2000mL左右的水分摄入，有利于放疗后肿瘤细胞坏死崩解后释放出来的毒素加速排出体外，减轻患者全身放疗反应。

4. 心理护理

当发生放射性皮炎时，很容易产生焦虑、抑郁甚至绝望的心理反应，不良情绪能降低患者的治疗意愿，影响疾病转归。因此，有效的心理干预能调动患者的积极性，促进创面愈合。护理人员应观察患者心理状态，了解原因，并进行心理疏导，早期解决患者不良情绪。

5. 随诊

定期复查，若皮肤出现疼痛、破损等不适，应及时就医。

第五节　失禁性皮炎

失禁（incontinence）是指在患者无意识、无法控制的情况下，在不适当的情况下将粪便或尿液排出，分为大便失禁和尿失禁。

大便失禁（fecal incontinence，FI）是指肛管的括约肌对粪便和气体排出控制失去能力，气体、液体和固体粪渣不由自主地排出肛门，属于排便功能紊乱，可分为完全失禁和不完全失禁。大便完全失禁指不能随意控制粪便及气体的排出；大便不完全失禁指能控制干便排出，但不能控制水样便和气体排出。

尿失禁（urinary incontinence，UI）是指由于膀胱括约肌损伤或神经功能障碍而丧失自控排尿能力，使尿液不自主地流出。

一、概述

失禁性皮炎（incontinence-associated dermatitis，IAD）的患者因皮肤长期暴露于粪便、尿液，尿液中的氨、尿素氮、尿素等物质为弱碱性，破坏了皮肤的弱酸性环境；大便中的蛋白水解酶则在一定程度上削弱了皮肤角质层的功能。长期在此环境中导致皮肤出现红肿、湿疹、水疱等，进一步发展为失禁性皮炎。失禁性皮炎不仅加重了患者的心理痛苦及身体不适感，还增加了患者的经济负担，并出现糜烂、皮肤感染等一系列严重症状，从而影响患者的生活质量及身心健康。IAD的发病率随着人们年龄的增长而逐步增加，采取有效措施针对性预防并积极治疗，对减少IAD的发生，改善患者的临床结局具有重要意义。

1. 尿失禁

尿失禁按照发病机制可分为急迫性、压力性、混合性、充盈性和完全性尿失禁五大类。

（1）急迫性尿失禁　严重的尿频、尿急，膀胱不受意识控制而排空，通常继发于膀胱严重感染，由膀胱不随意收缩而引起的。

（2）压力性尿失禁　当腹压突然增高如咳嗽、打喷嚏、大笑、屏气等时，尿液会不由自主地流出。按照Gullen分度标准，压力性尿失禁按程度分为四度：Ⅰ度，咳嗽时腹压突然增加时，偶尔发生尿失禁；Ⅱ度，每次用力咳嗽、用力屏气时也会发生尿失禁；Ⅲ度，在行走或者站立时出现尿失禁；Ⅳ度，卧位时也发生尿失禁。

（3）混合性尿失禁　指急迫性尿失禁与压力性尿失禁混合，常见于老年女性。

（4）充盈性尿失禁　又称假性尿失禁，指膀胱功能完全失代偿，膀胱过度充盈而造成尿液不断溢出。常见于因各种原因所致的慢性尿潴留，膀胱内压超过尿道阻力时，尿液持续或间断溢出。

（5）完全性尿失禁　又称真性尿失禁，指尿液从膀胱中流出，膀胱呈空虚状态。常见的原因为外伤、手术或先天性疾病引起的膀胱颈和尿道括约肌的损伤，还可见于女性尿道口异位、膀胱阴道瘘、尿道直肠瘘等。

2. 失禁性皮炎

Gray等学者于2007年首先提出关于失禁性皮炎的概念，也称为失禁相关性皮炎。常见于会阴部、骶尾部、臀部（图4-21）、肛周（图4-22）、腹股沟、

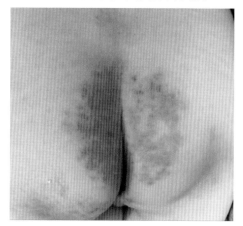

图4-21　臀部失禁性皮炎

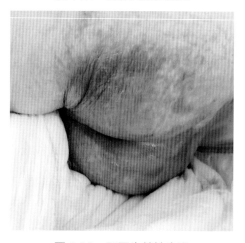

图4-22　肛周失禁性皮炎

男性阴囊、女性阴唇、大腿内侧及后部（图4-23）。主要是由于皮肤受到物理、化学因素反复刺激等原因导致皮肤屏障功能受损，在临床上是失禁患者常见的并发症，属于潮湿相关性皮肤损伤。

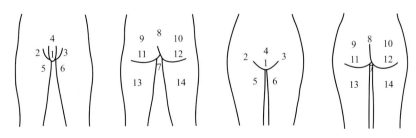

图4-23　失禁性皮炎好发部位

1—生殖器（阴唇/阴囊）；2—生殖器与大腿之间的右腹股沟褶皱（皱褶）；3—左腹股沟褶皱（生殖器与大腿之间的皱褶）；4—下腹部/耻骨弓；5—右大腿内侧；6—左大腿内侧；7—肛周皮肤；8—臀沟（臀部之间的皱褶）；9—左上方臀部；10—右上方臀部；11—左下方臀部；12—右下方臀部；13—左大腿后部；14—右大腿后部

（一）流行病学

失禁性皮炎的发生率在不同地区均有较大差异，据相关研究统计，国外失禁性皮炎的患病率在5.6%～50%，发病率在3.4%～25%。在老年人中失禁性皮炎发生率随着年龄的增加而升高。据报道，70岁以上的老年人失禁性皮炎发生率高达41.3%，不同机构不同人群中，失禁性皮炎的发生率存在较大差异。

临床上失禁现象普遍，据有关文献报道，在护理住院周期长的患者中，大小便双重失禁患者失禁性皮炎的患病率约为25.6%，单纯尿失禁患者失禁性皮炎患病率约为46%，大便失禁的患者失禁性皮炎患病率为29.5%。目前，尚未针对中国ICU患者失禁性皮炎的大样本进行流行病学调查，虽然有研究对失禁性皮炎的发生率进行了探讨，但受限于样本设计方案、经费及诊断标准等多方面因素的影响，调查结果有一定差异，所以反映我国ICU患者失禁性皮炎发生的实际情况和严重程度存在一定的困难。

（二）病因及发病机制

伴随着社会老龄化的进程，失禁性皮炎成为护理人员和困扰患者的一大难题，严重影响了患者的生活质量，给家庭带来了高昂的护理成本，对患者的心理健康产生深远影响。一般来说，老年人、糖尿病、截瘫、生活不能自理、危重症患者，其住院治疗周期较长，可能需要长时间卧床，更易发生失禁性皮炎。其主要原因有以下几点。

（1）疾病因素　临床上部分患者因为疾病原因，导致大便失禁或不自主排便的频率增多。皮肤与尿液和粪便接触时间较长，越容易出现失禁性皮炎。研究表明，大便失禁的持续时间、量及频率是影响失禁性皮炎的关键因素，营养不良、感染、意识障碍、压力性损伤评分为高危者，是诱发失禁性皮炎的独立危险因素。

（2）年龄因素　越来越多的研究表明，失禁性皮炎的发生率随着年龄的增长而增加，可能与老年人皮下脂肪减少、皮肤松弛、弹性差、皮肤屏障功能减退，难以抵御大小便刺激，且皮肤自愈能力下降等有关。

（3）护理因素　患者因为在生活上长时间无法自理，大小便失禁，若清理不到位、不及时，致使皮肤长期处于潮湿环境中，并且离不开护理垫、纸尿裤等护理用品，该类物品对皮肤的摩擦，容易造成皮肤的一些微小损伤，而医院环境中的各种操作护理，容易导致细微伤口发生感染。因此，照顾者在长期的生活护理中，动作应尽量轻柔，否则也容易导致失禁性皮炎的发生。

（4）皮肤原因　大部分患者因自身皮肤组织耐受力差，长时间卧床致使患者皮肤组织血液循环障碍，从而引起皮肤缺血与缺氧，不能正常代谢，而长时间的潮湿刺激，大大增加了失禁性皮炎的发生概率。

（5）护理用品的因素　患者家属因经验、家庭条件等原因，在购买护理垫、纸尿裤时未充分考虑材质、透气性等影响，且很多患者及家属为了节约成本，不能避免更换不及时的情况，导致在使用过程中易产生吸收效果不佳、影响透气等问题，这也是发生失禁性皮炎的重要因素。

（三）鉴别诊断

失禁性皮炎（IAD）与压力性损伤（PU）、摩擦损伤性皮炎（ITD）在临床表现等方面存在一定的相似性，需要进行鉴别诊断，见表4-5。

表4-5　IAD与PU/ITD的鉴别

项目	压力性损伤（PU）	失禁性皮炎（IAD）	摩擦损伤性皮炎（ITD）
病理生理	缺血性损伤	对粪便/尿液的炎症反应	皱褶部位的炎症反应及线状损伤
位置	骨突处、受压部位	会阴、肛周、股内侧、臀部	臀裂、腹股沟缝隙
相关因素	活动减少、感觉减退	小便和（或）大便失禁	排汗受阻、摩擦力
深度	最初表现为Ⅰ期、最终可发展为全皮层损伤（Ⅲ/Ⅳ期）	通常为部分皮层损伤	通常为部分皮层损伤至少在最初阶段
形态/分布	通常呈圆形；涉及剪切力时可呈椭圆形或长形；边界清楚	边界不规则，界限不清楚，呈弥散性、镜面性	皮肤的线状裂口
伴发症状	可有坏死组织、潜行、窦道，可能出现继发性软组织感染	周围皮肤通常出现浸渍，可能出现继发性浅表性皮肤感染（如念珠菌感染）	周围皮肤可能被浸渍

二、临床表现及分级标准

失禁性皮炎的主要表现为皮肤红疹、红斑、水疱、浆液性渗出、糜烂、皮肤破损等炎症表现，伴有或不伴有感染。随着皮肤长时间处于潮湿环境，皮肤症状会随之加重，越来越难以护理，并增加压力性损伤和导管相关尿路感染的风险。

护理指南根据失禁性皮炎的严重性，将其分为以下三级。

（1）轻度失禁性皮炎　主要表现为暴露在大小便周围的皮肤呈潮湿状，但较为完整；无水疱，边缘不规则，皮肤呈红色或粉色；皮温较正常皮肤稍高，感知能力正常，触诊时有针刺感或烧灼感。

（2）中度失禁性皮炎　患者受刺激的皮肤部位为红色、发亮，深色部位可表现为发黄、发白或发紫，常伴有少量的皮肤缺损；局部有破损或渗液，严重时可有渗血，疼痛感强。

（3）重度失禁性皮炎　受损皮肤发红且出现明显皮层缺损现象，外露区域有渗液、渗血，肤色深暗患者可能会呈黄色或白色；真菌感染者，受损皮肤出现红疹红斑并且伴有散在的小红点，主诉可能有瘙痒感，同时患者疼痛明显。

三、评估

1. 失禁性皮炎的风险评估工具

（1）2008年由Joan Junkin发表的"失禁性皮炎介入表"（incontinence associated-dermatitis intervention tool，IAD-IT）　失禁性皮炎干预工具（IAD-IT），见表4-6，是由美国压疮顾问小组（National Pressure Ulcer Advisory Panel，NPUAP）所发布的实用性诊断工具，通过视诊、触诊来评估失禁性皮炎的分级，分为早期失禁性皮炎、中度失禁性皮炎、重度失禁性皮炎、合并真菌感染性皮炎。

（2）会阴部评估工具（perineal assessment tool，PAT）　见表4-7，由Nix于2002年提出，用来评估失禁性皮炎的相关危险因素。包括刺激物类型、接触时间、强度、会阴部皮肤状况以及其他影响因素（如低蛋白血症、抗生素的应用等）。评分标准采用Likert 3点计分法，总共4～12分，分数越高表示发生率越高，总分4～6分属于低风险，7～12分属于高风险。量表的评定者间信度、重测信度、结构效度、预测效度总体良好，可以作为失禁性皮炎发生风险的初筛工具。

表4-6　失禁性皮炎干预工具（IAD-IT）

分级	定义	护理措施
高危	1. 局部皮肤无红斑或温度不高于周围皮肤，表现出既往罹患失禁性皮炎或已愈合所留下的痕迹有颜色上的改变	1. 使用含有清洁、保湿防护作用的一次性防护巾 2. 若不能提供防护巾时，可采用酸性清洁剂（pH＜6.5）、无肥皂成分（肥皂碱性过强）；轻柔清洗（泡湿1～2min，勿用力擦洗）；使用皮肤保护剂（硅油、凡士林）

分级	定义	护理措施
高危	2.不可完全正确地自我护理或完全不能自我照顾及沟通者 3.24h内出现3～4次以上无法控制的排水样便	3.使用内裤或一次性垫巾。皮肤可适当暴露在外面；建议在坐位或走动时使用封闭式的一次性垫巾、卧位时选纸尿裤等 4.病因处理：①查明失禁的相关原因，检查是否存在尿路感染；②制订适当的上厕时间，训练排便习惯；③效果欠佳时应请相关专科医师予以会诊

表4-7　会阴皮肤评估工具（PAT）

评估项目	1分	2分	3分
不同刺激物及强度	成形粪便或尿液	软便混合或为混合尿液	水样便或尿液
刺激时间	床单、尿布每8h更换一次并清洗	床单、尿布每4h更换一次并清洗	床单、尿布每2h更换一次并清洗
会阴部皮肤状况	皮肤干净、完整	红斑、皮炎合并或不合并念珠菌感染	皮肤剥落、糜烂合并或不合并皮炎
影响因素：低白蛋白、感染等	0～1个影响因素	2个影响因素	3个（含）以上影响因素

2.失禁性皮炎的严重程度评估工具

（1）1993年Brown和Sears提出了会阴部皮肤评估工具（perirectal skin assessmment tool，PAST），该量表从4个方面评估失禁性皮炎的严重程度，以及易发生IAD的13个部位，各部位的皮肤红斑现象；皮肤是否缺失；是否有皮疹，为不同情况分别附加图片，并赋分，根据总分判断失禁性皮炎的严重程度。

（2）由Kenzed & Lutz提出的皮肤评估工具（skin condition assessment tool，SAT）。该类量表需要经过很精确的测量，通常应用于研究工作。

3.失禁性皮炎的严重程度分级工具

该类评估工具更深入细化评估失禁性皮炎的严重程度，主要包括以下两个。

（1）2010年发表的失禁性皮炎的严重性评估工具（incontinence associated dermatitis severity instrument，IADS）该表主要通过易发生失禁性皮炎的13个区域的评估，并将每个区域分为3个等级，然后根据所有区域的总分来判断失禁性皮炎的严重程度，此评估工具有较高的信效度，并在临床实践中可实行连续性评估。

（2）会阴部皮炎等级量表（perirectal dermatitis grading scale，PDGS）该量表局限于肛周，且缺乏失禁所致受损皮肤的评估，在推广应用方面有一定的局限性。

四、护理

【目的】

（1）患者疼痛、瘙痒、皮疹等症状得到改善，患者生活质量得到提高。

（2）提高患者、家属对该疾病的认知提高，家属的照护能力得到提升。

（3）有效预防感染等并发症的发生。

【评估】

患者发生失禁性皮炎后，医护人员应对患者的皮肤进行全面的评估及检查，判断失禁性皮炎的种类及严重程度。

1. 全身评估

（1）基础情况　评估患者年龄、活动度、自理能力、外伤史，评估是否有病情危重、认知障碍、活动功能障碍及个人卫生差等引起失禁性皮炎发生的独立危险因素，评估是否存在腹泻、肥胖、摩擦力、昏迷、糖尿病、慢性消耗性疾病等情况。

（2）全身情况　评估患者有无发热、寒战、食欲缺乏等全身不适，了解有无继发感染等，根据情况及时处理。

（3）饮食情况　①评估患者的饮食情况，了解其饮食结构、进食次数和食物的来源；②对于留置胃管的患者，了解其进食速度及胃管的洁净状况，了解留置胃管的原因；③评估是否使用了易导致胃肠功能紊乱的药物。

（4）心理-社会状况　①评估患者的心理状况及自我照顾能力；②评估患者及家属的依从性，对该疾病的了解和配合程度。

2. 局部评估

（1）评估失禁性皮炎状况　包括类型、分期、刺激时间、强度、会阴和臀部的皮肤情况及其影响因素等。

（2）尿液及粪便情况　在评估过程中，了解患者尿液及粪便的次数、频率、颜色、质地及性状等，次数频繁可考虑留取大小便进行检查。

（3）皮肤情况　密切观察患者皮肤的颜色、渗液；有无皮损及皮损的范围；糜烂的深度；周边皮肤的情况。

（4）导管情况　评估患者是否留置导尿管、肛管等，观察引流液的量、性质、颜色等。

【处理流程】

失禁性皮炎严重影响患者的生活质量，在临床工作中加强对失禁性皮炎的认识、评估、鉴别、预防及治疗，根据患者的情况制订个性化的护理计划，倡导多学科合作，同时对患者和家属普及日常生活护理方法等相关知识来有效预防、护理失禁性皮炎，促进失禁性皮炎的早日转归。

1. 皮肤护理

（1）预防　对于皮肤问题，预防往往胜于治疗。

① 清洁皮肤：皮肤的清洁问题主要在于清洁产品的选择、清洁和干燥方式及清洁的频率。针对失禁性皮炎患者应采用专业清洁产品，不建议使用碱性

肥皂，建议选用pH接近正常皮肤酸碱度且不含香精与刺激物的产品。禁止使用碘酒或乙醇等消毒液清洗伤口，以免刺激局部发生细胞毒性反应，使伤口愈合延迟。清洗水温不宜过高，温度适宜在37～40℃。清洗的用品可选用一次性医用无纺纱布或一次性清洗巾。在清洗过程中一定要注意用力均匀，若污渍难以洗去也要避免过度用力，以免蹭破皮肤导致感染；目前清洁会阴部的常用方法分为擦洗法和喷雾洗等，干燥的方式主要为擦拭、自然蒸发或轻拍等。国外研究显示，用毛巾轻拍皮肤的干燥方法会增加皮肤摩擦损伤的风险，并且没有传统轻柔擦拭的效果好。我国台湾的学者认为可以使用冲洗的方式护理失禁患者。但目前仍需要通过更多研究来证明不同的清洁方式对失禁性皮炎的防治效果。

② 滋润皮肤：其目的主要是为了增强或修复皮肤的水分屏障，保持和增加皮肤的含水量。滋润剂主要包括湿润剂、润肤剂、封闭剂和水等。对于干燥的皮肤，合理使用含有润肤、保湿功能的保湿剂如甘油、丙二醇、山梨糖醇等，是最佳的管理办法；对于过度水合的皮肤应当选择脂肪酸、胆固醇等封闭性润肤剂，因该类物质能起到软化皮肤的作用。

③ 保护皮肤：皮肤保护剂可以隔离和保护皮肤，避免过度潮湿及尿液和粪便的刺激损伤，并维持皮肤的正常屏障功能。目前临床上常用的皮肤保护剂有赛肤润、红霉素软膏、湿润烧伤膏等，皮肤保护剂可以有效防止失禁性皮炎的发生。不同的皮肤保护剂具有各自的优点，临床上根据情况可以单独涂抹也能混合应用。但到目前为止，尚无统一的标准用于评价不同保护剂预防失禁性皮炎的效果。

④ 各类吸收器的应用：为避免皮肤接触粪便和尿液等刺激物，必要时可采用吸收性产品（如一次性尿垫、纸尿裤）等辅助器具，避免引流物刺激，保护皮肤的完整性。

（2）体位　尽量暴露失禁处皮肤，减少刺激。注意保护好患者身上连接的导管等物。每班护士需动态关注并督促患者体位的变换，观察皮肤情况。如有异常要及时处理。

（3）消毒隔离　失禁性皮炎在日常护理过程中，应注意遵守无菌操作原则，预防院内交叉感染。①护理人员应重视手卫生，采取六步洗手法，在每次护理操作前、中、后均用手消毒液洗手，以免手上有残余细菌，影响疾病愈合进程。②房间每天定期空气消毒，每日通风30min以上，提升室内空气质量。

（4）记录　各班的记录中应有皮肤颜色，失禁性皮炎的大小、渗出、水疱、体位等的描述，并将伤口拍照留存作对比。

（5）失禁性皮炎相关性压力性损伤的预防　包括：①加强受压部位的评估与体位垫枕的选择；②协助患者按时翻身，减少皮肤受压；③指导患者选择透气性好的护理垫，同时也要注意床单位的清洁、平整；④向家属宣教压力性损伤的好发部位：如骶尾部、肩胛骨、踝关节处等，保护好受压部位。

2. 失禁性皮炎的分级处理

（1）轻度失禁性皮炎

① 早期病因治疗。

② 及时清洁皮肤。

③ 合理使用皮肤保护粉、水胶体敷料、泡沫敷料等。

④ 保持皮肤干爽，避免渗漏，做到勤洗、勤换纸尿片或纸尿裤。

（2）中度失禁性皮炎

① 皮肤清洁放在首位。

② 破损的创面用生理盐水清洗后擦干，粘贴水胶体敷料或泡沫敷料促进愈合，2～3天更换敷料一次，动态观察创面情况。

③ 创面有渗出或出血可使用含氧化锌成分的制剂，2～3次/天，大小便污染时需清洁后再涂抹，清洗时应将残留药物清洗干净。

④ 水样便患者建议使用一件式造口袋收集粪便，避免大小便再次刺激皮肤。

⑤ 尿失禁患者建议使用假性尿袋固定在阴茎上，便于收集尿液，避免刺激，要求在使用过程中及时清洗并更换。

（3）重度失禁性皮炎

① 皮肤破损的创面若渗液较多，大便失禁患者难以粘贴造口袋收集粪便者，可以肛门留置肛管收集粪便。

② 糊状便患者使用大纸尿片或纸尿裤，在使用过程中多留意患者的排便情况，需及时清洁并更换。

③ 尿失禁的患者留置导尿管，直至皮肤创面完全愈合。

④ 敷料使用：内层可使用藻酸钙敷料、亲水性纤维敷料等，外层可选择棉垫、水胶体敷料或泡沫敷料等进行包扎。为了促进创面尽早愈合，应根据创面的渗液情况及时换药。

（4）合并真菌感染性皮炎

① 对失禁性皮炎进行常规处理外，还需使用抗真菌药物。抗真菌治疗必须是出现了真菌感染性皮炎时方可使用，而常规抗感染、局部使用抗生素也不应作为治疗失禁性皮炎的常规用药。

② 若创面治疗护理在2周及以上仍未明显好转，应对创面进行重新评估，必要时申请伤口、造口的护理会诊，给予相应的指导，或申请皮肤科会诊对皮肤情况进行进一步诊治。

3. 饮食护理

合理的饮食计划尤为重要，要根据不同的失禁类型制订不同的饮食计划，包括：①针对大便失禁的患者，以低盐、低脂饮食为主，切忌进食辛辣等刺激性食物，以免加重腹泻；②针对尿失禁患者，应制订合理的饮水计划，在保证患者机体需求的前提下适量饮水，避免尿量过多；③对于留置胃管的患者，需时刻注意鼻饲的速度、温度、浓度及量，切忌因速度过快、浓度不适宜等造成胃肠道不适而加重腹泻。

【健康指导】

1. 日常护理

（1）加强皮肤的清洁及保护，选择合适的皮肤保护剂及防护用品，避免摩擦等物理因素加重患者的皮肤受损。

（2）指导家属清洗患者局部皮肤时动作、力度应轻柔，并保持床单位的清洁、平整、干燥。

（3）指导家属及时为患者更换体位，在协助翻身时，应避免拖、拉等动作。

（4）指导皮肤症状的识别，若出现皮疹、瘙痒等须及时处理，必要时及时就诊。

2. 饮食指导

提供优质高蛋白质、富含维生素的食物，有利于疾病的恢复。告知饮食禁忌，尽量不吃油性、凉性食物。

3. 心理指导

大小便失禁的患者因疾病的特殊性，负面情绪较重，对此，护理人员应及时进行干预，避免患者长时间处于不健康的心理状态。

（1）神志意识清楚的患者　部分患者因大小便失禁会出现羞耻、紧张的心理，医务人员要及时关注患者的心理状态，根据患者不同的心理采取相应的措施；告知其失禁性皮炎的基本常识和注意事项，让患者积极面对病情；并告知患者，只要积极治疗、正确护理就能治愈疾病，为患者树立治疗疾病的信念和意志，提高依从性。

（2）神志不清、表达能力欠佳的患者　要加强对其家属的宣教，让家属了解患者病情的发生原因、进展及转归，也让患者家属积极应对可能发生的并发症。

第六节　癌性伤口

癌性伤口（malignant fungating wounds）也称恶性肿瘤伤口，是指癌细胞通过原发病灶直接入侵或远处转移、侵袭上皮组织及周围的血管和淋巴管，导致局部组织缺血缺氧坏死，表皮完整性被破坏的一种难愈性伤口。伤口多呈菜花状（图4-24）、蕈状或溃疡状（图4-25），也有可能进一步扩大形成窦道或瘘管。

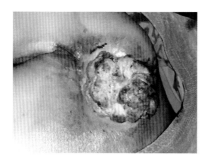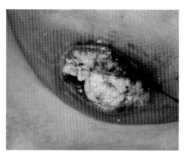

图4-24　菜花状癌性伤口　　　图4-25　溃疡状癌性伤口

一、概述

癌性伤口因其疾病本身所具有的特性，通常难以实现治愈。此类伤口常常伴随一系列生理、心理和社会层面的问题接踵而至，进而对患者的生活质量、身体形象及社会适应性产生极为严重的影响。在实践运用过程中，全面、正确、个性化的评估，加上多学科参与的医护一体化共同协助的模式，能极大减轻患者疼痛、出血、渗液等症状，有效控制感染，减缓癌性伤口的进展及恶化程度，改善患者的健康结局。对患者而言极其重要，也是需要重点关注的问题。

英国哥伦比亚肿瘤机构将恶性皮肤溃烂伤口定义为：侵及皮肤的开放性和（或）有渗出的癌性伤口，可以是原发癌、局部或远处肿瘤转移到皮肤后导致的结果。临床上，癌性伤口大部分是疾病后期转移的结果（图4-26），少部分作为恶性肿瘤的首发症状。往往只有3％的恶性肿瘤一开始表现为溃疡，因此早期常不能及时诊断。

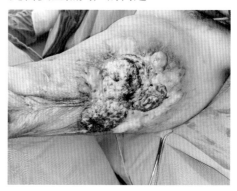

图4-26　转移癌性伤口

（一）流行病学特点

据统计，全球每年大约有1200万新增癌症患者，其中有5％～10％的患者会出现癌性伤口，对全人类的健康造成严重威胁。在2020年全球最新癌症负担报告中显示，全球新发癌症患者1929万余例，其中死亡人数约为996万人；我国新发癌症患者约457万人，其中死亡人数约300万人，新发和死亡病例均位居世界第一。而在这些患者中，癌性伤口的发生率也不容小觑。

（二）病因与病理生理

导致癌性伤口发生的病因有很多，主要包括：①癌细胞通过淋巴或血液进行转移或侵袭；②直接来源于未经治疗的原发性皮肤癌；③肿瘤复发；④诊断或手术过程中发生癌细胞播散，导致机械性种植；⑤与某些治疗措施相关，如放疗造成的急性或迁延性反应或化疗渗出等；⑥慢性伤口恶变，高达2%的慢性创面可能发生恶变，最常见于鳞状上皮癌。多项研究表明慢性刺激和感染被认为是导致慢性伤口发生恶变的主要机制。而各种原因导致的瘢痕、烧伤的创面、窦道、慢性骨髓炎甚至接种的部位都有可能发生恶变。对恶变伤口而言，手术是首选的治疗方式。

癌性伤口的病理生理过程主要表现如下。①小结节：出现孤立、无压痛的小结节。②皮肤颜色：皮肤颜色发生变化，表现为红色、紫色、粉色，甚至棕色、黑色等。③结节发生改变：随着癌细胞的不断增殖分裂，结节逐渐变大，影响周围皮肤的血管及神经。④肿瘤不断生长，出现皮肤水肿、坏死。⑤随着肿瘤的进一步发展，深部组织被侵犯，逐步形成窦道或瘘管。

（三）临床表现

癌性伤口患者由于静脉和淋巴回流障碍，导致局部水肿、渗出和组织坏死。常见的临床表现主要为伤口大量渗出、恶臭、出血、疼痛及周边皮肤浸润，而往往这些症状却与伤口的大小无关。

1. 大量渗液

癌性伤口产生渗液的原因主要有以下几点：①血管与淋巴管被侵犯，导致肿瘤组织的通透性大大增加；②肿瘤细胞导致血管通透性因子的分泌，使血管内胶质物转移至组织间隙内；③细菌产生的蛋白酶导致组织分解代谢增强；④而感染也往往进一步增加伤口的渗出量。癌性伤口产生的大量渗液从敷料中渗出，容易污染患者的衣物、被服，浸渍周围正常皮肤，引起局部不适，继发感染或加重感染，从而进一步导致恶臭加重，增加了患者及其照顾者的心理压力。

2. 恶臭

癌性伤口的臭味主要与创面坏死组织的存在、伤口的感染、创面细菌的定植以及敷料浸满渗液等因素相关。①组织坏死产生臭味：癌性伤口由于缺少氧和营养物质，导致伤口中出现失去活性的坏死组织。而坏死组织中的蛋白质产物导致了臭味的产生。②感染：坏死组织中积聚的厌氧菌导致伤口产生恶臭。③敷料：因渗出液多，敷料未及时更换，而敷料中含有感染性物质或坏死性物质，导致臭味产生。④也可能与肿瘤疾病本身相关。绝大多数时候患者的伤口和渗液均被敷料覆盖，而伤口的臭味往往很难隐藏和掩盖。因此，持续存在的恶臭会使患者感到尴尬、难受，觉得被人厌恶而逐渐封闭自我，与社会隔离。

3. 出血

癌性伤口的出血往往与癌细胞侵袭血管、患者血小板数量减少或功能低下、伤口感染等因素相关，主要包括：①癌细胞刺激伤口增加血管内皮生长因子的分泌，伤口周围被脆弱而丰富的血管包围；②感染使成纤维细胞活性降低，组织脆性增加；③癌细胞对血管的侵蚀，导致血管破裂出血；④肿瘤创面自身血管丰富且脆弱，外力作用使血管受损从而诱发出血，如更换敷料、外力碰触伤口及不良的伤口处理技术等；⑤血小板生成障碍或消耗、破坏过多导致数量减少，引发出血。

4. 疼痛

癌性伤口的疼痛程度主要取决于癌性伤口的部位、有无出现神经侵犯、组织被侵犯的深度、组织被破坏的程度、患者对疼痛的耐受程度以及操作过程中医务人员的换药技术是否熟练等。按照引起疼痛的原因将疼痛分为癌症相关性疼痛、治疗相关性疼痛等。患者常常表现为痛苦面容。而长期承受疼痛的患者容易出现情绪激动，表现为烦躁、多疑、易怒，甚至出现焦虑、抑郁等不良心理问题。

疼痛是中晚期癌症患者最常见且最痛苦的症状之一。据WHO统计，全球每年大约新增1200万肿瘤病例，其中大约有400万患者每天都饱受疼痛的折磨，而50%～80%的患者的疼痛并没有得到满意的缓解；每年有250万患者的癌痛得不到及时治疗，其中60%～90%的患者晚期出现剧痛，而大约25%的患者临终前的严重疼痛仍未得到缓解。Tamai N等的研究也进一步表明疼痛作为一种主观不易控制的反应，是困扰患者的一种主要症状，严重影响患者的生活、心理甚至治疗疾病的信念。

癌性伤口疼痛对患者造成的不良影响主要包括两方面。①心理状态：癌性疼痛对患者的心理造成极大的伤害，导致焦虑、抑郁、痛苦、烦躁、绝望等不良情绪的产生，甚至出现厌世、泄愤他人等严重的心理障碍或精神病样症状，影响自身的认知能力及应对能力。②生理状态：疼痛导致自主神经功能紊乱，出现自主神经活动异常，患者往往表现出厌食、恶心、失眠、心动过速、血压升高等一系列反应。疼痛对患者心理、生理的损害在一定程度上对其家庭、经济及社会交往也造成了一定的负面影响。

癌性伤口疼痛的发生率为31.3%～77.3%。临床上导致癌性伤口产生疼痛的原因有很多，大致分为病理性、医源性、治疗相关性及其他因素四大类。

（1）病理性因素　主要包括：①癌症本身所导致的疼痛，这种现象最多见，包括肿瘤直接压迫神经、血管、骨骼、肌肉、内脏，而肿瘤的侵犯、转移也可引起疼痛；②肿瘤破坏皮肤导致神经末梢外露；③继发感染等。

（2）医源性因素　主要包括：①在伤口清洗及清创过程中所产生的疼痛；

②换药时撕揭敷料；③使用医用胶黏剂导致的相关性皮肤损伤等。

（3）治疗相关性疼痛 主要包括：①外科手术，如伤口疼痛、神经损伤等，均可引起疼痛；②化疗药物的副作用，可引起栓塞性静脉炎、局部硬化坏死、周围神经病变，导致疼痛；③放疗引起的疼痛：放疗的射线可破坏患者的皮肤黏膜、损伤患者的周围神经，导致局部组织纤维化、放射性脊髓炎等，使患者产生疼痛。

（4）其他因素 主要包括：①情绪的波动；②心理状态的改变；③环境的变化；④长期卧床导致的压力性损伤、肌肉痉挛等引起的疼痛。

癌性伤口的疼痛程度主要取决于病变所在的部位、组织被侵犯的深度、组织被破坏的程度、是否存在神经侵犯、活性组织在暴露的神经末梢中的存在比例、患者对疼痛的耐受程度以及在治疗过程中是否使用镇痛药、镇静药。

癌性伤口的疼痛在很大程度上影响了患者的生理、心理健康，加强对疼痛的管理能有效改善患者的症状。而正确的疼痛管理应建立在全面且准确评估的基础上，根据患者自身情况结合药物与非药物进行干预的综合镇痛模式。有研究表明，系统、规范的疼痛干预模式，能使大多数癌症患者的疼痛症状得到不同程度的缓解。

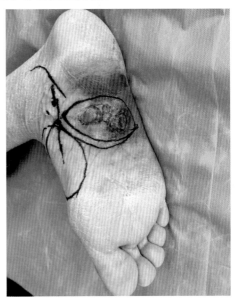

图4-27　癌性体表包块

（四）癌性伤口的特征

（1）与正常周围组织的界限不明，难以区分。

（2）具有侵蚀性，容易侵蚀周围正常的组织器官。

（3）癌性伤口的生长速度快，进展迅速。

（4）体表常常形成隆起的包块（图4-27）或溃疡（图4-28），常伴有感染，伤口渗出多且容易出血。

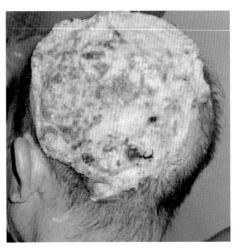

图4-28　癌性溃疡

二、护理

与临床上其他伤口护理的着重点不同，癌性伤口的护理更注重的是患者的症状管理。其护理难点在于：①伤口血管受到癌细胞侵蚀，侵犯大动脉时可出现致命性出血；②放疗和化疗会进一步影响伤口的愈合；③大多数患者都伴有营养不良，影响伤口愈合；④多种细菌的混合感染，导致在创面感染控制方面存在一定的难度；⑤无法姑息治疗的发展性肿瘤，其渗液和恶臭难以控制。根据患者的疾病特征，癌性伤口患者的护理总目标主要是提升患者的舒适度及对治疗的信心、减少患者的孤独感，进一步维持或改善患者的生活质量。

【护理目标】
（1）能有效改善患者的症状，进一步提升患者的舒适度。
（2）能有效降低相关并发症的发生。

【评估】

（一）全面评估

（1）生命体征　监测患者的体温、脉搏、呼吸、血压、神志等体征并动态评估，根据结果分析患者的病情，判断可能存在的异常，并及时作出处理。

（2）评估患者的营养状况、自理能力　营养状况的好坏能直接影响创面的愈合及疾病的转归，全面评估患者的营养状况可以有的放矢地实行相应的营养方案；评估患者的自理能力有利于评判患者是否能独立或需协助照料自己，从而提出干预措施。

（3）心理-社会状况　主要包括患者、家庭及社会三方面。①患者：主要评估患者的心理状况、认知能力、受教育的程度，对治疗的依从性。②家庭：包括家庭人员组成，家庭内部关系如家庭对患者的支持力度、互动过程中的情感表现、亲密程度，以及目前存在的家庭压力等基本情况。③社会：包括社会文化系统、获得社会支持的力度等。在评估过程中应始终尊重患者和家属的意愿和特性，并结合社会文化背景。全面、准确评估患者的心理-社会状况，针对性地制订后续目标，并建立有效的干预措施，促进患者伤口的治疗和护理。

（4）年龄、基础疾病　年龄的大小及基础疾病的存在极大程度上影响了疾病的结局，对于老年人、服用特殊药物或患有糖尿病、血液病、免疫功能低下等疾病的患者，其伤口愈合进程慢，导致疾病迁延不愈甚至恶化。

（5）检查结果　①血常规：了解白细胞及红细胞计数、血红蛋白值，评估是否存在感染或贫血等症状。②肝肾功能：通过尿素氮、肌酐、白蛋白、胆红素等指标，评估患者的肝肾功能是否存在损伤。③各种特异性免疫指标：评估患者的免疫功能，了解患者目前的免疫状态。④各种特殊检查：CT、MRI、骨髓穿刺等。

根据结果确定疾病的病变部位，了解是否存在癌细胞转移。通过患者近期相关的检查结果，评估可能存在的风险，识别、分析风险等级。

（二）局部评估

（1）皮肤评估　包括：①患者伤口的部位、大小、颜色、基底；②有无渗出及渗出物的颜色、量、气味、性状；③有无出血及出血的量、部位、性质等；④周围皮肤情况：有无皮疹、红肿、硬结、破溃、浸渍、周围淋巴结有无肿大等；⑤伤口有无引流以及引流液的量、性质、颜色等。

（2）疼痛　包括：①评估患者疼痛的部位、性质、强度、分布范围、持续时间、伴随的症状；②对患者造成的影响以及患者情绪的变化；③对疼痛治疗的态度和依从性等。根据患者的疼痛评分给予相应处理，同时加强对不良反应的观察。

（3）导管评估　包括导尿管、静脉留置针、引流管等，评估各类导管是否固定在位、是否通畅以及所引流的引流液的情况，发现脱管、旋转、扭曲等现象需及时处理。

【护理措施】

癌性伤口相关性症状给患者的生活带来了极大的负面影响，加强患者的症状管理不仅能改善患者的生理状况，更能满足患者的心理需求，维持个人自尊。

1.控制出血

癌性伤口有丰富的血供，其出血发生率约为6%，包括自发性出血和诱发性出血两类。伤口出血容易导致创面感染，影响创面愈合，有时甚至危及生命。给患者及其照护者带来极大的心理负担和痛苦，而控制出血的最佳措施就是加强预防。

（1）对于易出血的伤口应尽量减少不必要的清创和敷料更换，减少因敷料对创面的刺激或粘连而造成的二次出血。对于渗出多的伤口可根据情况更换外层敷料。

（2）操作过程中应始终贯彻"轻""柔"两字原则，合理规避、尽早干预。不暴力撕扯敷料，对于发生粘连的敷料需充分湿润后再去除。

（3）选择非黏性敷料，有利于防止伤口与敷料粘连，能有效减少出血；而局部合理使用藻酸钙、外科止血剂等敷料，对癌性伤口也有一定的止血效果。

（4）癌性伤口禁止机械性清创，应采取自溶性清创+保守锐性清创相结合的方式，清除伤口表面疏松的坏死组织。并采用液体冲洗的方式清洗伤口，尽量避免纱布、棉球直接擦洗。

（5）伤口环境　结合湿性愈合理念，保持伤口处于低氧、湿润的环境，能有效预防或减少伤口出血。

（6）根据出血的原因、出血量、颜色，判断可能导致的后果。①伤口渗血时，立即使用无菌纱布压迫止血，压迫时力度适中避免力度过大而加重出血；局部使用止血药物，具有止血特性的敷料也能有效控制癌性伤口的浅表出血。②当出血量较大时，应紧急压迫出血部位，通知医师，按医嘱使用止血药、输血，同时严密监控，做好急诊手术止血的准备。

2. 减轻疼痛

（1）减少操作性疼痛　根据患者疼痛产生的原因，尽量避免因各种人为因素导致的疼痛。①清创时，尽量采用自溶性清创方式，使用的清洗液温度接近人体温度，同时采用冲洗的方法减轻患者的疼痛感觉；②操作动作轻柔，减少敷料更换的次数，尽量使用可以减轻疼痛的敷料或不需要经常更换的敷料如藻酸盐等；③将湿性愈合理念运用于创面处理中，能有效减轻患者因操作导致的疼痛，减少对组织的损伤。

（2）镇痛药物的运用　药物的运用可使75%～95%癌性疼痛患者达到镇痛的目的。当患者伤口疼痛明显时，按照世界卫生组织（WHO）推荐的三阶梯用药原则，即：①按药效的强弱依阶梯方式顺序使用；②用药剂量尽量做到个体化。选择合适的镇痛药物，同时加强对镇痛药、镇静药的规范化、合理化运用，尽量降低患者的疼痛感，提高患者的舒适性。

3. 恶臭的处理

恶臭的发生率大概为11.9%。由于伤口臭味很难隐藏，也无法有效掩盖。对患者来说，这可能是癌性伤口最难处理的问题之一，也是令患者和家属感到最不舒适、最容易导致身心产生负面影响的症状，往往导致他们产生巨大的生理和心理压力。

（1）加强创面处理　正确清除创面坏死组织、积极控制创面感染是去除癌性伤口恶臭的基础步骤，能有效减少渗液、减轻臭味。清创方式首选自溶性清创和酶性清创两种。为控制伤口臭味常常使用对厌氧菌有杀灭作用的甲硝唑。

（2）居住环境适当通风；及时更换、清洗污染的衣物，保持衣服和床单位清洁；使用活性炭、茶包等具有吸附作用的物质，去除异味。必要时适当使用空气清新剂。

4. 渗液管理

渗液在癌性伤口患者中的发生率约为17.9%。癌性伤口产生的大量渗液容易污染患者的衣物，浸渍周边完整的皮肤，引起瘙痒和疼痛，增加患者及其护理者的心理负担。有效的渗液管理可以提高患者的舒适度和自信心，充分满足患者的自尊需求。

（1）敷料更换　根据伤口的渗液量更换敷料，一般每天1～2次，尽可能保持创面的清洁、干净，促进伤口愈合。

（2）敷料的选择　少量渗液使用水胶体敷料或其他非吸附性敷料；中等量渗液可选择聚氨酯泡沫、亲水性纤维、具有超强吸水性的有机硅黏合剂；而含银敷料、蜂蜜敷料能够通过控制伤口感染减少伤口渗液量，泡沫敷料、藻酸盐敷料、亲水性纤维敷料和伤口袋有利于癌性伤口中到大量渗液的管理。

（3）伤口周围皮肤的管理　保护伤口周围皮肤是伤口渗液管理的另一个目的。Wooky等认为氧化锌软膏、凡士林、护肤粉、皮肤保护膜等皮肤保护剂或隔离剂能有效防止伤口渗液损伤周围皮肤，保持皮肤完整舒适。

【健康指导】

1. 伤口护理指导

日常生活中要学会保护伤口，衣着以宽松、棉质为主，若渗液污染须及时更换。避免摩擦、碰撞，避免剧烈运动；卧位时尽量以健侧为主，避免压迫伤口，防止出血。如遇少量渗血不必紧张，及时换药，保持伤口清洁，评估伤口情况；若遇到自发性大出血的情况，利用手边可用到的清洁毛巾、敷料等用物，先行按压止血，并及时送医院急诊救治。

2. 使用镇痛药物的健康宣教

给予针对性的自我用药管理建议，指导患者根据医嘱按时、按量、按疗程用药，避免出现药物滥用以及拒绝使用药物的情况。叮嘱家属协助患者共同面对治疗，并告知患者用药的注意事项，以及出现便秘、呕吐、恶心等不良反应的处理措施。

3. 康复指导

指导患者及家属使用各种小技巧用来减轻症状，如加强房间通风、利用活性炭吸附恶臭、勤换衣物、简单的伤口敷料更换等，让患者对自己的病情有一个客观而全面的了解，学会如何进行自我护理；保持规律的作息，适度运动，注意劳逸结合；注意个人卫生，预防感染。

4. 饮食指导

指导家属增加高蛋白质、无刺激、易消化食物的摄入，如豆制品、肉、蛋、奶、鱼等；多进食富锌类食物，如海产品（如深海鱼、紫菜等）、牛肉、坚果、豆类等。

5. 心理支持护理

由于癌细胞的侵袭，手术、放疗、化疗等治疗措施的运用，导致癌性伤口不断发生变化，难以治愈，并缺乏预测性。容易导致患者出现自卑、羞耻、不确定感和濒死感等负面情绪，从而影响患者的社交和生活质量。

（1）伤口护士应定期评估患者的应对机制和社会支持网络，以确定疾病对患者心理状态和社会支持网络的影响。

（2）对癌性伤口患者提供人文关怀护理，鼓励、支持并及时疏导患者的不良情绪。

（3）临床工作中，医务人员应为患者创造良好的治疗环境，结合专业知识与技能，鼓励患者表达自己的感受，减轻患者的焦虑情绪，树立信心。

（4）强化家庭支持系统，家庭作为患者最重要的支持，家属应密切关注患者的心理变化，让患者表达自己的感受及需要，使患者感到被接受、被关爱。

（5）指导患者做好情绪管理，保持良好的心理状态，帮助患者学会简单易行的放松方法，比如做自己感兴趣的事情等，建立积极的应对方式，有效处理因疾病导致的各种负面情绪。

6.定期复查

根据患者的病情定期复查，包括血常规、肝肾功能、胸部X线片等。加强对创面的观察，若出现渗出、疼痛加重或正常皮肤出现溃烂或肿块等不适应及时就诊。

第七节　炎性皮肤溃疡

一、坏死性筋膜炎

坏死性筋膜炎（necrotizing fasciitis，NF）是一种进展迅速的以皮肤和筋膜坏死为特征的罕见且严重的感染性疾病，常伴有全身中毒性休克。本病只损害皮下组织和筋膜，一般不累及感染部位的肌肉组织。据文献记载，最早对该病进行描述的是来自公元前5世纪的希波克拉底，1952年Wilson第一次提出了关于坏死性筋膜炎的概念。

（一）概述

多项研究显示，快速、及时的诊断和足量、广谱抗生素的应用及早期积极外科手术清创治疗是坏死性筋膜炎的核心治疗策略，也是有效降低患者致残率和病死率的关键。

坏死性筋膜炎可在短时间内波及全身，严重者可引发全身炎症反应综合征、感染性休克以及多器官功能衰竭等，病死率极高。好发部位多见于四肢，以下肢最为常见，其次是腹壁、会阴、背、臀部和颈部等（图4-29）。

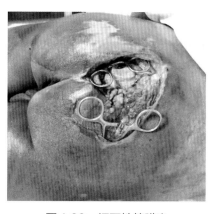

图4-29　坏死性筋膜炎

坏死性筋膜炎是一种早期诊断困难且进展迅速、对生命造成严重威胁的感染性疾病。虽然到目前为止，对坏死性筋膜炎的诊断与治疗等方面均取得了长足的发展，但因其发病隐匿、进展迅猛，病死率和截肢率仍居高不下，对患者、家庭及社会造成了严重的疾病负担。因此，规范化、系统化的护理流程有利于降低患者的不良结局，改善患者的生活质量，促进疾病转归。

1. 流行病学调查

据统计，坏死性筋膜炎的全球发病率为每年4/10万人，美国近10年的发病率为每年4.8/10万，黑人、西班牙裔和印第安人的发病率较高，亚洲人的发病率较低，男性发病率高于女性，文献报道男女患者的比例为1.4∶1～10∶1不等。受多种因素影响，目前坏死性筋膜炎的发病率在全球呈上升趋势。

本病虽然发病率低，但致死率高，据文献报道为12%～34%。并且该病的预后较差，大约有20%的患者需要截肢，30%的患者表现不同程度的功能障碍。Lille等学者的研究进一步显示，NF患者在24h内行清创的，其死亡率为6%左右，而对于延迟清创者，其死亡率则可高达25%左右。

2. 病因及发病机制

坏死性筋膜炎是多种细菌混合感染的结果，常侵犯皮下组织和筋膜，最终导致筋膜坏死。其中最常见的致病菌主要是A组β型溶血性链球菌和金黄色葡萄球菌等需氧菌。而随着厌氧菌培养技术的发展，发现厌氧菌也参与其中，从而证实了坏死性筋膜炎往往是需氧菌和厌氧菌协同作用的结果。

临床上，各种损伤均可导致坏死性筋膜炎的发生，而病情的发生、发展与患者的身体状况、年龄及是否存在感染等因素密切相关。合并免疫功能低下、酗酒、肾移植、类风湿关节炎、糖尿病、慢性肾功能衰竭、长期使用免疫抑制药和皮质激素等患者更容易导致坏死性筋膜炎的发生。而创伤、烧伤、昆虫叮咬伤、慢性皮肤溃疡和术后伤口感染等也能诱发NF。这些诱因可导致病情进展迅速，患者常表现出与症状不相符的剧烈疼痛。

（二）临床表现、诊断标准及鉴别诊断

1. 临床表现

坏死性筋膜炎患者的局部症状较轻，而全身却表现出严重的中毒症状，是本病的主要特征。

其临床表现主要是由于感染及继发性进行性缺血所致，一般分为三个阶段。①早期：皮肤逐渐出现红斑、肿胀、发热、压痛，触诊较柔软，常常伴有与皮肤症状不成比例的疼痛感。②中期：主要表现为皮肤皲裂并形成水疱、大疱，伴有一定程度的皮肤坏死。③晚期：临床表现主要为出血性大疱、皮下捻发感及皮下组织坏死。在晚期由于小血管血栓的形成和皮下浅表神经的破坏，受累区域可

能会表现出感觉迟钝、麻木，而疼痛感反而有所减轻。但全身症状（如畏寒、发热、心动过速、厌食、脱水、意识障碍、低血压、贫血、黄疸等）较重，若未及时救治，甚至可能出现感染性休克、弥散性血管内凝血、多器官功能衰竭等严重并发症。由于坏死性筋膜炎的病情进展十分迅猛，并且在不同阶段之间并无明确的时间界限，往往在疑似或确诊后的短时间之内发展到严重阶段。

临床上，根据病原体不同，常常将坏死性筋膜炎分为3型。①Ⅰ型：为多种微生物混合感染，由多种需氧菌和厌氧菌共同作用所致。②Ⅱ型：为单种微生物感染，主要由A组链球菌或耐甲氧西林金黄色葡萄球菌所致。③Ⅲ型：是由特定的病原体如海洋弧菌属或产气单胞菌属所引起，常发生于接触海水的破溃伤口或进食未熟海产品的中重度肝病患者。另外根据感染途径的不同，将本病分为由病原体入侵伤口的感染及深层组织自发性感染两大类。

2. 诊断标准

由于坏死性筋膜炎的临床表现无明显特异性，其早期确诊较为困难。据相关报道，坏死性筋膜炎在入院时的诊断率为15%～34%，而其误诊率高达41%～96%。目前，临床上主要依据Fisher提出的诊断标准，判断患者是否发生坏死性筋膜炎，包括以下六个方面：①广泛性皮下浅筋膜坏死伴广泛潜行，并向周围组织内扩散；②中至重度的全身中毒症状同时伴有神志改变；③创面及血培养未发现梭状芽孢杆菌；④治疗过程中未出现重要血管阻塞的情况；⑤病理学检查发现有广泛的白细胞浸润，筋膜及邻近组织出现灶性坏死及微血管栓塞；⑥患者的肌肉组织未被累及。

3. 鉴别诊断

（1）丹毒　丹毒病原体为β型溶血性链球菌，以面部和下肢为多见，出现发热、畏寒等全身症状，皮损为边界清楚的红斑，表现为皮温高、水肿发亮，皮损中央不发生坏疽。丹毒经抗菌治疗后效果明显，而坏死性筋膜炎患者治疗效果缓慢。

（2）蜂窝织炎　好发于颜面、四肢、肛周等部位，皮损表现为边界不清、局部发热、疼痛、凹陷性水肿，严重的可出现深部脓肿，但不会出现多个相互贯通的坏死性溃疡。

（3）坏疽性脓皮病　该病的病因不明，皮损初始表现为水疱、脓疱，后迅速形成溃疡，并呈进行性扩大，伴剧烈疼痛，中央部分出现坏死。患者表现为无明显的全身中毒症状。

（4）气性坏疽　两者均会出现血水疱，但气性坏疽患者在早期可出现肌肉坏死现象，有皮下捻发感，其创面培养可见梭状芽孢杆菌。

（三）治疗

坏死性筋膜炎作为一种危急重症，在确诊后，应立即进行治疗，纠正患者的水及电解质紊乱，维持患者基本的生命体征。其治疗原则为：及早诊断、及时清创、足量有效抗生素的应用和积极的全身支持治疗。

1. 手术治疗

（1）手术清创　由于坏死性筋膜炎的组织坏死速度可以达到 2～3cm/h，早期、积极、彻底的外科清创对疾病的进展起着重要的决定性作用，而延迟手术和不充分的初始清创会导致患者的病死率显著升高。清创范围包括创面渗出物、脓液、已坏死的组织、可疑坏死组织及正常组织的边缘部分，以防疾病快速进展增加不必要的手术次数。清创完成后，24h 内应密切观察创面的情况，合理评估创面的进展，若出现感染，应及时进行再次清创。

（2）手术植皮　在适当的时机采用游离植皮的方法，可以防止创面血清的渗出，同时可以维持术后体液和电解质的平衡。对于皮肤缺损较大，难以自行愈合的创面，应等到感染控制、炎症消退后，再行择期植皮手术。但在手术过程中应注意周围健康筋膜的保护，一旦筋膜被继续破坏，容易造成难以控制的继发性感染。

2. 抗生素治疗

坏死性筋膜炎的致病菌通常涉及多种需氧菌和厌氧菌，早期在完善细菌培养和药敏试验前，采用经验性治疗方案，一般选择双联或三联广谱抗生素作为基本的抗菌疗法，包括第三代头孢菌素类、氨基糖苷类抗生素、甲硝唑或奥硝唑等。此外，美罗培南和哌拉西林他唑巴坦等新药也被提倡使用，以降低肾脏的毒性作用。后续的抗菌治疗应依创面培养或者血培养结果及时调整抗生素。

3. 高压氧治疗

对于坏死性筋膜炎患者，行清创术后予以高压氧治疗（hyperbaric oxygen therapy，HBOT）可以有效改善患者局部组织的供氧，减轻局部水肿，增强吞噬细胞的功能，提高周围组织对致病菌的抵抗力，显著改善患者的疾病预后。虽然高压氧治疗的应用能有效地抗菌、抗感染并促进机体功能的恢复，但在使用过程中应充分考虑高压氧治疗的应用时机及可行性。

4. 伤口负压引流治疗

有文献报道，坏死性筋膜炎的患者清创术后使用负压引流技术（VSD），维持负压在 75～150mmHg 范围内，能够彻底去除腔隙或创面分泌物和坏死组织，减轻患者疼痛，改善伤口血运，促进肉芽组织生长，充分引流渗出液，加快创面愈合，同时由于负压引流技术的运用，简化了清创和换药的程序，相应地减少医务人员的工作量。

5. 预防并发症

坏死性筋膜炎患者因病情进展迅速，容易导致肾功能不全、休克、弥散性血管内凝血等严重并发症的发生，因此，在治疗过程中需密切观察患者的病情，早发现早治疗。

6. 营养支持治疗

保证患者营养的摄入，积极纠正患者的低蛋白血症及贫血，维持水、电解质的平衡。

7. 其他治疗

包括中药、静脉注射免疫球蛋白（intravenous immunoglobulin，IVIG）、低剂量放射性治疗（radiotherapy，RT）等，在坏死性筋膜炎的治疗中起到了重要的作用。

（四）护理流程

【护理目标】

（1）患者疼痛等不适得到有效改善，舒适度得到提升。

（2）患者的创面感染得到有效控制，分泌物渗出减少，肢体肿胀等症状减轻。

（3）未继发感染性休克、肾衰竭、DIC等严重并发症。

【评估】

1. 全身评估

（1）生命体征　评估患者的神志、体温、血压、脉搏、呼吸及尿量等体征。动态评估患者的病情，预防休克、肾衰竭、弥散性血管内凝血等严重并发症的发生。

（2）患者的营养状况　营养不良容易影响创面的愈合，应根据患者的体重指数、实验室检查及相关营养指标，了解患者有无营养失衡情况的存在。

（3）评估患者的年龄，了解是否存在基础疾病及外伤史　①对于年龄＞50岁、伴有基础疾病如糖尿病、罹患肿瘤、长期服用糖皮质激素及动脉硬化等的患者，由于该类患者免疫力低下，容易诱发本病。而糖尿病是其中最常见的危险因素。②评估患者是否存在轻微擦伤、蚊虫叮咬、针灸感染等意外伤害情况。

（4）坏死性筋膜炎实验室检查风险指标评分（laboratory risk indicator for NF，LRINEC），包括C反应蛋白（CRP）、白细胞计数、血红蛋白、血清钠浓度、血肌酐以及血糖水平6项血清学指标。根据结果将分值定为0～13分，判断患者发生坏死性筋膜炎的风险。①若评分≤5分，表示坏死性筋膜炎的发生率为＜50%，为低风险；②若评分为6～7分，坏死性筋膜炎发生率约50%～75%，有中等风险的可能；③若评分≥8分，则表示坏死性筋膜炎的发生率＞75%，存在高风险。

（5）影像学检查　①X线检查，判断是否可见皮下组织气体。②CT检查可见筋膜下和肌间积液，据报道，CT检查在NF的诊断中敏感性达80%，是发现软组织气体影敏感性较高的影像学检查。③MRI检查提示筋膜增厚和多隔室受累是NF的典型特征，可更准确地提示NF。

（6）细菌学检查 通过对创面标本进行微生物学分析，确定感染细菌种类及其药敏试验结果，对NF的早期诊断和治疗有着重要的意义，特别对产气单胞菌感染或合并肝硬化、恶性肿瘤的患者。

（7）手指试验（finger-test） 即在患者的感染部位切开约2cm的小切口，用手指将皮肤及皮下筋膜层轻易剥离者即为阳性。此为坏死性筋膜炎诊断的最佳方法，但由于该试验为创伤性，实施起来具有一定的局限性。

2. 局部评估

（1）创面情况 充分评估患者的创面情况，包括：①伤口的大小、面积、深度、创面基底的情况，同时注意伤口边缘有无潜行；②评估分泌物的颜色、量、性状、气味等；③评估创面周围皮肤的颜色、温度、感觉、弹性、触痛觉、血运，判断皮肤及皮下组织有无缺损，观察有无皮下捻发感；④判断局部感染的严重程度，评估溃烂是否向周围正常组织蔓延及波及的范围。

（2）疼痛 运用数字疼痛量表（NRS）评估患者疼痛的程度、性质、持续时间、范围及有无伴随症状。

（3）肿胀 根据皮纹、直径、皮肤弹性、颜色等客观指标，判断局部是否肿胀及肿胀的范围和程度。

（4）引流术后 若患者行切口引流术，术后应观察：①引流是否通畅；②引流管是否在位；③引流液的颜色、量、性状；④判断肢体的活动情况。

【护理措施】

1. 创面管理

坏死性筋膜炎的患者伤口通常范围大，渗出多，痛感明显。正确的伤口处理和动态的伤口评估是促进坏死性筋膜炎患者早日康复的重要措施。制订积极有效的伤口治疗方案：包括渗液管理、感染控制等，设立伤口管理的目标，促进创面愈合。

（1）创面观察 根据评估结果判断溃烂是否向周围正常皮肤蔓延，如果创面苍白或发黑，痛感明显，立即通知医师进一步处理。术后需严密观察创面和累及部位的情况，包括创面的颜色、温度、气味、渗血、渗液等，触诊是否存在压痛，有无捻发音等。①创面颜色：如果创面颜色苍白，则表明可能存在血管栓塞的情况；若创面是灰黑色的，说明伤口有坏死组织，可能需要再次手术清创；而如果创面出现出血等情况，则表示可能是血管被感染组织破坏，需根据情况及时处理。②分泌物的颜色：根据创面分泌物的颜色判断细菌的种类，若分泌物为黄色，创面多为金黄色葡萄球菌感染；若分泌物为绿色，则创面多为铜绿假单胞菌感染；而灰黑色则多为多种细菌造成的混合感染。③分泌物的气味：可以根据气味来判断感染的性质。如创面恶臭，多为需氧菌和厌氧菌混合感染；出现泡沫则说明皮下有气体；而若有酮臭，则表明可能合并有糖尿病酮症酸中毒。加强对创面的观察，能及时了解创面的愈合情况，以及愈合过程中可能存在的不利因素，并根据情况及早干预，保证创面顺利愈合。

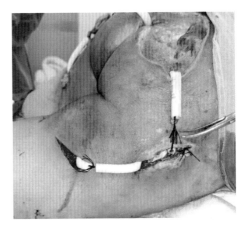

图4-30　坏死性筋膜炎引流

（2）渗液管理　坏死性筋膜炎患者需准确记录24h出入量及伤口引流量，用于了解患者的丢失液体量，做到及时补充，以保证患者的液体平衡，避免病情恶化（图4-30）。

（3）体位护理　避免创面长时间受压，加强翻身护理，以平卧位和健侧卧位相交替为主。在翻身过程中需抬高患肢，便于静脉及淋巴回流，减轻肢体肿胀，避免局部脓液积聚，导致组织坏死加剧。

（4）彻底清创　清创完成后，应密切观察患者的创面情况，正确、动态地评估创面，当切口出现出血或坏死等情况时，表示疾病可能出现进展，必要时需多次清创，保持创面湿润环境是标准的伤口处理方法。低氧、湿润、微酸、洁净的创面环境有利于细胞的增殖、分化和移行，促进活性物质的释放，加快伤口愈合的历程。

（5）敷料选择　根据患者伤口渗液量的多少、有无感染情况及伤口愈合的不同阶段，选择合适的敷料。抗菌敷料的应用能为伤口愈合提供最佳的环境，包括碘伏纱条、0.025％次氯酸钠敷料及各种银离子敷料，可以减少生物负荷及创面的表面污染，促进渗液吸收，加速创面愈合。

2. 营养支持

合理的营养是加速创面愈合、增强患者免疫力、促进患者早日康复的重要前提。坏死性筋膜炎患者因创面范围大、严重感染、渗出多、高热等原因，导致机体能量消耗增加、分解代谢旺盛，其基础代谢率为正常人的1.5 ～ 2.5倍，极其容易导致负氮平衡的发生，从而阻碍患者的伤口愈合。为加速创面生长需保证足够的营养和水分，为此，需为患者提供积极的全身营养支持治疗。

（1）制订方案　结合NRS 2002表评估患者的营养状况，根据评分合理制订详细的营养方案，确定营养支持的途径和类型。

（2）饮食　指导患者多进食高蛋白质、高热量、高维生素的易消化食物，如鱼、肉、蛋、奶、新鲜蔬菜和水果等，以保证机体需要，促进创面的愈合。

（3）全身支持疗法　对于无法经口进食者，采用经鼻肠内营养和肠外营养相结合的方式给予营养支持，合理的肠内肠外营养，能充分补充患者每日所需的热量、蛋白质、各种维生素和电解质，使患者获益最大化。

（4）监测　在治疗过程中注意监测患者血糖、血清蛋白等生化指标的变化，通过对各项指标的监测，及时了解患者的营养状况，根据情况动态调整营养方案。防止出现血糖升高等不利因素而影响伤口愈合。

3. 病情观察

坏死性筋膜炎的患者病情复杂，进展迅猛，病死率高。加强对病情的观察，有利于全面了解患者的基本情况及病情特点，为制订后续治疗、护理方案提供依据。

密切观察患者的病情，评估患者的疼痛、神志、血糖、血氧饱和度等情况。①术后重点关注是否存在休克的早期征象，准确记录24h出入量，特别是尿量。因为肾功能衰竭是导致NF患者病死率高的一个重要原因，而尿量变化是早期肾功能异常的一个重要指标。②同时定期复查患者的血常规、电解质、凝血功能、血气分析等检查，预防弥散性血管内凝血与休克的发生。③监测患者的体温变化，若出现持续高热不退或体温不升的情况，且白细胞异常，应及时报告并处理。

4. 疼痛管理

坏死性筋膜炎患者创面感染严重，局部组织广泛坏死深达筋膜组织，需反复、多次清创。在整个治疗过程中产生难以忍受的剧烈疼痛。若不及时处理，会严重影响患者的身体和社会心理康复，并增加了患者对痛觉过敏的风险，妨碍伤口的愈合。因此，积极有效的镇痛措施，对缓解疼痛、促进创面修复尤为重要。密切观察患者对疼痛的反应，若出现疼痛突然减轻或加重的情况，预示病情可能出现进一步进展，应及时做出积极有效的处理。

（1）干预　根据数字疼痛量表（NRS）的评分结果实施镇痛策略，及时采取应对措施。当患者的NRS评分≥6分时，应适当采取干预措施。并在治疗过程中重视患者对疼痛的反应，采取反复多次评估的方法，根据患者的情况合理调整镇痛策略。

（2）用药指导　合理使用镇痛药。同时做好患者及家属的用药指导，告知其合理使用镇痛药的意义及重要性。

（3）减轻换药时的疼痛　坏死性筋膜炎患者因病情需每天清创换药，对此应采取适当措施尽量减轻因换药而产生的疼痛；选择合适的敷料，减少对创面的摩擦，避免渗液对周边组织的刺激，减轻患者的疼痛。

【健康指导】

1. 皮肤保护

预防外伤的发生，若皮肤有创伤应及时处理，即使是非常小的伤口也要引起重视；特别是合并糖尿病的患者，要特别注意皮肤清洁，尤其是足部卫生。

2.心理护理

坏死性筋膜炎病情凶险、病死率高、手术创伤大、疼痛明显，且病程长。巨大的身体痛苦和长期的心理压力，容易导致患者产生焦虑、抑郁、孤立自我甚至厌世等不良情绪。指导患者保持心情愉快，学会控制不良负性情绪的影响。同时尽量为患者创造良好的就医环境。

3.养成良好的生活习惯

（1）避免不良生活习性　吸烟、喝酒、喝咖啡和碳酸饮料等。尤其是吸烟，因香烟里的尼古丁可诱发坏死性筋膜炎。

（2）日常生活管理　生活规律，同时保证充足的睡眠及适当的有氧运动，有利于增强患者的体质，调整身体的能量均衡，提高机体的免疫力。

4.营养指导

指导患者进食富含营养且易消化的食物，包括鱼、肉、蛋等，保证新鲜水果和蔬菜的摄入，特别是长期使用皮质激素和免疫抑制药的患者，以满足机体需要，加速创面愈合。但应忌辛辣等刺激性食物。

5.功能锻炼

突出"动"，坚持"恒"的原则，在锻炼的过程中让患者坚持被动锻炼与主动锻炼相结合，并将功能锻炼融入日常生活，如出院后让患者练习反复下蹲、弯腰转体、仰卧起坐等。

二、血管闭塞性脉管炎

血管闭塞性脉管炎（thromboangitis obliterans，TAO）又称 Buerger 病或 Von Winiwarter-Buerger 综合征，国内简称"脉管炎"。是一种慢性、阶段性、非动脉粥样硬化性、非化脓性炎症性血管疾病，病变常累及四肢远端中小动脉及静脉，多发生于患者的下肢部位，偶尔累及肠系膜、脑血管及冠状动脉等部位。病变过程呈反复、周期性发作，引起肢体缺血，最后导致肢体发生溃疡、坏疽。

（一）概述

血管闭塞性脉管炎最早的描述来自 1879 年的 Felix von Winiwarter，他提出了因自发性内膜增生而导致的坏疽，并将其称为"动脉内膜炎闭塞性脉管炎"。而 Leo Buerger 则在此基础上详细描述了该病并进一步阐述了其病理生理，因此国际上最终以他的名字命名该病，并一直沿用至今。

血管闭塞性脉管炎是一种较为常见的进行性、节段性、非感染性血管损伤性疾病，被累及的肢体由于营养障碍而发生萎缩，甚至坏疽，中医又称为"脱疽"。血管闭塞性脉管炎在临床上的发病率呈逐年递增的趋势，初期若未能及时对该病进行治疗和干预，将导致病灶区域出现坏疽、溃疡甚至截肢。

目前为止，血管闭塞性脉管炎的病因尚不明确，且治疗手段也有限，预后较差。据统计血管闭塞性脉管炎确诊5年后的截肢风险为25%左右，10年后的截肢风险为38%左右，20年后的截肢风险为46%左右。且患者多为45岁以下青壮年，造成了巨大的社会负担和经济损失。为有效提高该病的防治效果，实行全程有效干预，同时采取个性化的护理模式，对促进疾病的积极转归有着非常重要的意义。

1. 流行病学调查

据统计，血管闭塞性脉管炎多发生于20～45岁的青壮年男性。最近的临床统计数据显示，女性患者的发病率也在逐年上升，目前占血管闭塞性脉管炎患者病例数的10%～20%。全世界范围内均有血管闭塞性脉管炎病例，但不同地区的发病率也存在差异，一般亚洲和中东地区的病例比欧美地区更常见。我国各地均有病例出现，但以北方为主，可能与季节寒冷刺激相关。一项全球性统计显示，血管闭塞性脉管炎的发生率已由1947年的1.04‰下降至1986年的0.1‰。但随着环境的变化及生活方式的改变，近年来其发病率呈逐年递增的趋势。

2. 病理生理

血管闭塞性脉管炎的发生、发展往往始于动脉，后来慢慢累及静脉。表现为由远端向近端呈节段性分布发展，两段之间血管较正常。活动期受累的动脉、静脉出现管壁全层的非化脓性炎症，内皮细胞和成纤维细胞增生，淋巴细胞浸润，管腔被血栓堵塞。后期炎症消退，血栓机化，新生毛细血管形成。动脉周围有广泛的纤维组织形成。虽然侧支循环逐渐建立，但不足以代偿机体需要，因此病变区可见各组织缺血性改变。

3. 病因及发病机制

血管闭塞性脉管炎的具体病因及机制到目前为止尚无明确定论，但普遍认为烟草暴露、寒冷潮湿刺激、感染、营养不良及外伤可能是其诱因，近年来的研究也证明了血管壁免疫损伤、免疫炎症、血液高凝状态、遗传因素及血管神经调节因素在该病的发生、发展过程中起着重要的作用。

吸烟是导致血栓闭塞性脉管炎发病的主要因素，据调查，88%～90%的血管闭塞性脉管炎患者有吸烟史。虽然目前对血管闭塞性脉管炎的最佳治疗措施尚未达成统一认识，但戒烟被认为是所有治疗的基础。在戒烟的基础上，即使对轻症患者实行保守治疗也可取得较好的远期疗效。有研究表明，香烟中的尼古丁可以刺激肾上腺素分泌，降低皮肤温度，造成血管痉挛收缩而加重病情。吸烟是TAO患者病情发生、发展的重要因素。因此对血栓闭塞性脉管炎患者而言，最重要的治疗干预措施就是戒烟。Le Joncour等的研究发现，根据随访结果，经治疗后第一年实行戒烟的患者未来4年中均未出现截肢的情况，而接受截肢手术的患者却有90%仍在吸烟。

（二）临床表现、诊断标准及鉴别诊断

1. 临床表现

血管闭塞性脉管炎由于远端小动脉和静脉狭窄或闭塞导致缺血，其主要临床表现为患肢疼痛、肿胀等，随着病情加重可出现间歇性跛行、雷诺现象，甚至出现溃疡及坏疽。病程主要包括以下三期。

（1）第一期即局部缺血期　血管闭塞性脉管炎病变的初始阶段，表现为患肢麻木、酸胀、怕冷、沉重和轻度间歇性跛行。间歇性跛行为本期的典型症状，短暂休息后可缓解，但随着病情的进展，间歇逐渐缩短，这种现象的出现是由于行走后肌肉的需氧量增加而致。在体格检查时会发现患者肢体色泽苍白，皮温下降，足背动脉和（或）胫后动脉搏动减弱。

（2）第二期即营养障碍期　主要表现为患者肢体麻木、发凉、怕冷、酸胀等症状较前加重，皮肤出现紫斑、潮红、干燥甚至汗毛脱落的现象；间歇性跛行日益明显，患者正常行走的距离越来越短；疼痛由间歇性逐渐转变为持续性静息痛，即肢体在休息状态下仍疼痛不止，夜间更为明显，当抬高患肢时症状更重；趾（指）甲出现增厚、变形的现象，小腿肌肉开始萎缩，足背动脉或（和）胫后动脉搏动消失，而腘动脉、股动脉搏动亦可表现出减弱的现象。

（3）第三期即组织坏死期　属于疾病的晚期，除上述症状继续加重外，患肢缺血情况更加严重，表现为皮肤溃疡或坏死，继发干性坏疽或湿性坏疽，静息痛也更为明显，最终可能导致截肢。在本期根据坏疽病变的范围，将其分为三级，包括：一级，坏疽局限于足趾；二级，坏疽延伸至趾跖关节及跖部；三级，坏疽累及足跟、踝关节或踝关节以上。

上述分期、分级是为了更好地判断患者病情的轻重以及病程所处的不同阶段，便于进行有效的治疗。但分期、分级并不是一成不变的，随着患者病情的发展、局部血供改善的情况及患者症状的表现，其分期、分级都可随之发生改变。

2. 辅助检查

（1）实验室检查　①多普勒超声检查：患肢动脉搏动波形幅度减低，血流减弱或消失。②甲皱微循环检查：甲皱微血管排列紊乱或数目减少和血液流速改变，微血管袢轮廓不清等。③皮肤温度测定：在室温下，患肢温度低于健侧2℃时，即为血供不足脉管炎患者患肢温度均低于健侧。

（2）组织病理　血管闭塞性脉管炎的中小动脉呈节段性炎性病变，其组织病理主要表现为：①急性期，血管内出现以大量中性粒细胞为主的炎性细胞浸润，管腔内血栓形成；②亚急性期，浸润细胞以单核细胞为主；③慢性期，表现为成纤维细胞增生，血管与邻近组织纤维化，形成新生血管穿过纤维组织，

血栓机化。

（3）血管造影 血管闭塞性脉管炎发生特征性改变时阻塞部位血管变细或闭塞，有时阻塞血管周围可见弯曲、螺旋状的侧支血管（图4-31）。

3.诊断标准

目前对血管闭塞性脉管炎的诊断还没有公认标准，动脉造影是血管闭塞性脉管炎诊断的关键检查，但不能作为诊断的金标准。临床上常用的诊断标准有以下两个。

（1）Shionoya标准 ①吸烟史；②50岁之前出现症状；③腘动脉以远动脉闭塞；④上肢受累或游走性静脉炎；⑤不存在除吸烟以外的动脉粥样硬化危险因素。

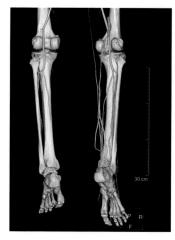

图4-31 血栓性脉管炎下肢侧支弯曲血管

（2）Olin标准 ①年龄＜45岁；②有近期吸烟史或正在吸烟；③下肢缺血表现为跛行、静息痛、缺血性溃疡或坏疽；④排除明确的自身免疫性疾病、血液呈高凝状态、糖尿病；⑤超声心动图或动脉造影排除近端来源的栓子；⑥受累和非受累肢体的临床症状与动脉造影的结果一致。

Papa等提出了一个更为具体的评分系统，对血管闭塞性脉管炎的诊断也有一定的临床指导意义，根据评分结果进行判断：6分及以上表示为确定，4～5分表示为可能，2～3分表示为可疑，而0～1分则可以排除该病。通过该评分系统，患者可以被客观地分层和分类，诊断的确定性也可以进行量化。

4.鉴别诊断

（1）雷诺综合征 患者多为中青年女性，常因寒冷刺激导致，表现为阵发性手/足末梢发凉、发白，经过保暖、休息后可缓解，呈对称性，病变部位动脉搏动正常，肢体很少发生坏疽。

（2）肢体闭塞性动脉硬化 男、女均可发病，老年人多见，常合并冠心病、高脂血症等，累及肢体的大中动脉，患者不一定有吸烟嗜好。病理学检查中动脉的中膜及内膜均有变性，静脉未累及。身体其他部位动脉有硬化表现，如肾动脉、眼底动脉等。大血管部位可闻及血流杂音，但无游走性血栓性浅静脉炎的表现。

（3）急性动脉血栓 是由于心内膜的血栓或动脉粥样硬化的斑块脱落造成的急性栓塞。多普勒形态往往表现为病变段远侧动脉内血流频谱消失或出现静脉样血流频谱。

（4）结节性动脉周围炎 病变广泛，主要侵犯中小动脉，常累及心脏、肾脏等部位，实验室检查可见高球蛋白血症，组织活检可以明确诊断。

（5）糖尿病足　患者有糖尿病史及多食、多饮、多尿等临床表现，血糖升高，尿糖表现为阳性，病变多发生在足部，患者对疼痛的感觉不明显，创面早期往往呈湿性肿胀。

（6）多发性大动脉炎　常见于青年女性，病变累及大动脉，活动期出现红细胞沉降率（ESR）加快，动脉造影检查可见主动脉及其主要分支开口出现狭窄或堵塞。

（三）治疗

血管闭塞性脉管炎作为血管外科的难治性疾病之一，其治疗原则主要是：①促进患者侧支循环的建立，促进血流再通；②改善肢体的血供，减轻或消除患者的疼痛；③促进创面溃疡愈合并预防感染，保存患者肢体。治疗方法主要包括一般治疗、药物治疗、手术治疗及其他相关的治疗方式。

（1）一般治疗　①因吸烟对血管闭塞性脉管炎有着非常严重的影响，是所有治疗的基础，所以应做到绝对戒烟；②患肢防寒、保暖，但避免局部热敷或热疗；③适当运动，建立局部血管侧支循环，减轻疼痛。

（2）药物治疗　①扩血管类药物，包括前列腺素、培达片、前列地尔注射液等，改善局部血运；②抗凝药，如右旋糖酐-40、阿司匹林等，通过改善微循环、抑制血小板聚集来达到治疗目的。

（3）手术治疗　在药物治疗无效时，可采取手术治疗。①血管重建手术及腔内治疗：复通血管，达到治疗的目的，避免肢体坏死。②腰交感神经切除：针对局部疼痛非常敏感的患者，从而改善疼痛症状。③手术截肢：主要针对晚期局部感染严重、溃疡无法愈合的患者，通过截肢保全患者的生命。

（4）其他治疗　包括高压氧治疗、中医中药等辅助治疗手段，达到改善患者症状的目的。

（四）护理流程

血管闭塞性脉管炎是一种炎症性血管疾病，主要累及四肢的中小血管，导致周围血管炎症和闭塞，引起四肢受损，严重的可使患者面临截肢的风险。

【护理目标】

（1）改善患肢情况，降低并发症的发生。

（2）提升对血管闭塞性脉管炎的自我护理能力。

【评估】

1. 全身评估

（1）健康史

① 吸烟史：本病的确切病因至今仍不明了，但多项研究表明，吸烟是该病

发生、发展的重要因素，评估患者是否存在主动或被动吸烟的情况以及有无戒烟的计划。

② 患者有无外伤。

③ 是否存在寒冷、潮湿刺激。

④ 患者是否合并基础疾病，以及是否存在免疫力低下的情况。

（2）营养状况　根据患者的体重、人血清白蛋白含量等指标评定患者的营养情况，判断营养供给是否充足。

（3）实验室及影像学检查

① 血管彩超：早期发现血管病变，判断是否有动脉硬化和血管闭塞及硬化、闭塞的程度。

② 动脉造影：能够更直接、更直观地发现血管闭塞的部位、程度及侧支循环的情况（图4-32）。

③ 踝肱指数（ABI）：根据踝肱指数判断患者下肢血供情况。一般而言，间歇性跛行患者的踝肱指数多在0.35～0.9，而静息痛患者的踝肱指数常常低于0.4，出现这种情况若不积极治疗，患者可能面临截肢的风险。

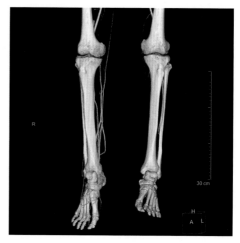

图4-32　侧支血管

（4）心理-社会状况　评估患者是否因疾病产生焦虑、抑郁等各种负性情绪；评估患者对治疗的配合程度以及家庭、社会的支持情况。

（5）评估患者自我护理的能力　根据自我护理能力量表进行评定，评估患者生活状况以及自理程度。

2. 局部评估

（1）患肢

① 评估患肢皮肤的颜色、肢端皮温、感觉、血管弹性、腿围、末梢血运、胫后动脉及足背动脉的搏动情况等。

② 患侧肢体的活动能力、末端的血氧饱和度（SpO_2）及侧支循环的情况。

③ 观察趾（指）端是否存在溃疡及溃疡的面积、深度、分泌物的情况，有无出血及足趾坏死、脱落等情况。

④ 评估患者间歇性跛行的距离和时间，一般将间歇性跛行按轻重程度分为三级：一级，患者出现跛行时的行走距离在500m以上；二级，患者出现跛行时的行走距离在300～500m；三级，患者出现跛行时的行走距离在300m以下。若患者出现跛行的距离和时间越短，则提示缺血的情况越重；根据以上评估结果综

合评判患者病情的严重程度及进展。

（2）疼痛　采用数字疼痛量表（NRS）评估患者疼痛的部位、性质、持续时间、开始时间、规律性和程度。

【护理措施】

1. 患肢护理

（1）注意观察患肢的颜色、温度、肿胀度、末梢血运、动脉搏动情况及创面坏死组织的变化等。

（2）抬高患肢20°～30°，促进患肢的血液循环，改善末梢循环不良的情况，缓解患肢的肿胀、发凉、疼痛等不适。

（3）足部日常护理，患肢防寒，适当保暖，避免受潮；切勿赤足行走，穿棉质的袜子，并保持干燥；指导患者不要赤脚泡在冷水里，以免引起血管痉挛而加重肢体缺血、缺氧，但也不宜热敷或热疗。

2. 创面处理

（1）保护患肢　血管闭塞性脉管炎的患者因血管问题，一旦发生外伤，即使是很小的伤口，也难以愈合。因此要指导患者特别注意预防外伤；选择大小合适的鞋子；经常温水洗脚，勤剪指（趾）甲；保证患肢避免受压。

（2）控制感染　足部保持清洁、干燥，避免组织损伤，预防感染。对继发感染者，应根据细菌培养及药物敏感试验结果选用合适的抗生素进行有效治疗。

（3）创面护理　根据患肢溃疡情况选择合适的换药方式及适当的敷料，注意换药的频率。在操作过程中需严格注意无菌原则及使用药液的温度，动作讲究轻柔、细致，避免因换药而导致二次损伤，同时注意保护周边的健康组织。并注意观察患者伤口愈合的情况、创面出血情况及趾（指）甲增厚的程度。

3. 疼痛管理

疼痛是血管闭塞性脉管炎患者最突出的症状，主要是由于缺血导致，当患肢出现溃疡、坏疽或继发感染等情况时，疼痛更为明显。剧烈的疼痛和漫长的病程使得患者的生活质量明显下降，丧失治疗信心，导致许多患者难以忍受而最终选择截肢，从而造成终身残疾。有效的疼痛管理本身就是一种积极的治疗措施，能减轻患者的症状，促进早日康复，提高患者自我控制疾病的能力。

（1）制订疼痛管理方案　根据评估结果得知疼痛的程度，根据患者具体情况选择合适的治疗方案，让患者得到有效镇痛治疗。

（2）间歇性跛行期　对于早期间歇性跛行期，可以指导患者少活动，多卧床休息，积极配合药物治疗缓解病情。

（3）静息痛　若病情进展到后期静息痛时，应遵医嘱给予相应的镇痛药：①轻度疼痛给予非阿片类镇痛药物如吲哚美辛、布洛芬等，也可遵医嘱使用血管扩张药来缓解患者的疼痛；②中度疼痛可选用弱阿片类镇痛药如盐酸曲马多缓释片等；③重度疼痛可使用强阿片类镇痛药物如盐酸哌替啶等。

4. 促进侧支循环，提高活动耐力，加强肢体功能锻炼

血管闭塞性脉管炎的治疗原则主要是促进侧支循环的建立，改善肢体血供。根据实际情况指导患者通过步行、慢跑等运动或按摩患肢改善肢体的血液循环，但在实际过程中应注意运动的幅度、运动量及患者的耐受能力。指导患者正确、有效地进行伯格（Buerger）运动，方法：先将患肢从水平位抬高至45°以上，维持1～2min，然后将患肢下垂4～5min，并要求在此过程中双足和脚趾向四周做环转运动，约10次，然后再将患肢平放，休息2min。如此反复5次，每日数回，循序渐进，以患者不感到劳累为宜。伯格（Buerger）运动可以促进肢体侧支循环，防止肌肉萎缩。但若出现以下情况时则不宜运动：①当腿部出现溃疡或坏死时，若进行运动将增加局部组织的耗氧量，导致低氧微环境的形成，影响创面愈合；②当动脉或静脉有血栓形成时，若运动将导致血栓脱落，引起栓塞。

【健康宣教】

1. 严格终身戒烟

要求患者不仅应戒除主动吸烟，还要防止被动吸烟以及使用各种烟草替代物。有研究表明，血栓闭塞性脉管炎患者的工作和家庭环境、生活物资的共同使用及心理因素等，都可能会影响到戒烟的顺利进行。要达到良好且长久的戒烟效果，必须在住院期间或出院后不久就开始实行在医师指导下的系统戒烟计划。因此护理人员在给患者做健康宣教时一定要让患者充分认识到戒烟对治疗该病的重要意义。

2. 保护患肢

① 严禁赤足行走，避免外伤。避免寒冷、潮湿的环境；但应防止过热，患肢避免使用38℃以上的取暖用具进行加温，以免引起疼痛加剧，导致坏死；②鞋子的鞋码必须合适，穿棉质或羊毛的袜子，每日勤换袜子；③保持足部清洁、干燥，防止感染；④修剪趾甲不宜过短，严禁自行剪除鸡眼或胼胝；⑤每日检查患肢的皮肤温度、颜色、感觉及动脉搏动情况。如果双侧对应部位皮肤温差在2℃以上，提示皮温降低，患侧动脉血流减少；⑥观察下肢有无新发伤口。

3. 心理支持

血栓闭塞性脉管炎患者由于疼痛及长时间治疗容易产生焦虑、烦躁、抑郁等不良情绪，重视患者的情绪表达，了解患者的情感需求，有利于提高患者对疼痛的耐受力，提高对治疗的依从性。

（1）主动与患者沟通，重视情绪对机体内分泌及免疫功能等方面的影响。为患者提供一个温馨、舒适、安静、整洁的就医环境。

（2）指导患者掌握2～3种放松的方法

① 自我暗示法：例如让患者自我催眠，心里想着"一会儿就不痛了"。

② 转移法：通过听音乐、看电影、交谈等方式转移注意力。

③ 意志法：树立坚定的信心和坚强的意志，认为一定可以战胜疾病。通过合理运用放松疗法缓解患者的疼痛，分散注意力，使患者暂时忘记疼痛。

4.功能锻炼

根据人体血流动力学的原理，抬高患肢可缓解疼痛，同时注意肢体的保暖和运动。指导患者进行有效的肢体锻炼和运动，要求循序渐进，便于促进血液循环，防止关节僵直、肌肉萎缩。鼓励患者每天坚持多走路，活动量的指标以出现疼痛时行走的时间和行走的距离为准，注意以不出现疼痛为度。

5.药物知识

患者因疾病原因需使用抗凝药及血管扩张药，在使用过程中应指导患者遵医嘱按时服用，了解药物可能出现的副作用并注意加强观察，养成正确的用药观念。

（1）抗凝药物　不擅自停药或增加药物剂量，以免形成血栓或继发出血；抗凝药物本身有增加出血的风险，因此应避免可能导致受伤的运动；定时复查凝血功能，动态评估患者的病情；服用抗凝药物期间若需要拔牙或接受外科手术等，应及时向医师说明；观察皮肤有无出血点、牙龈有无出血以及大便的颜色等。

（2）扩血管类药物　药物可导致血压降低，使用过程中需加强血压监测；不自行调整药物剂量及服药方法；与抗凝药物联合使用时，需警惕出血的风险；服药期间容易出现头晕、面部潮红、直立性低血压等现象，若不能耐受，应及时就诊。

三、系统性红斑狼疮

系统性红斑狼疮（systemic lupus erythematosus，SLE）是一种累及多脏器、多系统的慢性自身免疫性疾病，患者血清内含有多种自身抗体，以抗核抗体为代表。临床表现个体差异大，可表现为皮肤、黏膜、血管损伤，多为慢性隐匿性起病。疾病初期该病仅累及 1～2 个系统，但随着病情进展，常常演变为多脏器、多系统受到损害，甚至发生"狼疮危象"，严重影响患者的生活质量，威胁患者的生命安全。

（一）概述

系统性红斑狼疮主要是由于自身抗体及免疫复合物沉积引起组织炎症，从而对皮肤、关节和肾脏等器官造成损害。病程以病情缓解和急性发作交替进行。系统性红斑狼疮是一种慢性、严重且复杂的自身免疫性疾病，临床表现复杂多样。虽然随着医疗服务的整体改善和药物的正确使用，系统性红斑狼疮的患者5年生存率已提高至90％以上，但它的难治愈性、反复发作性对患者的心理和生理仍然是一个严峻的考验。在长期服药、疾病控制、随访复诊等过程中，规范化的护理流程及患者对疾病的自我管理尤为重要。

1. 流行病学特点

据统计，系统性红斑狼疮在世界各地均有病例发生，全球患病率约为（30～150）/10万，不同国家、不同地区、不同种族的发病率具有明显差异性。黑色人种发病率最高，我国发病率约为（30～70）/10万，且呈逐年递增趋势。以女性为主，其中男女患病比例为1∶（10～12），20～40岁的女性发病率最高。虽然80％的系统性红斑狼疮好发于育龄期、妊娠期妇女，但儿童、青少年、老年男性也可发病。并且多项证据证明，系统性红斑狼疮有一定的家族性聚集倾向。而统计数据证实，SLE患者经确诊后其5年、10年、15年、20年的生存率分别为95％、91％、85％、78％。

2. 病因及发病机制

到目前为止，学术界虽然对系统性红斑狼疮的病理基础和危险因素的研究均取得了突破性进展，但对其具体发病机制及病因仍然不明确。随着系统性红斑狼疮的发展和演变，患者机体免疫功能紊乱被认为是一个重要致病因素，其所引发的慢性炎症反应在疾病的发生、发展中占据了重要地位。而遗传、性激素水平变化、种族和环境（感染、药物和紫外线）等复杂因素的相互作用，也是导致该病发生的重要原因。

（二）临床表现与鉴别诊断

1. 临床表现

系统性红斑狼疮主要是由于患者体内产生自身抗体，免疫复合物沉淀于脏器，从而造成机体广泛性器质性损伤。其临床表现复杂，从轻微的皮肤黏膜受损到多器官损害及严重的中枢神经系统受损都有可能发生。主要表现如下。

（1）全身症状　活动期时，患者大多会出现全身症状，表现为发热（以中低度发热为主，抗生素及抗病毒治疗无效）、乏力、疲劳、厌食、体重下降等。

（2）皮肤黏膜损伤　主要表现为蝶形红斑、黏膜溃疡、脱发和斑秃、手指红色痛性结节等皮损现象。①皮肤损伤：系统性红斑狼疮有80％～90％的患者出现皮肤损害，红斑是最常见的症状，其中颜面部蝶形红斑、甲周红斑和指（趾）远端红斑具有特征性，常出现较早。面部蝶形红斑为系统性红斑狼疮的特征性皮疹，其颜色鲜红或紫红，边界较为清楚，表面光滑或覆盖有少量的灰白色黏着性鳞屑，偶有渗出物和水疱，消退后会留有褐色斑。指（趾）及甲皱襞为暗红色水肿性斑，也可表现为多形红斑或冻疮样损害，指（趾）末端可以看见少数紫红色斑点、紫癜、瘀点、溃疡、坏死及点状萎缩等。大多数系统性红斑狼疮患者具有光敏性，日光照射后症状加重或皮疹的数量增多、面积扩大。②黏膜损伤：系统性红斑狼疮患者有20％～30％会出现口腔、鼻腔及外阴黏膜损害，通常表现为局部点状或片状红斑，可形成浅表性溃疡，表面浸渍、发白，边缘出现轻度红晕，唇部出现水肿、痂皮和皲裂等现象。而外阴损害则可发生继发感染并出现脓性分泌物。

（3）关节、肌肉症状　表现为关节痛、肌肉痛、肌无力等不适，常以膝、踝、指（趾）等关节为主。

（4）内脏损伤　主要导致肾脏、肺部、心血管系统及血液系统受累，包括以下几种。①肾脏损害：肾脏损害是系统性红斑狼疮患者最主要的内脏损害之一，发生率为28％～70％。表现为血尿、蛋白尿、血压升高、全身水肿等。②血液系统症状：较为常见的有贫血、血小板减少、白细胞下降、脾大等。③心血管系统：主要由于损害心包炎、心内膜炎、心肌及冠状动脉，导致出现心前区不适、心悸、心律失常、心绞痛等，严重者出现心功能不全。④肺部症状：包括胸腔积液、肺间质纤维化及肺动脉高压等。⑤神经精神症状：临床表现复杂多样，主要包括头痛、感觉麻木、癫痫、记忆力下降、幻觉，严重者甚至出现自杀倾向。

（5）甲损害　系统性红斑狼疮患者可出现甲板的变色、脱屑，并轻微增厚，部分患者的甲半月处变薄或出现分层。

（6）头发损害　系统性红斑狼疮患者头发改变，多呈稀疏状、易断、干燥、无光泽，且长短不一。有50％的患者在疾病的进展期有不同程度的局限性和弥漫性脱发，尤以前额和头顶处最为突出。

2. 诊断标准

目前对系统性红斑狼疮的诊断普遍采用1997年美国风湿病学会（American College of Rheumatology，ACR）推荐的分类标准。该标准包括：颊部红斑、盘状红斑、光过敏、口腔溃疡、肾脏病变、血液学异常、累及2个或以上外周关节的非侵蚀性关节炎、浆膜炎、神经病变、抗ds-DNA抗体阳性等免疫学异常以及抗核抗体滴度异常，共计11项。按照标准规定，凡是符合4项或者4项以上者，在排除感染、肿瘤和其他结缔组织病后，即可诊断为系统性红斑狼疮。其特异度和敏感度分别可达95％和85％。而其中免疫学异常和高滴度的抗核抗体对疾病诊断更具有意义。

（1）颊部红斑　双颧突出部位固定的红斑，扁平或隆起。

（2）盘状红斑　突出于皮肤的片状红斑，黏附有角质脱屑和毛囊栓。陈旧性病变可发生萎缩性瘢痕。

（3）光敏感　对日光有明显反应，引起皮疹。

（4）口腔溃疡　口腔或者鼻腔内溃疡，一般为无痛性。

（5）关节炎　非侵蚀性关节炎，可以累及2个或更多外周关节，有压痛、肿胀或者积液。

（6）肾脏病变　蛋白尿定量每天0.5g以上或管型尿（红细胞、血红蛋白、颗粒或混合管型）。

（7）浆膜炎　胸膜炎或心包炎。

（8）神经病变　癫痫发作或者是精神病，排除药物或已知的代谢紊乱。

（9）血液学异常　溶血性贫血，或白细胞计数＜4×10^9/L，或淋巴细胞计数少于1.5×10^9/L，或血小板计数少于100×10^9/L。

（10）免疫学异常　抗双链DNA抗体阳性或者抗Sm抗体阳性，或抗磷脂抗体阳性（包括抗心磷脂抗体、狼疮抗凝物、至少持续6个月的梅毒血清试验假阳性，三者中只要具备一项阳性）。

（11）核抗体　在任何时候和未用药物诱发"药物性狼疮"情况下，抗核抗体效价异常。

3. 鉴别诊断

（1）系统性血管炎　病变以膝下最为常见，多伴有紫癜、红斑、结节、风团、坏死及溃疡等皮损表现。而典型的系统性红斑狼疮则表现为面部蝶形红斑和周身盘状红斑，通过血清可检测到多种特异性抗体，如抗Smith抗体、抗双链DNA抗体及抗核小体抗体等。

（2）药物性皮疹　患者有用药史，皮疹常表现为广泛性、弥漫性分布，伴有脱屑、瘙痒，血清中无特异性自身抗体。

（3）原发性肾小球肾炎　多见于儿童，患者多表现为少尿、无尿、水肿、高血压等症状。而系统性红斑狼疮患者多见于育龄期、妊娠期妇女，可检测出多种特异性自身抗体并伴有其他脏器受累。

（4）冻疮　系统性红斑狼疮患者更容易患有冻疮，冻疮好发部位位于手背和指背，面部也可以好发，季节性非常明显，一旦遇热后会出现瘙痒，但冻疮并无全身症状以及实验室结果的改变。而系统性红斑狼疮患者损害多累及指尖和手的掌侧。

4. 辅助检查

（1）实验室检查　系统性红斑狼疮患者血沉增快、球蛋白增高、白蛋白减少、血清IgG和IgM增高，血清补体下降，抗核抗体呈阳性。约92%皮损处狼疮细胞试验阳性。内脏受累可出现对应的阳性检测指标。

（2）组织病理　系统性红斑狼疮患者皮肤的组织病理变化为表皮角化过度，毛囊口及汗腺有角栓，颗粒层明显增厚，棘层萎缩，基底细胞液化变性；真皮上部水肿，胶原纤维水肿并纤维蛋白样变性；真皮血管周围炎细胞浸润，血管和皮肤附属器周围有成片的淋巴细胞，少数浆细胞及组织细胞浸润，管壁通常会有血管炎性变化。

（三）治疗

系统性红斑狼疮是一种自身免疫介导的结缔组织疾病，皮质激素结合免疫抑制药仍是目前治疗SLE的首选方案。近年来，随着免疫学、分子生物学、细胞生物学、遗传学和分子药理学等学科的发展，对该病的治疗有了新的进展。主要治疗措施包括一般治疗、药物治疗、造血干细胞移植及其他治疗方式。

（1）一般治疗　①避免日光照射；②注意休息，避免劳累，加强皮肤黏膜的护理；③避免接触一切诱因；④饮食均衡，保证营养。

（2）药物治疗　包括皮质激素、免疫抑制药、抗疟药、生物制剂等。①皮质激素：为治疗系统性红斑狼疮的基础，具有抗炎、抑制细胞免疫等作用。适用于系统性红斑狼疮急性发作、其他方法不能控制的系统性红斑狼疮及相应的严重并发症。②免疫抑制药：包括吗替麦考酚酯、环磷酰胺、来氟米特、2-氯脱氧腺苷等，该类药物可增强激素的作用，同时帮助激素减量。近年来，有研究认为长期使用激素会导致肾小球硬化，而免疫抑制药可阻止或延缓其进程，并且两者合用较单用的效果好，因此主张尽早联合使用。但对于轻度活动期和稳定期的系统性红斑狼疮患者，不主张加用强效的免疫抑制药。

（3）生物制剂　包括抗CD单抗、抗Ⅱ-10单抗、阿贝莫司、肿瘤坏死因子-α等，相关临床数据表明，使用生物制剂治疗系统性红斑狼疮显示了较好的临床疗效、安全性和耐受性。但作为一种较新的治疗方法，还有待通过大规模的临床试验及长期随访，进一步证实生物制剂的确切疗效和长期的不良反应。

（4）造血干细胞移植（HSCT）　早在1997年，意大利报道了1例重症系统性红斑狼疮患者经过自体骨髓移植（auto BMT）治疗后，取得显著疗效。此后，造血干细胞移植治疗系统性红斑狼疮在世界各地陆续开展。从各治疗中心的数据来看，其有效率约80%，缓解率为50%～60%。但细胞移植治疗SLE的远期疗效还有待进一步观察。

（5）血液免疫净化治疗　系统性红斑狼疮患者体内存在有大量的致病性抗体，免疫净化通过去除这些异常抗体和免疫复合物，阻断系统性红斑狼疮发病的中间环节。再结合药物治疗，从而达到延缓病情的目的。常用的免疫净化治疗主要包括血浆置换（PE）和免疫吸附（IAS）两种。

（6）其他　通过局部外用药物、激光物理治疗、中医等治疗手段，取得了一定的成效。

（四）护理流程

【护理目标】

（1）有效减轻患者关节疼痛、发热等不适，提高了患者的生活质量。

（2）患者皮肤症状缓解，红斑、皮疹、皮损等情况得到有效的护理。

（3）减少狼疮性肾炎、狼疮性肺炎、狼疮危象等严重并发症的发生，延长患者的生存期。

【评估】

1. 全身评估

（1）生命体征　观察患者的体温变化，包括温度计数、热型及伴随症状，判断患者有无继发感染，并根据患者温度计数，给予不同的干预措施。观察患者其他的生命体征，判断有无心前区不适、呕吐、水肿、精神异常等症状，根据结果判断病情是否平稳以及是否出现并发症，若出现异常，应及时处理。

（2）实验室检查、检验结果

① 肝功能：病情处于急性活动期时，伴有丙氨酸转氨酶和天门冬氨酸转氨酶等升高。

② 24h尿蛋白：蛋白尿有利于监测和判断肾脏损伤的程度及疾病预后。

③ 血清尿素氮和肌酐：根据数值判断疾病的临床分期和治疗效果。

④ 补体成分的含量：血清中补体C3、C4、CH50的含量降低，提示病情处于活动期状态。

⑤ 超声检查：判断是否出现心包积液、心肌或心瓣膜损伤。

⑥ CT：有助于判断是否出现肺间质病变。

⑦ 头颅核磁共振（MRI）：判断脑血管及脑实质是否发生病变。

⑧ 脑脊液常规及生化：当疾病累及中枢神经系统时，脑脊液中的细胞数及白蛋白含量可升高。

（3）系统性红斑狼疮病情活动程度评分（SLE-DAI）　SLE-DAI由美国和加拿大风湿病专家共同制订的评价指标，针对系统性红斑狼疮患者的临床缓解状态和疾病活动度进行评分。该评分主要涉及九个脏器，并根据情况分别赋分（发生血管病变、中枢神经系统狼疮则分别赋分为8分；肌肉、关节及肾脏病变分别赋分为4分；浆膜炎、皮肤病变及免疫学异常分别赋分为2分；而发热、血液系统异常则分别赋分为1分）。根据患者的评分情况进行判断：若评分为0～4分，表示病情基本无活动；评分为5～9分，表示疾病处于轻度活动状态；评分为10～14分，表示疾病处于中度活动；而评分≥15分，则表示疾病处于重度活动状态。不同的评分，决定了激素使用的不同剂量和选择不同的免疫抑制药。

2. 局部评估

（1）皮肤、黏膜状况　充分评估患者的皮肤状况，包括：①观察有无红斑及红斑的形态、数量、部位、颜色等；②观察是否有皮疹、破损、水疱、溃疡等，评估皮损的形态、数量、色泽、范围、基底；③是否有渗出及渗出物的量、颜色、气味及性质；④观察局部是否存在感染的现象；⑤有无新发或复发的口腔或鼻腔黏膜溃疡。

（2）关节　评估关节有无肿胀、压痛和渗出。

（3）肢端末梢　观察患者肢端末梢的颜色、温度及感觉。

【护理措施】

1. 皮肤护理

皮肤是系统性红斑狼疮患者最主要的受累器官，有37.4%～62.3%的SLE患者首发症状为皮肤症状，主要表现为红斑、光过敏、脱发、雷诺现象等，在影响美观的同时可能导致各类并发症的发生，产生不容小觑的社会、心理问题。有效的皮肤护理可以缓解患者病情，改善疾病结局。

（1）防晒　阳光及紫外线照射可以将DNA转化为胸腺嘧啶二聚体，而胸腺嘧啶二聚体的抗原性容易刺激机体产生全身免疫反应。因此，病房不宜使用紫外线消毒，患者应安置在没有阳光直射的病室，并挂窗帘。外出时戴帽子或用遮阳伞，穿长袖长裤。

（2）皮肤清洁　经常清洗皮肤（水温30℃左右），并加强按摩，促进皮肤血液循环，减轻症状。但忌用碱性过强的肥皂、油膏及化妆品。

（3）保暖　注意保暖，避免受寒。居室应安静、整洁、通风。一般保持室温25～28℃，相对湿度在50%～60%。冬季避免长时间处在寒冷环境中，根据气温变化选择手套、袜子的厚薄，避免接触冷水及冰冷的物品，必要时做好防护。

2. 预防口腔感染

系统性红斑狼疮是一种自身免疫性疾病，加之糖皮质激素及免疫抑制药的长期使用，患者容易罹患口腔真菌或细菌感染，因此，口腔护理特别重要。鼓励患者饭后及睡前含漱漱口水，使用软毛刷及无刺激的牙膏刷牙。

3. 脱发的护理

（1）指导患者规律作息，避免熬夜，以免影响内分泌而加重脱发。

（2）选择温和、无刺激的洗护用品，经常按摩头皮。

（3）坚持不烫发、不染发，避免加重脱发。

（4）若脱发严重，可剪短头发或剃光头，选择使用合适的假发、帽子或头巾。

4. 皮损的护理

系统性红斑狼疮患者的皮损呈多样性，从红斑到水疱等各种形态几乎都有。其中以面颊部蝶形红斑最具特征性。系统性红斑狼疮患者皮损一般没有明显的瘙痒和疼痛，若伴有明显瘙痒往往提示过敏，尤其在使用免疫抑制药和糖皮质激素治疗后，要注意真菌感染的可能。若出现疼痛或皮肤烧灼样疼痛，要警惕带状疱疹的可能。

（1）水疱的护理　对于直径＞1cm的水疱，用0.5%的碘伏溶液进行常规消毒后，根据水疱大小选择型号不同的无菌注射器，从水疱下方边缘抽出水疱内液体，直至疱内残余液体全部抽出，尽量保证疱皮黏合在创面上，以保护创面基底；对于直径＜1cm的水疱，可选择让疱内液体自行吸收，注意尽量避免水疱表皮破溃。操作时应动作轻柔，防止用力过猛引起皮下出血，同时注意观察皮肤剥脱情况及是否存在感染。

（2）溃疡的护理　根据评估结果，结合患者的具体情况选择合适的换药方式和敷料。按照湿性伤口愈合的理念，为创面提供一个低氧、清洁、湿润的环境，促进上皮组织的爬行生长，加速伤口愈合。

5. 用药护理

目前对系统性红斑狼疮患者治疗的有效方法为免疫抑制药及大剂量糖皮质激素的优化组合应用，改善了患者的预后，取得了较好的临床效果。但由于药物本身的不良反应大且易继发感染，而感染的发生导致患者的疗效大打折扣，严重影响患者的预后。

密切观察药物的疗效和不良反应，遵医嘱做好用药护理，主要包括：①对于长期使用激素的患者，要嘱其不可漏服、停服或自行减量，以免病情反弹；②注意观察患者有无高血压、肥胖、血糖升高、骨质疏松、股骨头坏死等不良反应，并及时干预；③服用非甾体抗炎药时，嘱患者应餐后服用，以减少药物对胃肠道的刺激。加强用药后消化道症状的观察，并及时遵医嘱给予胃黏膜保护药物和抗酸药物；④监测患者的出入量，指导患者合理控制钠盐的摄入，防止水钠潴留；⑤当患者出现病情变化，需行大剂量糖皮质激素冲击治疗时，要密切观察患者各项生命体征的变化，做好抢救准备。因冲击治疗易导致过敏，因此在治疗过程中还需加强观察患者的皮肤情况并及时处理。

6. 并发症的处理

系统性红斑狼疮病变累及多器官、多系统，严重者危及生命。严密观察患者的生命体征及各项生化指标，有利于早期发现患者的病情变化，避免严重并发症的发生，改善患者预后。

（1）狼疮性肾炎　在系统性红斑狼疮患者中的发病率约为50%～70%，但对患者进行肾活检病理学检查时发现，几乎所有患者的活检结果都表现出不同程度的病理学改变。LN是系统性红斑狼疮患者最常见和最严重的内脏损害，也是决定预后的最重要因素。临床上常表现为不同程度的血尿、蛋白尿、高血压，直至肾衰竭。若患者出现临床症状加重如发热、关节炎、口腔黏膜溃疡等，以及血沉加快、抗ds-DNA抗体滴度增高，提示患者狼疮活动和病情恶化。因此，其护理至关重要。护理措施包括以下几项。①休息：要求患者卧床休息，当疾病得到控制后或处于缓解期时，可适当活动。②饮食：低盐、低脂、限制蛋白质，忌食豆类及其他植物蛋白质。③观察：重点观察患者的尿量、尿色及血压变化，定期测量患者的体重、腹围，记录24h出入量，以便及早发现肾脏损害，根据情况实施对症治疗。④预防感染：严格无菌操作，做好口腔护理及皮肤护理。

（2）狼疮性肺炎　是由系统性红斑狼疮所导致的一种急性非感染性肺脏部炎症改变，其发病率为1%～4%。临床起病急，患者主要表现为发热、呼吸困难、干咳甚至咯血、双肺底可闻及湿啰音。糖皮质激素及免疫抑制药可有效缓解病情，而抗生素无效。该病预后差，其护理要点如下。①休息：严格卧床休息，注意保暖，室内保持适当的相对湿度（50%～60%）和温度（20～22℃）。②密切观察病情：密切观察患者的呼吸、血压、神志、血氧饱和度（SpO_2）及血气分析的结果，重点关注患者有无咳嗽、咳痰、咯血等情况，及时发现病情变化，为抢救做好准备。③对症支持处理：发热者按发热常规处理；咳嗽剧烈者，经评估后遵医嘱予以相应的处置；呼吸困难者，评估患者缺氧的程度，根据血氧饱和度（SpO_2）及血气分析的结果给予适当流量的氧气吸入；咯血者，应防止患者因血凝块堵塞气道导致窒息，并配合医师做好抢救的准备。

（3）狼疮性中枢神经系统损害　神经系统受累是系统性红斑狼疮患者死亡的主要诱因，又称为神经精神性狼疮。其主要表现如下。①头痛：是脑损伤最常见的表现，可表现为偏头样痛、紧张性或肌肉收缩性等多种形式的疼痛。②癫痫：可表现为小发作、大发作和精神运动性发作等形式，最常发生在脑损害的晚期。③脑血管意外：系统性红斑狼疮患者的免疫复合物沉积在颅内血管，引起颅内压升高，使患者出现偏瘫、失语、感觉障碍等症状，严重者可出现颅内大出血，脑疝导致死亡，少数患者还可能表现出脊髓损伤。④精神症状：轻者可出现性格改变、记忆力减退或轻度的认知障碍，重者出现幻听、幻视，产生恐惧、妄想或被控制感。神经系统受累的患者大多预后较差，且死亡率较高。一旦明确诊断，需早期有效干预。护理的要点为：①严密观察病情变化，根据各项动态评估患者病情，准确鉴别各种临床表现，做到早发现、早干预；②对出现精神症状或发生癫痫的患者，要保证安全，防止意外发生；③配合医师为危重患者做好抢救治疗准备，在使用降颅压药、激素、免疫抑制药等药物的过程中，注意观察药物使用后的效果及可能出现的副作用。

（4）狼疮危象　是指急性的危及生命的重症狼疮，包括急进性狼疮性肾炎、严重的中枢神经系统损害、严重溶血性贫血、严重狼疮性心肌炎、严重狼疮性肺炎等，是系统性红斑狼疮患者最严重的并发症，也是造成狼疮患者急性死亡的主要原因。临床主要表现为高热，剧烈的头痛、呕吐，严重时可有腹痛、胸痛、抽搐、全身衰竭等。需加强监测，密切观察患者生命体征及体重的变化；定期复查血常规、尿常规、24h尿蛋白定量、肝肾功能、心电图、血沉、抗ds-DNA抗体等，一旦发现患者出现病情变化，立即做好抢救准备。

7. 关节疼痛的护理

系统性红斑狼疮病变累及的关节以双手掌指关节（metacarpo phalangeal joint，MCP joint）、近端指间关节（proximal interphalangeal joint，PIP joint）、远

端指间关节和双膝关节最为多见。临床典型表现为多发性、可逆性、游走性、短暂性的疼痛性关节炎，大多数病例均为非侵蚀性及变形性损害，少数病例出现不可逆性畸形。其疼痛持续时间与多脏器功能损害的严重程度及治疗效果明显相关，存在较大的差异性。观察患者疼痛部位，给予患者适当的镇痛药物，维持关节正常的体位和姿势，保护关节因体位受到损伤，保持关节的活动度。

【健康指导】

1. 药物指导

系统性红斑狼疮患者目前的药物治疗以皮质激素和免疫抑制药为主，药物具有一定的特殊性，且需长期服用，因此需加强出院宣教。指导患者及家属按医嘱规范使用药物，并根据药物性能，合理用药。

（1）皮质激素　避免药物减量过快或突然停用出现肾上腺皮质功能减退样症状，导致病情复发或加重；使用过程中须密切观察血压、体重、体温、水、电解质、血糖、血脂等变化，避免出现感染、消化性溃疡、股骨头坏死等不良反应，并给予相应的对症预防措施。

（2）免疫抑制药　把握服药时机，根据药物性质按时服药，避免影响药物吸收或血药浓度；避免漏服、多服或少服；避免使用未经医师同意的中药或偏方；饮食需平稳，避免影响药物吸收；定期监测血压、血糖、血脂，注意药物的副作用；妥善保管药物谨防失效；建议在服药期间对服药的种类、药量及异常症状进行记录，在复诊时告知医师，可作为优化治疗方案的重要依据。

2. 日常护理

注意休息，避免劳累。急性期卧床休息，病情稳定可适当参加体育锻炼和运动，关节肿痛时限制活动，做到劳逸结合、动静结合。

（1）休息　根据患者的病情及发展阶段，合理安排休息和锻炼，协助生活护理。

（2）保暖　注意防寒、保暖，指导患者将关节维持在功能位，保证日常坐、立、行、走的正常姿势，防止关节畸形。

（3）活动　加强病情观察，评估患者关节的疼痛程度、持续时间及性质，以及肌肉有无萎缩、能否站立行走等，及时发现病情变化。若患者出现股骨头无菌性坏死，应限制其活动，协助其进行高压氧等相关治疗，并让患者了解治疗的意义和目的。对于病情严重需行关节置换术者，需加强围术期的管理，坚持功能锻炼，避免感染等并发症的发生。

（4）皮肤防护　做好皮肤防护，避免日光直晒，以防诱发或加重病情；由于系统性红斑狼疮患者免疫力低下，抵抗力差，容易发生上呼吸道感染甚至肺炎。因此应注意保暖，防止受凉，冬天外出时最好戴口罩、帽子。

3. 饮食指导

（1）注意营养的保证，增强机体抵抗能力。同时避免刺激性食物的摄入，系统性红斑狼疮患者应减少硬、热及刺激性食物的摄入。

（2）饮食禁忌　①蔬菜类：如香菜、香菇、芹菜能致光过敏，不宜食用；有红斑皮疹的患者不宜食用辣椒、大蒜、葱、姜等辛辣的刺激性食物；不过量食用菠菜，避免加重狼疮性肾炎患者的蛋白尿及管型尿。②海鲜类：尽量少食用虾、蟹等海鲜类食物，因此类蛋白进入人体后，可能诱发疾病或加重病情进展。

（3）对于肾脏功能受损的患者，控制蛋白质的摄入，以动物性优质蛋白质为主，给予低盐、低脂、富含维生素饮食，合并肾病蛋白尿的狼疮患者，最好少食或不食用豆类及豆制品。

（4）对于肝功能受损的患者要严格限制动物蛋白质和脂肪的摄入，少食多餐，尽量给予高维生素、低脂肪的膳食。

（5）长期应用激素的患者可引起钙磷代谢紊乱，骨钙丢失。因此平时除常规服用钙剂外，还应多吃含钙食物。

（6）水肿、心力衰竭者给予低盐饮食。

4.避孕

由于性激素在系统性红斑狼疮患者发病中有重要的诱导作用，育龄期妇女应在医师指导下，采取相应的避孕措施，减少妊娠次数，但不宜服用雌激素类避孕药。

5.心理指导

通过耐心、有效的沟通，使患者摆脱孤独感与被遗弃感，正视现实，消除悲观、焦虑的心理。

（1）准确评估患者的心理状态，密切观察患者的心理变化，明确患者是否存在焦虑、抑郁、烦躁、恐惧等负面情绪及其严重程度，并积极采取有效的疏导措施，尽量减轻患者因用药后出现面部肿胀、身体水肿等不适的担忧。

（2）医护人员应热情、主动、真诚地对待患者，了解患者所需、所想，针对患者不同的情况给予健康指导，让患者了解与本病相关的知识及注意事项，提高患者自身的心理承受能力。

（3）适时告知患者及其家属系统性红斑狼疮的治疗前景是可观的，消除患者及家属的不良心理。指导患者家属多给予患者情感上的支持和身体上的照护，鼓励患者树立战胜疾病的信心，密切配合治疗。

四、硬皮病

硬皮病（scleroderma）是一种自身免疫性疾病，以皮肤局限性或弥漫性纤维化或硬化、最终发展至萎缩为特点，可影响血管和内脏器官，严重者造成身体畸形或死亡。

（一）概述

硬皮病的病因不明，其发病机制及病情复杂，是结缔组织病中致死率最高的，而自身免疫改变和纤维化是该病的突出特征，目前为止尚无特效的治疗方法。加强疾病管理，准确评估患者的活动性和严重程度，优化护理流程，对预防内脏器官受累或延缓受累脏器功能恶化、减少并发症、降低致残率、延长生存期、提高患者治疗的信心有非常重要的意义。

其病理特点表现为血管病变、胶原及细胞外基质过度沉积等。在18世纪中期首次被描述，皮肤硬化是硬皮病的标志性病变。根据病变受累范围、程度、病程将其分为局限性硬皮病（localized scleroderma，LS）和系统性硬皮病（systemic scleroderma，SSc）两大类。该病首发部位为手指，经历肿胀期、硬化期、萎缩期，后期手挛缩畸形发生率高达75%～82%。其中系统性硬皮病的危害大，最常累及肺脏、食管。患者常因肺部感染、肾衰竭、心力衰竭等原因导致死亡。

1. 流行病学特点

硬皮病的发病年龄80%集中在11～50岁，女性较多见，男女比例为1：7～1：3。据美国风湿病学会统计，硬皮病在美国最近的患病率估计为（242～286）/100万，而系统性硬皮病的5年生存率为50%，与肿瘤相当。在我国的结缔组织疾病中，硬皮病的发病率仅次于类风湿关节炎、系统性红斑狼疮，位居第三。一项针对硬皮病患者的调查显示，具有家族史的患者的发病率（1.6%）远远高于普通人群的发病率（0.026%）。

2. 病因及发病机制

近年来对硬皮病的研究虽已取得较大进展，但由于其病因及发病机制相对较为复杂，至今尚不明确。目前多倾向于基因遗传、炎症因子、血管异常、免疫学异常（90%患者抗核抗体阳性）、胶原异常、病毒感染、女性激素及环境诱导等。本病目前尚无特效疗法，治疗方面主要是针对免疫、血管及胶原的异常，以抗炎、免疫抑制、免疫调节、改善血液循环和减少纤维化为基础。近年来随着分子生物技术和免疫学的发展，该病在治疗方面有了新的突破。

（二）临床表现、诊断及鉴别诊断

1. 临床表现

局限性硬皮病的病变部位主要在皮肤，偶可累及脂肪组织、肌肉和筋膜，临床上一般分为硬斑病（morphea）和线状硬皮病（linear scleroderma），其中硬斑病最为多见。主要表现为斑状损害、带状损害、点滴状损害，一般无内脏损害，预后较好。

系统性硬皮病表现为广泛的皮肤硬化，常损害多个内脏，亦可合并间质性肺病、肺动脉高压、硬皮病肾危象及系统性硬皮病相关性心肌病等危及生命的并发症，是个体死亡率最高的风湿性疾病，也称为进行性系统性硬化症（progressivey systemicysclerosis，PSS）。导致系统性硬皮病患者死亡率高最重要的因素是由于全身多器官的进行性纤维化。但目前仍无有效的药物用来控制和逆转疾病特别是其纤维化的进程。根据皮肤的受累情况，一般将系统性硬皮病分为弥漫型、局限型、无硬皮的系统性硬化病、硬皮病重叠综合征四种。系统性硬皮病的预后较差，给患者的生存质量带来严重威胁，是临床需重点关注的疾病。

（1）临床分类

① 系统性硬皮病：患者病情进展迅速，皮损常从胸部开始，向远端发展，全身可见；无肢端硬化和皮肤钙沉着，罕见远端指骨吸收；常无雷诺现象；内脏器官受累较严重。

② 肢端硬化病：患者病情进展较慢，皮损一般起于手、足、面等部位，为对称性的皮肤变紧、变硬、变厚，常呈向心性发展，累及范围较局限；手指部常有皮肤钙沉着及远端指骨吸收；几乎都有雷诺现象；内脏器官受累较轻，本型预后相对良好，患者10年存活率大于70%。

③ CREST综合征：是系统性硬皮病的一个亚型，其名字来源于该病的典型临床表现，即钙质沉着（calcinosis，C）、雷诺综合征（Raynaud syndrome，R）、食管运动功能障碍（esophageal dysmotility，E）、肢端硬化（sclerodactyly，S）、毛细血管扩张（telangiectasis，T）。

（2）皮肤症状　皮肤损害可分为水肿期、硬化期、萎缩期三期。

① 水肿期：主要表现为患者受累部位的皮肤出现增厚、肿胀、张力增高、有紧绷感，伴非凹陷性、硬性的肿胀，并可伴有红斑；形成手指"腊肠"样特征，患者手部活动受限；雷诺现象通常存在。

② 硬化期：主要表现为患者皮肤坚实、发亮，呈蜡黄色皮革样改变，手指难以捏起，手部活动进一步受限，汗毛减少。随着疾病的进展，受累部位会变得更为紧绷，指关节活动受限可形成爪样手，肘关节及膝关节可表现为屈曲挛缩。当面部皮肤受累时，可使面部表情缺乏，表现为典型的"面具脸"。此外，受损的皮肤还可表现出黑白相间的"椒盐征"，该现象由色素沉着和脱失相间所引起。

③ 萎缩期：主要表现为皮肤萎缩、变薄，呈羊皮纸样外观；皮肤萎缩可延及皮下组织和肌肉，甚至皮肤直接贴于骨面；病损处出汗减少，皮肤干燥，并可出现毳毛脱落的现象；指（趾）甲可增宽，表面出现纹理，易碎或变薄甚至脱落。

（3）自觉症状

① 雷诺现象（Raynaud phenomenon，RP）：是指在情绪激动、寒冷等因素的影响下，导致血管调控失调，以四肢末梢动脉阵发性痉挛为主的一组症候群。是

硬皮病最典型的临床表现，有70%的病例首发症状表现为该现象。主要与患者指（趾）端动脉内膜增生及外膜纤维化所致的动脉管腔变窄有关。常表现为皮肤颜色呈三相变化，即苍白-发绀-潮红，伴麻木和疼痛感。

②局限性硬皮病：患者一般没有明显的自觉症状，少数患者可表现为不同程度的刺痛、皮肤紧缩发胀感、瘙痒及感觉迟钝等。

③系统性硬皮病：系统性硬皮病的症状因受累器官及累及程度不同而表现为多种多样，其自觉症状也各不相同。包括关节肿胀、疼痛、僵硬、发热、乏力、呼吸困难、心悸、胃灼热感等。

2. 诊断标准

局限性硬皮病根据典型的皮肤改变就能诊断；而系统性硬皮病的分类是沿用美国风湿病学会（ACR/ARHP）于1980年提出的标准，其包括两个条件。①主要条件：近端皮肤硬化（手指、掌指关节或跖趾关节附近的皮肤表现为增厚、紧绷、肿胀），这种变化可波及整个肢体、面部、颈部甚至躯干部位。②次要条件是：a. 手指硬化，且仅限于手指；b. 由于缺血的原因出现指尖凹陷性瘢痕或指垫消失；c. 双肺出现纤维化（除原发性肺病所致的外），病变以双肺底为主。

根据标准，凡是具备主要条件（要排除嗜酸性筋膜炎与其他假性硬皮病）或两个以上的次要条件即可诊断该病。除此之外，多发性关节炎与关节痛、雷诺现象、皮肤活检、血清ANA、抗Scl-70抗体含量等临床表现及辅助检查结果也有利于疾病的诊断。

3. 鉴别诊断

（1）成人硬肿病　通常由感染或发热性疾病引起，首先表现为颈部深层出现实质性、木质样硬肿，随着病情进展，硬肿范围逐渐扩展至面部、臀部、躯干，无雷诺现象，无毛细血管扩张，局部无色素变化，一般在1～2年可以自行消退。

（2）嗜酸性筋膜炎　患者表现为四肢皮下肿胀，有压痛，无雷诺现象，通过皮肤组织活检等特异性检测可与硬皮病进行鉴别。

（3）硬化性萎缩性苔藓　患者的皮损早期主要表现为白色、多角形、扁平的丘疹，轻度硬化，后期的皮损外观如羊皮纸样，变平或下陷。

（三）治疗

硬皮病作为一种罕见的自身免疫性疾病，目前可用的治疗方案及其治疗效果仍然有限，尚无一种能针对整个病程的最佳治疗方法。因此硬皮病的治疗应以改善患者病情、挽救受累器官为主，便于控制病情的进展。主要包括糖皮质激素、血管活性剂等药物治疗，并结合健康的生活方式及一些物理治疗的方法。

1. 一般治疗

主要包括：①避免使用血管收缩类药物（如肾上腺素及麦角碱类药物等），

以避免雷诺现象反复发作而导致组织缺血坏死；②生活规律，劳逸结合；③保持情绪稳定，避免过度紧张、劳累和精神刺激；④忌烟、酒；⑤避免外伤，注意保暖；⑥注意适当锻炼，预防关节挛缩。

2. 药物治疗

（1）血管活性药　主要包括前列环素类药物、钙通道阻滞药、血管紧张素转化酶抑制药和血管紧张素受体阻滞药、静脉注射 N-乙酰半胱氨酸等，对治疗雷诺现象（RP）有一定的效果，也已成为治疗硬皮病的传统标准治疗方法。

（2）免疫调节药　根据欧洲抗风湿病联盟的治疗标准，免疫调节药对硬皮病患者效果明显，包括：①甲氨蝶呤，用于治疗早期系统性硬皮病的皮肤病变；②吗替麦考酚酯，用于阻止T淋巴细胞和B淋巴细胞的增生，可明显改善系统性硬皮病的皮肤病变，并改善患者肺部病变；③西罗莫司（雷帕霉素），作为一种钙调磷酸酶抑制剂，Karleen等学者的研究认为雷帕霉素应用于系统性硬皮病患者，安全性能非常高。

（3）生物制剂　①利妥昔单抗，应用于系统性硬皮病患者，其皮肤评分显著改善，并且不良反应最小；②TNF-α抑制剂，有学者建议将其应用在患者纤维化疾病的炎症阶段，但对非炎症阶段的患者可能有害；③帕米膦酸二钠，通过激活T淋巴细胞，产生直接和间接的抗纤维化作用，但也有研究表明不具备临床治疗效果。

3. 抗纤维化

（1）青霉胺　最近的一项回顾性研究发现，中等剂量的青霉胺可显著提高患者的心、肺及肾脏功能。

（2）卤夫酮　多项研究表明，在系统性硬皮病患者的上肢使用卤夫酮，3个月后，具有良好的治疗效果。

4. 造血干细胞移植

虽然硬皮病的治疗在很大程度上都是进行针对性治疗，但也有人认为若将免疫系统看作一个整体，可能是一种更有效、更有前途的治疗方法。

5. 靶向治疗

靶向治疗是基于最新研究发现的分子机制，将为慢性疾病的治疗提供关键方法。主要包括以下几个。①抗TGF-β（transforming growth factor β）：据推测TGF-β是引起系统性硬皮病发病的主要机制。②抗Fli 1（friend leukemia virus integration 1）：作为Ets（E-twenty six）转录因子家族的成员，Fli 1抑制了胶原蛋白Ⅰ型基因及TGF-β诱导的纤维化基因。③达沙替尼：是一种新型的酪氨酸激酶抑制剂，目前正在进行系统性硬皮病早期阶段治疗的临床试验。

6. 其他治疗

（1）物理治疗　作为一种辅助治疗，物理疗法也是该病的重要治疗方法。在临床应用过程中发现：光疗具有一定的免疫及抗纤维化作用，适合疾病早期尤其是纤维化形成之前；其他常用方法有局部按摩、体疗、热浴、音频电疗等。

（2）中医治疗　根据中医理念进行分型论治，如肾阳不足宜温补肾阳、活血软坚脾虚寒袭者宜健脾益气、温经散寒。

（四）护理流程

皮肤病变是硬皮病患者最突出的临床表现，也是诊断硬皮病的主要依据。以皮肤逐渐纤维化或硬化，直至萎缩为特点。因此皮肤护理对硬皮病患者而言，尤为重要。如何做到有的放矢，正确评估是第一步，通过评估了解患者的具体情况，采取具体措施。

【护理目标】

（1）患者皮肤硬化、疼痛等症状得到缓解，生活质量得到提高。

（2）病情得到有效控制，重要脏器未受累，无并发症的发生。

【评估】

1. 全身评估

（1）患者的营养状况、硬化病的类型及疾病的分期，同时结合相应的监测指标观察患者有无合并脏器损伤：①评估患者有无尿量异常、水肿等肾功能损害；②有无活动后呼吸困难和咳嗽等间质性肺炎的表现；③有无吞咽困难、消化道出血等胃肠道受累表现。

（2）自理能力　通过生活自理能力评估量表进行评分，根据评分判断患者的自理能力等级，实施相应的干预。

（3）辅助检查

① 自身特异性抗体：系统性硬皮病患者有90％以上可测出抗核抗体（ANA）阳性，以核仁型最具特异性，抗Scl-70抗体也往往是阳性。

② 钡餐：显示食管、胃肠道是否出现异常。

③ 胸部X线片：判断肺部是否出现病变，必要时行CT检查。

④ 心电图：了解心肌是否存在缺血等病变。

2. 局部评估

（1）皮肤　观察患者皮肤的颜色、温度、弹性、指尖凹陷性瘢痕及指垫，通过皮肤纹理、皱褶、水肿等情况，判断患者皮肤的弹性及病变范围。皮肤硬度的评分参照Steen等制订的标准，其方法为：观察26个解剖位置的皮肤，根据硬化情况将分值设定为0～4分，分别表示无硬化、轻度硬化、中度硬化、重度硬化、极度硬化，分数越高则表示硬化程度越严重。

（2）雷诺现象　观察患者肢端末梢的皮温、颜色、感觉，判断有无雷诺现象及发作的频率、时间，根据发作情况按0～2分评分，根据评分将雷诺现象评定为无发作、偶发、频发三类。

（3）皮损　评估患者皮肤是否出现皮损、溃疡，皮损及溃疡的部位、大小、颜色等；是否有渗出，渗出液的量、气味等，以及皮损和溃疡的具体处理方法。

（4）手功能　评估患者的指端血运、手握力、手指活动情况，判断患者手的具体功能，同时需警惕指尖缺血性溃疡的发生。

（5）疼痛　主要包括因疾病所导致的疼痛以及皮损、溃疡产生的疼痛，评估疼痛的原因、性质、程度及持续时间，给予对症处理。

（6）吞咽功能　评估患者的吞咽功能，根据患者的情况进行赋分。无症状者赋0分，对于进食干饭有哽噎感的赋为1分，吞咽不畅者为2分，而吞咽困难者赋3分，了解患者消化道受累情况。

（7）关节功能　参照Kaham等制订的评分法，要求患者完成12项动作，根据完成动作的难易程度及速度按0～4级评分。

【护理措施】

1. 皮肤护理

（1）防外伤、防感染、防冷、防烫伤　皮肤、黏膜的血管内皮受损是硬皮病的疾病特点之一。应明确危险因素，对患者采取防外伤、防感染、防冷、防烫伤的四防措施，以尽量保护皮肤不受损害。

（2）雷诺现象的预防　作为硬皮病最典型的表现，RP若频繁发作可进一步加重指（趾）端的缺血性坏死。因此应指导患者注意保暖，告知患者在寒冷天气保护好指（趾）端的重要性。

（3）皮损的处理　硬皮病的皮损一般表现为对称性，首发于手指及面部，然后蔓延至躯干。患者指端往往因为缺血，导致破损、溃烂，严重者引起功能障碍。因此，需注意：①保护好受损皮肤，避免搔抓、擦破；②防止皮损处长期受压；③若出现溃烂、感染则应及时治疗；④根据皮损的具体情况，严格无菌操作，利用伤口湿性愈合理论结合伤口处理的TIME原则，采取自溶性清创等合适的清创方式及相应的敷料进行换药。

（4）张口困难者　指导患者勤漱口，做好口腔护理，保持口腔清洁，防止继发性感染的发生，并养成常做张嘴大笑、吞面条等动作。

2. 药物护理

硬皮病目前尚无特效的治疗方法，也没有特定的治疗指南，主要是针对免疫、血管及胶原的异常，以调节免疫、抗炎、改善微循环和减少纤维化为基础。在治疗过程中按照患者的具体情况及受累范围采用系统性综合性治疗方法。药物治疗在其中占据了重要的地位，但由于病程长，药物种类多，并具有潜在危害等原因的存在，导致患者对治疗的依从性较低，难以长期坚持。因此，正确、有效的用药指导对患者极其重要，能明显改善患者的预后，提高患者的生活质量。

（1）用药前详细告知患者药物的作用、使用方法及可能存在的不良反应。

（2）特殊药物的护理　由于糖皮质激素的抗炎和抑制胶原合成的作用，在硬皮病的进展期，对缓解皮肤硬化、关节肿胀、心肺病变等症状均有一定的疗效。但是，长期用药容易导致类皮质醇增多症，出现向心性肥胖、满月脸、多毛等多种不良反应。这让患者，特别是女性患者难以接受。因此在给药时应注意：①治疗前应充分做好解释工作，并告诉患者，停药后可自行消退；②治疗过程中要严格按医嘱定时、定量服药，不可随意减量或自行停药；③严密观察患者的生命体征，定期监测肾功能、血常规，了解白细胞计数、肌酐、尿素氮、红细胞的变化，有利于继发感染、肾功能受损、消化道出血等并发症的早期发现，以便及时处理。

3. 并发症的处理

硬皮病若治疗、护理干预不及时，往往导致重要脏器受累，甚至丧失功能，严重影响患者的生存质量。因此提前加强干预，能有效防止或延缓纤维化的进程，减少并发症的发生，对提高患者的治疗效果、改善患者的结局具有非常重要的作用。

（1）肾脏损害　肾脏损害的发生率为15%～20%，是系统性硬皮病的严重并发症之一，也是患者死亡的主要原因之一。而硬皮病肾危象（scleroderma renal crisis，SRC）是系统性硬皮病病情进展的结局，多数患者预后不良。其临床表现以恶性高血压、进行性肾衰竭为典型特征，伴随头痛、高血压脑病、心律失常、心力衰竭、肺水肿等一系列症状。硬皮病肾危象SRC的病因及发病机制尚不明确，有研究者认为可能与肾脏血管病变引起的血浆肾素活性增高相关。患者若出现肾脏受累往往提示预后不良，因此需加强重视。其护理要点在于：①密切监测患者的血压、尿量、尿色及尿清晰度的变化，观察患者有无出血倾向及神经精神方面的异常，是否继发感染及水肿等情况；②准确记录出入量，每日测量体重，必要时量腹围；③定期复查尿常规、24h尿蛋白及各项相关的生化指标。

（2）肺功能情况　肺部受累是系统性硬皮病患者的首要死亡原因，最早的症状表现为活动后气短。而进行性劳力性呼吸困难、干咳、活动耐受力下降是其典型临床表现。早筛查、早治疗可显著降低其死亡率。在治疗过程中需注意：①密切观察患者的生命体征、血氧饱和度，必要时监测血气分析；②发现患者呼吸频率、节律发生改变时，要及时报告医师，同时注意患者神志、面色及末梢的温度变化等；③指导患者注意休息，防止劳累，避免受凉，积极治疗上呼吸道感染，并定期监测肺功能；④指导患者采用腹式呼吸和缩唇式呼吸相结合的方式，将呼吸频率控制在7～8次/分，锻炼呼吸功能，预防肺纤维化硬化。

（3）消化道受累　消化道损害在系统性硬皮病的临床表现中是仅次于皮肤病变和雷诺现象的第三大主要表现，高达90%的患者会存在消化系统功能异常，但容易被忽视。该病在消化道的任何部位均可受累，以食管损害最为常见。患者表现为进食时出现哽噎、吞咽痛、胃部灼痛、反酸、恶心等症状。临床工作中应注意：①观察患者是否出现黏膜干燥、吞咽困难、胸骨后疼痛等不适；②避免辛辣等刺激性食物，做到少食多餐、细嚼慢咽，必要时鼻饲饮食；③每日监测患者的体重并记录24h出入量；④指导患者采取高枕卧位，避免食管反流性误吸；⑤根据患者出现的各种症状，进行对症支持处理。

【 健康指导 】

1. 避免诱因

注重皮肤护理，避免接触家用化学药品等刺激性物品及一切危险因素。

（1）防外伤　即做好防护措施，避免皮肤、黏膜受伤。

（2）防感染　即防止手足癣、上呼吸道感染、疖痈形成感染灶等。

（3）防烫　即远离热源，饮食、用水温度适宜，防止烫伤。

2. 保暖

做好防寒、保暖工作，防止呼吸道感染的发生；防冷即做好保暖工作，每天用适度的热水浸泡手足，时间为每次20min左右，出门戴手套、帽子，避免接触冷水及冰冷的物体。

3. 预防压力性损伤的发生

部分硬皮病患者由于关节、肌肉受累，肢体僵直，更换体位困难，局部受压易产生压力性损伤。对于此类患者可使用气垫床，加强翻身，补充营养，用泡沫敷料保护受压部位。

4. 生活规律

（1）保持心情愉悦，规律作息，避免疲劳。

（2）加强营养，进食优质蛋白质及蔬菜水果，忌辛辣食物。

（3）戒烟。尼古丁可使小动脉痉挛、血管收缩，加重指端缺血，使病情加重，因此，需指导患者戒烟。

5. 心理支持

（1）给予有效的心理护理干预，引导她们正确对待疾病，告知患者情绪对疾病的影响，而良好的心理状态能充分调动人体内在的康复能力，增强机体的免疫力。

（2）开展多种形式的健康指导，如同伴鼓励、成功病例展示等，让患者获得更直观的信息支持。

（3）建立积极、有效的家庭社会支持体系，配合医护人员共同做好患者的思想工作，让患者获得来自家庭和社会的帮助。

6. 适当运动

进行适当运动，以保持皮肤和关节的弹性，改善血液循环，缓解僵硬。

（1）防止肌肉、骨骼失用性萎缩的发生，应根据患者的病情，联合康复科，制订具体的功能锻炼计划。贯彻循序渐进的原则，持之以恒。

（2）在患者耐受范围内，鼓励、引导、辅助患者进行全身运动、踢腿运动、跳跃运动、扩胸运动、整理运动等，保证各个关节都得到充分的活动，减少肌肉麻木、酸痛、僵硬等不适，切勿强行拉扯肌肉、关节，避免发生骨折。

（3）日常生活中可利用热敷软化僵硬的关节。通过按摩并结合小负荷的肌肉锻炼，如手指抓捏、四肢伸展、抬腿等方法，提高患者的运动能力，同时辅以适当的物理疗法，改善患者肌肉萎缩的程度，促进组织软化，从而进一步提高患者的生活质量。

7.药物知识健康指导

使用药物治疗时必须严格按医嘱执行，不得随意减量、加量、漏服或停服，做好病情的日常监测，规律用药，定期复查，按时治疗。

五、风湿性关节炎

风湿性关节炎（rheumatic arthritis）是一种变态反应性疾病，伴随关节及肌肉酸楚、疼痛，反复发作并可累及心脏，引起心肌炎甚至导致心脏瓣膜病变，在全身血液循环系统影响下，免疫复合物沉积在小血管基底膜，激活补体系统，释放大量血管活性物质，导致机体局部炎性反应的发生。给患者造成了极大的痛苦，严重影响患者的正常生活。正确评估患者的病情，形成行之有效的护理流程，有利于减轻患者痛苦，提升患者的生活质量，增强患者抗击疾病的信心。

（一）概述

风湿性关节炎是一种常见的急性或慢性结缔组织炎症，与A组β型溶血性链球菌（group A streptococcus，GAS）感染相关，主要累及大关节。临床上往往以对称性、游走性的关节和肌肉酸楚、疼痛、不规律发热为特征。

1.发病特点

风湿性关节炎在任何年龄段均可发病，其中最常见的发病人群是5～15岁的儿童和青少年，3岁内的婴幼儿较少见。疾病多发生在冬春阴雨季节，寒冷和潮湿是本病非常重要的诱发因素。风湿性关节炎虽然近几年来发病率呈显著下降趋势，但也并非少见。

2.病因及发病机制

风湿性关节炎的发病机制目前尚未完全明了。但根据临床症状、流行病学特点及免疫学分析，A组β型溶血性链球菌是导致风湿性关节炎发生的关键。其中感染途径也非常重要，通过呼吸道感染链球菌是发病的必要条件，当然，也有研究认为该病与病毒感染密切相关。

风湿性关节炎活动期的病理学改变主要表现为：关节滑膜及周围组织的水

肿，滑膜下结缔组织出现黏液性变、纤维素样变及炎性细胞浸润，有时也可能会出现不典型的风湿小体。活动期过后，关节内的渗出可被吸收，一般不引起关节粘连，因此不产生关节变形等后遗症，这也是与类风湿关节炎最大的不同之处。

（二）临床表现、诊断标准及鉴别诊断

1. 临床表现

（1）临床症状　风湿性关节炎的临床表现通常为以下几种。

① 前驱症状：一般出现在典型症状前1～6周，表现为发热、咽痛、咳嗽等。

② 典型症状：a. 轻度或中度发热，表现为脉搏加速、多汗，与体温不成正比，抗生素治疗无效；b. 游走性、多发性关节炎，多发生在肘、肩、膝、踝等大关节；c. 局部呈现红、肿、灼热、剧痛，关节症状受气候变化影响较大，通常在天气转冷或下雨前出现；d. 急性炎症期一般于2～4周消退，不留后遗症，但易反复发作。

③ 不典型症状：患者仅仅表现为关节炎症反应，可累及该病不常见的关节，如胸锁关节、肋间关节等。

④ 伴随症状：a.可累及心肌、心内膜，引起心肌炎或心内膜炎；b.皮下结节，发生率为2%～16%，表现为坚硬无痛，与皮肤不粘连；c.环形红斑，发生率为6%～25%，表现为环状或半环状，边界明显，中心苍白。常为一过性，可持续几周；d.舞蹈症，表现为部分或全身肌肉快速、不自主地运动，一般持续1～3个月，少数可反复发作。

（2）实验室检查

① 外周血白细胞计数：白细胞计数升高，中性粒细胞比例也明显上升，有的出现核左移现象。

② 血沉增快和C反应蛋白升高：血沉和C反应蛋白通常是各种炎症的指标，在风湿性关节炎患者的急性期，血沉可达90mm/h以上；C反应蛋白也在30mg/L（30μg/mL）以上。急性期过后（1～2个月）渐渐恢复正常。

③ 关节液检查：严重者白细胞计数可明显增高，多数为中性粒细胞，细菌培养结果为阴性。

④ 抗链球菌溶血素"O"：80%的风湿性关节炎患者抗"O"增高，待病情恢复后，可逐渐下降。

2. 诊断标准

风湿性关节炎的诊断标准主要包括：①发病前1～4周有溶血性链球菌感染史是诊断该病的主要依据；②急性游走性大关节炎；③风湿热的其他表现如心肌炎、环形红斑、皮下结节等；④血清中抗链球菌溶血素"O"凝集效价明显升高，通常在1∶800以上；⑤咽拭子培养为阳性、血白细胞计数增多。

3. 鉴别诊断

与其他疾病的鉴别诊断如下。

（1）类风湿关节炎

① 一般起病缓慢、隐匿；

② 病程长，多见于40～60岁女性群体；

③ 主要累及小关节，以掌、指、腕等关节多见，表现为对称的多发性关节炎，可导致关节和关节周围结构损伤以及全身炎症；

④ 可致关节畸形或功能丧失；

⑤ 类风湿因子（RF）检测为阳性。

（2）结核感染过敏性关节炎（Poncet病）

① 非关节部位有确切的结核感染灶；

② 结核菌素试验（PPD）阳性；

③ 抗结核治疗有效；

④ 非甾体抗炎药治疗效果不佳；

⑤ 无骨质破坏。

（3）反应性关节炎

① 以累及下肢关节为主；

② 大部分患者有肠道或泌尿生殖系统感染病史，同时伴随原发病相关症状；

③ 人体白细胞抗原（HLA-B27）检测为阳性。

（4）结核性关节炎

① 有结核感染病史及临床症状；

② 多为单个关节受累；

③ 好发于经常活动或负重的关节；

④ 可出现骨质破坏。

（三）治疗

风湿性关节炎的治疗原则应首先去除病因，然后再行抗风湿性治疗。该病的治疗目标主要是：清除链球菌感染；控制症状，缓解患者的痛苦；处理相关并发症。其治疗方式包括一般治疗、药物治疗、物理治疗等，而当患者出现严重并发症时还可采取手术矫正的方式。

1. 一般治疗

（1）做好保暖措施，防寒、防潮。

（2）根据病情制订活动计划，避免过度劳累。

2. 药物治疗

风湿性关节炎患者临床上常用的药物包括：①非甾体抗炎药，如阿司匹林、双氯芬酸钠、布洛芬缓释胶囊、吲哚美辛片等，通过抑制前列腺素的合成减轻患者的疼痛，但不能改变疾病的进程；②抗风湿类药，如甲氨蝶呤片、青霉胺、硫酸羟氯喹片等；③糖皮质激素类药，如醋酸泼尼松片、甲泼尼龙片等，能明显改善疾病的预后和结局。

3. 物理治疗

通过针灸、推拿按摩、拔罐、水疗、热疗等物理疗法，帮助患者缓解疼痛等不适。

4. 手术治疗

若患者出现严重的活动障碍，可根据病情行人工关节置换、切除滑膜及各种矫形手术，改善患者的关节功能和自理能力。

5. 其他治疗

包括康复、中药等，对风湿性关节炎患者的治疗也起到了重要的作用。

（四）护理流程

【护理目的】

（1）有效缓解因疾病导致的疼痛、发热等各种不适，减轻患者的痛苦。

（2）降低疾病伤害，防止关节畸形、脏器损伤等并发症的发生。

【评估】

1. 全身评估

（1）体温　风湿性关节炎患者常表现为不规律发热，当体温≤38.0℃时不需做特殊处理；如果患者体温≥38.5℃时，可能出现大汗、心率加快、乏力不适等全身症状，需给予及时处理。

（2）肢体功能状态及日常自理能力　评估患者在疾病活动期、病情恢复期肢体的功能状态及日常自理能力，判断是否需要借助他人的帮助。

（3）患者的年龄、营养状况、基础疾病　年龄、糖尿病、肾功能衰竭、免疫力低下等因素都是影响疾病恢复的重要条件，而患者的营养状态也是影响病程进展的重要基础。

（4）相关实验室检查

① 外周血白细胞计数。

② 血沉和C反应蛋白。

③ 关节液检查。

④ 抗链球菌溶血素"O"。

（5）心理状态　了解是否有紧张、焦虑、忧郁、恐惧等负面情绪。评估患者及家属对疾病的认知程度、家庭经济情况以及对患者治疗的支持程度。

2. 局部评估

（1）疼痛　患者主要表现为膝、肩、踝等大关节的疼痛，根据疼痛评估量表评价患者疼痛的性质、持续时间及程度，必要时给予相应的处理。

（2）关节　评估关节有无红、肿、发热，是否存在功能障碍。

（3）皮肤　①评估患者皮肤是否有皮损或破溃，了解皮损或破溃的部位、范围、大小、基底；②注意有无渗出以及渗出液的颜色、气味、量及性状；③皮损或破溃周围皮肤有无红肿、浸渍。

【护理措施】

1. 皮肤的护理

（1）皮损完整者　对于皮损完整者，应尽量保护局部皮肤的完整性，减少感染机会。

（2）破溃的创面　对于已破损的创面，应及时清创。根据患者创面的具体情况选择合适的清洗液、敷料、药物及清创方法进行处理，动作应轻柔。为创面创造一个低氧、湿润的环境，加速细胞的再生能力与游移速度，加快伤口愈合时间。

2. 疼痛的护理

关节疼痛是风湿性关节炎最常见的症状，一旦发生不但严重影响患者的生活和工作，还可能诱发其他并发症。其疼痛特点为：①疼痛持续时间一般为12～72h，最长不超过3周；②疼痛时伴有关节发红、肿胀、灼热；③游走性疼痛；④对称性疼痛，病变可同时侵及双侧肢体的相同关节，例如双膝、双肘关节可同时发生疼痛；⑤多个关节可同时发生；⑥皮肤可伴有环形红斑或皮下结节；⑦疼痛消退后，不遗留关节强直或畸形，关节功能可恢复。

（1）关节制动　急性发作期，指导患者以卧床休息为主，限制受累关节的活动，但也不宜绝对卧床。

（2）晨僵的处理　加强关节部位的保暖，避免寒冷、潮湿刺激。早晨起床后，可用温水洗手脸，必要时用热水浸泡僵硬的关节，结合适当的关节锻炼，缓解因晨僵带来的不适。

（3）体位护理　指导患者采取舒适的功能体位，对于体位变换困难的患者，可适当协助。避免因卧床导致肌肉萎缩与关节畸形，防止局部压力性损伤的发生。

（4）镇痛药物　必要时遵医嘱使用非甾体抗炎药等，缓解患者的疼痛不适。

（5）其他　可借助按摩、热敷、贴中药膏药等方式减轻关节疼痛。

3. 饮食护理

风湿性关节炎患者因饱受疼痛折磨，同时又需长期口服药物治疗，往往会表现出厌食、食欲缺乏等不适。应以患者的病情为出发点，结合患者的饮食习惯和身体状况，为患者制订针对性的饮食护理措施，有利于缓解症状，减少并发症的发生，提高患者的生活质量。

（1）合理膳食　指导患者科学合理搭配饮食，注意膳食多样化，保证饮食的均衡性。多吃富含蛋白质的食物，摄入足量的维生素、钙，减少骨相关性事件发生。

（2）对风湿性关节炎患者来说都有益，具体怎么实施，需根据患者的病情及患者胃肠功能的情况而定。

（3）发热者　对发热及进行中药热敷的患者，饮食要清淡，多鼓励饮水。

（4）长期卧床者　对于长期卧床及限制活动的患者，给予易消化、富含纤维素食物，以防便秘。

4. 并发症的护理

风湿性关节炎患者在急性活动期，由于长期卧床、使用激素治疗等原因，导致患者机体免疫功能低下，随之出现一系列并发症。常见的有以下几种。

（1）肺部感染　由于长期卧床、免疫力低下，患者常合并呼吸道或肺部感染。

（2）泌尿系统感染　是风湿性关节炎患者的常见并发症，主要表现为尿频、尿急、尿痛等症状。

（3）库欣综合征　患者因长期使用激素，体内肾上腺皮质功能受到抑制而导致库欣综合征的发生。常见症状主要有满月脸、水牛背、体重增加等。

临床护理：①密切观察病情变化，包括体温、呼吸、心率、血压、血氧饱和度、尿的量和颜色等，注意监测用药效果及出现的不良反应；②房间定期通风、消毒，保持适当的温湿度；③加强胸廓运动的锻炼，包括深呼吸、拍背、翻身等，协助患者有效咳嗽、排痰；④高热者按高热护理常规，鼓励多饮水，勤排尿，减少细菌在体内停留的时间，保持臀部及外阴部的清洁；⑤长期使用激素者应该根据患者的具体情况，全方位、多角度考虑，制订严密的治疗、护理方案，并加强药物监测，尽量避免严重不良反应的发生。

【健康指导】

1. 皮肤的日常护理

注意关节保暖，加强房间通风，避免寒冷、潮湿刺激；保护好皮肤，防止外伤；指导患者在日常生活中做好皮肤的日常清洁，使用温水清洗皮肤，避免用力搓洗；禁止使用碱性肥皂，保持皮肤的清洁、干燥；出现皮疹、红斑者，避免日光直接照射；避免接触染发剂、发胶等刺激性物品；外出做好遮阳措施。

2. 日常活动及功能锻炼

风湿性关节炎主要累及身体的手腕、肘、肩、膝等大关节，正确而适当的功能锻炼有利于促进机体血液循环、改善症状、预防肌肉萎缩、控制病情进展，帮助患者树立战胜疾病的信心。同时适当的功能锻炼可以增进食欲，有利于患者的早日康复。

（1）制订计划　根据患者情况制订肌力和耐力的锻炼计划，鼓励参与力所能及的日常活动，循序渐进，预防关节畸形和肌肉萎缩。

（2）病情稳定期　病情稳定后，协助患者下床适量活动，采取动静结合的原则，加强治疗性锻炼，如在病室内缓步行走，以不感疲劳为度。

（3）锻炼方案　关节肿痛消除后，制订相应的锻炼方案，按照病变关节的生理功能进行锻炼。要求从被动活动逐步过渡到主动活动，或两者结合但以主动活动为主，以便于促进关节功能尽快恢复，在运动过程中注意观察患者的反应，以随时调整活动量。

（4）其他　可以通过简单器具的帮助来锻炼关节功能，如手捏核桃、转动弹力健身球锻炼手指功能；踩自行车锻炼患者的踝关节；练双杠、引体向上等动作来锻炼患者的肩关节等，帮助肢体、关节恢复功能。

3. 用药指导

临床上对风湿性关节炎主要以镇痛等对症支持治疗为主，需长期口服非甾体抗炎药等多种药物。而风湿性关节炎病程长，部分患者会因疼痛缓解，选择自行减药甚至中断服药。多项研究明确表明，对疾病认识不足、缺乏有效监督等原因会增加潜在的不合理用药的风险，严重影响患者的生活质量及疾病预后。

（1）宣教　根据患者的接受能力采用面对面宣教、使用小卡片、推送微信公众号等多模式相结合的方法，告知患者及家属相关药物知识及按时、按规律、按剂量服药的重要性。

（2）特殊用药的护理　对于特殊药物，如非甾体抗炎药如阿司匹林、布洛芬等，长期服用可能会出现胃肠道不适，需叮嘱患者饭后服用，同时不宜与抗凝药（如华法林）合用，以免增加出血的危险；抗风湿药物如甲氨蝶呤制剂、雷公藤等，不良反应较多，如胃肠反应、骨髓抑制、口腔炎等，服药后需加强对血常规、肝肾功能的监测；糖皮质激素抗炎效果比较强，但副作用较多，容易出现消化道出血、高血压、骨质疏松、血钾降低等症状，停药后可能复发甚至加重病情，老年人更易发生，因此需加强监测，提前实施干预，出现不适及时处理。出院前医护人员应联合患者及家属，对患者每日的用药情况进行督查，并及时记录。对服药依从性较差的患者需进一步加强健康宣教和监督，以养成良好的用药习惯。

4. 饮食指导

形成长期、良好的饮食习惯，少吃寒性、生冷等刺激性以及油腻之物，以易消化、清淡饮食为主。

5. 心理护理

由于风湿性关节炎病程长且反复发生，容易对患者及家庭造成极大的经济负担和心理压力。而对疾病知识的缺乏、关节的顽固性疼痛、长期服药引起体型及外貌的变化，使患者情绪不稳甚至丧失对治疗的信心，家属应积极应对，给予心理支持，必要时寻求专业帮助。

6. 其他

若发现发热、关节疼痛等不适，应及时就医。

六、坏疽性脓皮病

坏疽性脓皮病（pyoderma gangrenosum，PG）是一种坏死性、非感染性的系统性免疫炎症性疾病，易形成慢性伤口，并且伤口面积大，愈合速度慢，多数患者疼痛明显。严重者会引起肢体功能障碍甚至截肢，给患者及其家庭带来巨大的心理压力和经济负担。

（一）概述

坏疽性脓皮病是一种以中性粒细胞浸润和破坏为特点的非感染性中性粒细胞皮肤病，以破坏性皮肤溃疡和疼痛为特征，可发生于面部、肩背部、腹部等部位，最常见于下肢（图4-33）。该病最早由法国皮肤科医师Brocq于1916

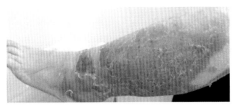

图4-33　下肢坏疽性脓皮病

年描述其症状，并将其命名为"phagedenisme geometrique"。1930年由Brusting Goeckerman首次报道，通常发生在创伤或手术后。

1. 流行病学特点

流行病学调查显示，坏疽性脓皮病在世界各地的发病率各不相同，任何年龄段均可发生，但在儿童中较为少见（约4％的病例发生在儿童人群中）。美国的一项调查报告发现该病的年发病率约为58例/每百万人。英国一项基于人口学的大规模回顾性队列研究发现，坏疽性脓皮病的年发病率为6.3例/每百万人，中位发病年龄为59岁，其中20～70岁的人群发病率最高，随年龄的增长发病率呈升高的趋势；并发现该病的发病率女性高于男性，男、女的发病比例为1∶3。我国目前尚无确切的数据统计，国外对坏疽性脓皮病的报道也多以案例为主。早在2012年，Langan S M等人的研究就发现，坏疽性脓皮病患者的死亡风险是一般人群的3倍，主要与严重感染或合并系统性疾病等因素相关。

2. 病因及发病机制

坏疽性脓皮病在临床上属于一种罕见的炎症性疾病，其病因及发病机制至今仍未明确。目前认为遗传易感性、中性粒细胞功能异常、补体系统功能缺陷及炎症因子刺激等多种因素均与坏疽性脓皮病的发病相关。历年的研究及数据显示，坏疽性脓皮病患者常常合并潜在的全身性疾病，如风湿性疾病、炎症性肠病（inflammatory bowel disease，IBD）、血液系统疾病和恶性肿瘤等。过敏反应及外伤是坏疽性脓皮病发生的重要诱因，在既往的文献报道中，有20%～30%的坏疽性脓皮病患者起病前曾受到过外伤刺激。最新研究表明，一些药物如生物制剂、集落刺激因子等也能诱导坏疽性脓皮病的发生，被称为药物相关性坏疽性脓皮病，但相关报道较少。据统计，约一半以上的坏疽性脓皮病患者均伴有或潜在伴有全身性疾病，其中以炎症性肠病、类风湿关节炎、慢性活动性肝炎、血液系统恶性肿瘤、糖尿病最为常见。但应特别注意，坏疽性脓皮病可发生在相关疾病诊断的之前或之后，其临床病程也表现为平行或不平行与相关的疾病。进一步进行年龄分层分析，发现炎症性肠病是唯一出现在65岁以下患者的内科合并症（47.7%和26.6%，$P < 0.001$），而其他许多内科合并症在65岁及以上的人群中更为常见。

（二）临床表现、诊断标准及鉴别诊断

1. 临床表现

坏疽性脓皮病的病程变化很大，可从相对惰性到病情暴发性发生。临床表现主要为单发或多发的皮肤溃疡，常常以皮肤红斑、丘疹、脓疱作为初期表现，继而出现脓疱、破溃，伴有明显的疼痛，往往累及大腿、小腿、臀部及面部。其临床特点主要为病情进展缓慢、呈潜行性发展、皮肤出现破坏性溃疡、局部表现为疼痛性改变，分泌物为黄绿色恶臭脓液。

根据患者伤口的特点，将坏疽性脓皮病分为溃疡型、化脓型、大疱型和增殖型四种类型，临床上以溃疡型（约占85%）最为多见。经典型溃疡PG患者大多数有1～3处病灶，病灶范围通常占全身体表面积的5%左右，其病程往往表现为溃疡和愈合两个阶段。

① 溃疡期：早期表现为压痛性炎性丘疹、水疱、脓疱或小结节，中心性坏死出现得较早，从而形成大小不一的疼痛性溃疡；溃疡边缘呈蓝色或紫红色，溃疡面不断向周边、向深层发展，溃疡基底呈化脓性和坏死性改变，覆有坏死组织及肉芽组织。

② 愈合期：溃疡愈合后常形成萎缩性、筛状瘢痕。在这四类PG中除增殖型外，其他三种的病程进展通常都较为迅速。

2. 诊断标准

由于坏疽性脓皮病的临床表现、组织病理学及实验室检查均不具备特异性，目前对坏疽性脓皮病的诊断缺乏统一的标准，主要依靠"排他性诊断"。2018年Maverakis等提出了德尔菲共识，该共识为坏疽性脓皮病的诊断提供了标准，包含了一个主要标准和八个次要标准。主要标准即溃疡边缘皮肤活检病理学检查提

示中性粒细胞浸润。八个次要标准分别是：①排除感染；②有炎症性肠病或炎症性关节炎病史；③溃疡发生于创伤部位；④近4天内出现丘疹、脓疱或水疱并破溃；⑤皮疹周围绕以红斑、潜行性边缘、溃疡部位压痛；⑥多发溃疡，且至少一处位于小腿伸侧；⑦溃疡愈合后留下筛状或褶纸样瘢痕；⑧服用免疫抑制药物后1个月内溃疡面积减小。在诊断过程中如果同时满足四个次要标准，诊断敏感度和特异度可分别达到86%和90%。而满足一个主要标准和四个次要标准则可最大限度地提高诊断区分度。

此外，2019年Jockenhofer等人通过对60位坏疽性脓皮病患者的影像学资料和病理学检查进行回顾性分析，制订了Paracelsus评分，将坏疽性脓皮病与静脉溃疡区分，用于坏疽性脓皮病的诊断。Paracelsus的评分原则包括：三个主要标准（满足一个标准计为3分，最高分为9分）、四个次要标准（满足一个次要标准计为2分，最高分为8分）及三个附加标准（满足一个附加标准计为1分，最高分为3分），所有分数相加为评分。若评分≥10分表示发生坏疽性脓皮病的风险很大，而<10分则表示不太可能发生坏疽性脓皮病。

德尔菲标准及Paracelsus评分的提出，为坏疽性脓皮病的确诊缩短了时间，有利于实现PG的早期诊断和治疗，避免延误病情。同时也利于收集坏疽性脓皮病患者临床试验和研究所需要的诊断数据。

3. 鉴别诊断

由于坏疽性脓皮病血清学标记缺乏特异性，而其组织病理学检查则主要取决于疾病的亚型及分期，也缺乏相应的特异性，因此坏疽性脓皮病的鉴别诊断相对较为困难。Ahronowitz等学者建议对坏疽性脓皮病最基本的评估应包括完整的病史、皮肤组织活检（活检范围应包括溃疡的活动边界，并需深及皮下组织）及体格检查，还需利用培养排除细菌、深部真菌及非典型性分枝杆菌感染。临床上需要与坏疽性脓皮病鉴别的疾病包括原发性皮肤感染、血管闭塞或淤积、血管炎、外因性溃疡及其他炎症性疾病等。

（1）术后进行性坏疽　发生于术后，多见于胸腹部，常为单个损伤，对抗生素敏感。

（2）白塞综合征（Behet's syndrome）　大部分患者起病隐匿，少部分起病急，伴有发热、乏力、头痛等全身症状，也可能出现眼痛、畏光、视力下降等眼损害，少数有家族史，脓疱成分多为淋巴细胞，愈合后无瘢痕。

（3）韦格纳肉芽肿（Wegener's granulomatosis，WG）　主要累及小动脉、静脉及毛细血管，偶尔累及大动脉，其病理以血管壁的炎症为特征。皮损为多行性，呼吸道是常见的好发部位，常合并多脏器损伤，C-ANCA检查多数为阳性。

（4）增殖性皮炎　多见于中老年人，皮损特点为表皮有乳头状或疣状增殖。

（5）梅勒尼（Meleney）坏疽　溃疡与本病相似，由微需氧链球菌和金黄色葡萄球菌同时感染所致，但由梭状芽孢杆菌引起的感染不常见。

（三）治疗

目前国内外并没有明确的治疗指南应用于坏疽性脓皮病，临床工作中应根据患者病情的严重程度、疾病分型及伴随的原发病制订个性化的治疗方案，以达到减轻患者的疼痛，减轻创面的炎症，促进创面愈合，并控制相关基础疾病的目的。

1. 一般治疗

主要包括：①加强营养，改善全身状况；②尽量避免皮肤损伤及各项创伤性操作；③平时切忌摄入碘化钾，以免加重病情。

2. 药物治疗

（1）糖皮质激素 为临床上常用的一线药物，早期、系统、足量的应用可迅速缓解患者的疼痛、促进溃疡愈合、减少新皮损的发生。常用的药物有泼尼松等。

（2）免疫抑制药 可单独使用或联合糖皮质激素使用。其中环磷酰胺、甲氨蝶呤、硫唑嘌呤、苯丁酸氮芥等都有个案报道用于PG的治疗，但近年来疗效较为肯定的主要是他克莫司、环孢素及吗替麦考酚酯等。

（3）氨苯砜 是有效治疗坏疽性脓皮病的传统药物，常与糖皮质激素联合使用。但需注意血液系统并发症及其他严重的药物不良反应。

（4）局部药物治疗 局部治疗在控制创面的渗出、促进上皮再生、预防感染等方面有效。如生理盐水冲洗湿敷后涂抹抗菌制剂、皮损内注射或外用糖皮质激素、他克莫司软膏等。

（5）生物制剂 近些年越来越多的证据表明，生物制剂是治疗坏疽性脓皮病的新趋势，主要包括白介素1（IL-1）抑制剂、肿瘤坏死因子-α抑制剂、利妥昔单抗、依那西普及小分子抑制剂等。

3. 手术治疗

若溃疡底部坏死组织较多时，可手术清除。当皮损得到有效控制后，即可通过植皮手术修复创面。

4. 其他治疗

口服中药、高压氧、局部放射治疗、血浆置换等对于部分其他治疗方法无效的患者可能有效。

（四）护理流程

【护理目标】

（1）患者创面得到有效治疗，溃烂范围未继续扩大。

（2）未发生感染性休克、溃疡性结肠炎等严重并发症。

【评估】

1. 全身评估

（1）一般情况

① 体温：坏疽性脓皮病的患者当体温≤38.0℃时不需做特殊处理；如果患者体温≥38.5℃时，根据情况进行相应的对症处理。在药物干预的基础上联合采用温水擦浴的退热效果更好。

② 呼吸：患者是否有呼吸困难，尤其是活动后较为明显，呼吸明显增快。

③ 关节肿痛：鉴别关节疼痛形成原因，区别类风湿关节炎疼痛。

（2）患者的基础疾病、营养状况　了解患者是否伴有炎症性肠病、类风湿关节炎、慢性活动性肝炎、血液系统恶性肿瘤、糖尿病等基础疾病。营养状况是否正常，充足的营养摄入是促进坏疽性脓皮病转归的重要基础。

（3）实验室检查

① 外周血白细胞计数：白细胞计数升高，中性粒细胞比例也明显上升。

② 血沉和C反应蛋白：红细胞沉降率升高和C反应蛋白升高。

③ 评估肝肾功能、各种免疫指标等生化检查，判断有无其他合并症。

2. 局部评估

（1）创面皮肤情况　观察有无脓疱和丘疹形成，有无外伤以及有无开放性伤口；评估创面的情况，包括创面的部位、大小、面积、深度、基底等；观察渗出液的量、颜色、性状等。

（2）创面周围皮肤　评估创面周围皮肤有无红肿、浸渍等情况。

（3）疼痛　根据数字疼痛评分的结果，评估患者疼痛的性质、程度、持续时间，采取有效的镇痛措施。

（4）引流管　坏疽性脓皮病患者因溃疡深、大，常常需要清创引流，需评估引流管是否固定在位，并对引流液的量及颜色作出正确判断。

（5）患肢状况　评估患肢的活动能力，观察是否出现功能障碍。

【护理措施】

坏疽性脓皮病是一种慢性、复发性、溃疡性皮肤疾病。有文献指出，坏疽性脓皮病患者的创面越积极地行切开引流或清创术，反而越容易加速溃疡发展。因此建议需在疾病得到药物充分控制的前提下再行手术治疗。遵循不积极扩大清创的原则，有效控制感染，无损伤清除坏死组织，是坏疽性脓皮病创面治疗的关键所在。

1. 创面处理

充分评估伤口后，结合细菌培养及药敏试验结果，制订个性化的处理方案，根据情况采取不同的清创换药方式，通常采用自溶性清创方式清除多余的坏死组织，换药过程中，动作讲究"轻、柔、快"，严格无菌操作，避免医源性感染。

同时注意无创的原则，如伤口边缘尽量避免镊子触碰、避免固定缝线等，尽量减少组织损伤，促进组织的修复和愈合。

（1）选择敷料　糖皮质激素联合使用银离子敷料，同时采用移植网状皮片的方式封闭创面，可以使坏疽性脓皮病患者得到很好的治疗，且预后良好；传统纱布敷料在实际运用过程中容易发生粘连，并且吸收渗液的能力有限，需频繁更换，给患者带来痛苦。为减轻更换敷料时引起的疼痛也可选用亲水性纤维、藻酸类等敷料，并需根据患者创面的不同阶段选用合理的湿性愈合敷料。

（2）术后坏疽性脓皮病的处理　术后坏疽性脓皮病常发生在术后4天至6周，容易被误诊为创面感染，其创面具有变形和扩展的特点。所以在伤口急性活动期、进展期不宜采取清创措施，应优先考虑使用药物控制。并通过有效的伤口清洗来降低创面的细菌负荷。

（3）引流　已形成窦道或皮下隧道的伤口，容易积液，可置入引流管充分引流，并根据伤口引流液的量、颜色判断是否拔除引流管。冲洗伤口时，要求以最低冲净流速为宜，过度用力冲洗易加重伤口疼痛的同时破坏新生的肉芽组织。当冲洗皮下隧道时，应适当加温溶液，使其接近体温，避免因溶液进入皮下隧道引起痉挛、寒冷等不适感，诱发胸前区疼痛，冲洗速度则应根据患者的感受加以调整。

（4）患肢的护理　包括以下几项：①指导患者抬高患肢，练习床上大小便，避免下地活动，防止因为双下肢压力突然增加致使溃疡面出血；②注意观察患肢的肿胀、皮损及皮损的面积、动脉搏动等情况；③结合使用红外线等理疗方法，促进创面愈合；④指导患者适当功能锻炼，逐步向康复过渡。

2. 疼痛管理

坏疽性脓皮病患者在皮损早期和进展期，不管是疼痛还是触痛都非常明显。有研究表明，患者的疼痛有81%与更换敷料的过程相关，7%则来源于清洗时所产生的疼痛。而疼痛作为一种不良感受，影响患者的活动、睡眠和饮食，影响伤口愈合。合理的疼痛管理，在疾病的转归过程中有着非常重要的意义。PG的特征表现为单发性或多发性皮肤溃疡，伴有强烈疼痛。

（1）动态评估　为最大限度了解患者对疼痛的感受，降低换药时伤口的相关性疼痛（wound-related pain，WRP），在换药前、中、后的临床实践中要动态评估患者的疼痛状态并记录。

（2）镇痛　结合患者的全身情况给予药物或其他方式进行有效镇痛。

3. 药物管理

目前对坏疽性脓皮病的治疗方案多种多样，但尚无明确的治疗指南或共识。有文献指出，皮质醇激素是治疗坏疽性脓皮病最有效的药物，早期、系统、足量的药物应用可快速控制炎症，阻止皮损进展，尤其对进展迅速、病变严重的患者，可迅速缓解症状。

（1）规律用药　指导患者严格按医嘱服药，设定适当的提醒方式，特别强调药物治疗对控制病情的重要性，告诉患者药物减量过快或突然停药都容易导致病情加重或复发，引起患者及家属的重视，提高患者的依从性。

（2）密切观察　大剂量激素的应用可能引起电解质改变及心律失常、应激性溃疡、血压血糖升高、诱发感染等不良反应，因此在治疗过程中要注意：①加强病房空气消毒，保持患者口腔和皮肤等部位的清洁，预防感染；②加强观察，每天监测血压、血糖及大便的性状、颜色、量，各种相应的伴随症状，并注意患者伤口的愈合情况；③定期复查血常规、肝肾功能、粪常规、电解质等生化检查，及时了解患者内环境的变化，发现情况及早干预；④激素减量过程中密切监测患者的血沉、血常规等指标，观察有无疾病反复。⑤长期联合使用抗生素者，容易出现二重感染，应注意观察患者的皮肤、黏膜情况，加强口腔、会阴护理。

4. 积极治疗基础疾病

积极治疗血液系统、免疫系统等基础疾病，避免发生感染而加重病情。

【 健康指导 】

坏疽性脓皮病在出院后的2年内复发率最高。因此，强化健康指导及定期随访在提高患者的依从性方面尤为重要。并加强对患者血糖的监测，尽量将血糖控制在理想范围。

1. 坚持规范化治疗

按医嘱调整治疗方案，在调整方案期间需严密观察病情变化。

2. 饮食

饮食上以高蛋白质、高维生素、高热量为主，少食辛辣等刺激性食物，并补充适量的维生素。

（1）应根据患者的状况制订营养计划，做到营养治疗有的放矢。

（2）阶段性饮食　根据患者的病情发展阶段给予饮食指导：①病情严重者应禁食，遵医嘱给予相应的静脉营养，改善患者的身体状况；②重症活动期可给予全流质或半流质食物；③待病情好转后可食用高蛋白质、高维生素、高热量、低纤维素、软质、易消化的食物，如蛋类、鱼类、禽类、牛奶等食品。避免食用生、冷、硬、易产气及辛辣等刺激性食物。

（3）注意饮食卫生，养成定时定量、细嚼慢咽的习惯。

（4）补充足够的水分。

3. 日常生活

劳逸结合，养成良好的生活习惯，保持良好的心态，戒烟、少饮酒；做好自身防护，避免外伤，保持皮肤清洁干燥，预防皮肤感染；保持居住环境清洁，远离有害气体、粉尘等有害物质的刺激。

4. 心理指导

坏疽性脓皮病患者因长时间的治疗过程、难以忍受的剧烈疼痛、治疗效果的期望值过高，患者易产生极大的经济负担和心理压力，加上病情反复，会导致患者情绪焦虑、抑郁等，对治疗失去信心。对患者进行心理评估，可使用药物干预，同时配合心理疗法进行治疗。

5. 定期复查

定期监测患者的血常规、血沉、C反应蛋白、电解质、肝肾功能等指标，观察患者是否伴有发热等不适。若患者皮肤出现疼痛、瘙痒或皮肤破溃形成溃疡、出现皮损伴渗液及皮损经久不愈等其他异常时，应及时就医。

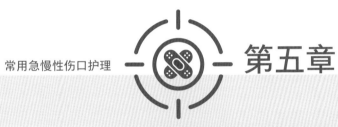

第五章

典型案例分享

第一节 压力性损伤

一、病例介绍

1. 病史

患者，男，74岁，因截瘫四十余年并全身多处反复压力性损伤10年，右臀部溃疡（图5-1）复发2个月余入院。患者既往确诊糖尿病20年，间断使用胰岛素，血糖控制不佳，既往有高血压病史、哮喘病史、自杀史。

2. 入院诊断

（1）右侧臀部、骶尾部压力性损伤。

（2）2型糖尿病。

（3）高血压病3级（极高危组）。

（4）截瘫。

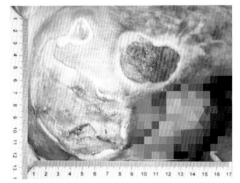

图5-1 入院时臀部压力性损伤创面

二、治疗

（1）营养支持 根据患者营养不良风险评估结果，给予静脉营养和肠内营养支持治疗。

（2）积极抗感染治疗 根据细菌培养+药敏试验结果，选择注射用替考拉宁抗感染治疗。

（3）控制血糖 治疗过程中积极监测患者餐前餐后血糖，并根据血糖调节胰岛素用量。确保血糖水平处于一个较为稳定的范围。

（4）创面处理　运用烧伤湿性医疗技术，治疗过程中根据创面情况清创，促进肉芽生长，创面每4～6h换一次药，每次换药前均应将创面上的液化物、药物清除掉，并保证正常皮肤的清洁。

三、护理

【评估】

1. 全身评估

（1）一般情况　T 37.0℃，P 116次/分，R 27次/分，BP 133/79mmHg，SpO_2 96%。

（2）营养危险因素　身高165cm，体重45kg，BMI 16.5kg/m^2，腹部皮褶厚度4mm，NRS 2002评分为6分（有营养不良的风险）。

（3）既往史

① 老年男性，皮肤干薄，缺乏弹性。

② 截瘫患者，长期卧床，痛觉消失，活动障碍。

③ 2型糖尿病20年，既往血糖控制不佳，随机血糖10.7mmol/L。

④ 患者依从性较差，子女在外地工作，由70多岁的老伴照顾，家庭支持欠佳。

⑤ 既往有自杀史，须严密防范自杀行为。

⑥ 基础疾病史。

（4）实验室检查　红细胞2.8×10^{12}/L，血红蛋白86g/L，白细胞17.9×10^9/L，白蛋白27.1g/L，糖化血红蛋白10.1%，尿糖2+，血葡萄糖空腹9.6mmol/L、餐后15.7mmol/L，创面细菌培养金黄色葡萄球菌，对替考拉宁、左氧氟沙星、替加环素等抗生素敏感。

（5）影像学检查　双下肢动脉彩超示双下肢动脉硬化并多发软斑形成，双下肢静脉血流缓慢。

2. 局部评估

见表5-1。

表5-1　患者创面局部评估结果

项目	评估结果
位置	右臀部　右骶尾部
渗液	少量黄色渗液
大小	长度10cm，宽度8cm，4期 长度6cm，宽度5cm，3期 长度4cm，宽度3cm，不可分期
伤口床	75%红色，25%黄色
伤口边缘	清晰，紧贴且平齐伤口基底部

项目	评估结果
窦道	位于6点钟方向，深约3cm，未见骨外露
周围皮肤	无明显红肿，局部有瘢痕形成、色素沉着
皮温	正常
气味	有异味
疼痛	无痛感

【护理要点】

1.创面处理

（1）伤口组织的评价和组织缺损的管理　患者入院后早期的创面换药非常重要，有助于评估伤口组织情况及清理坏死组织，需要足够的细心和耐心。该患者首次换药对于深部伤口选用3%过氧化氢（双氧水）清洗，外部生理盐水清洗，清除坏死组织，选用银离子敷料覆盖、填塞，外层用无菌纱布小棉垫包扎。待感染控制后，使用湿润烧伤膏外用（图5-2），每4h换药一次，必要时2h换一次。

（2）控制感染或炎症　在压力性损伤的治疗中，早期预防和控制感染是关键。可以通过观察皮肤色泽、温度、肿胀程度、分泌物颜色和气味以及血象的变化来判断有无感染。入院后应立即对感染性创面取分泌物行细菌培养，根据细菌培养结果选用注射用替考拉宁抗感染治疗。

（3）保持伤口的湿润平衡　本案例使用50％葡萄糖注射液湿敷，有助于消除水肿，杀菌抑菌，同时使用湿润烧伤膏换药，保证创面处于持续湿润的状态（图5-3）。每天用生理盐水或温开水擦洗伤口周围皮肤，保持皮肤的清洁及湿润。

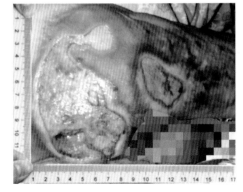

图5-2　清除坏死组织后的创面

（4）促进伤口边缘上皮化　表皮生长因子（epidermal growth factor，EGF）是一种小肽，由53个氨基酸残基组成，是类EGF大家族的一个成员，在体内体外都对多种组织细胞都有强烈的促分裂作用。通过与EGF受体结合刺激表皮细胞（包括多种组织来源的上皮细胞、各种间质细胞）进入细胞分裂周期，启动细胞内一些重要功能基因活化、表达、

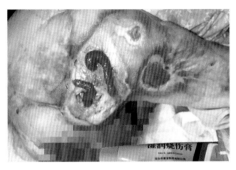

图5-3　使用湿润烧伤膏溶痂换药后的创面

分泌生物活性蛋白质等，促使胶原纤维呈线状排列，表皮细胞快速规则生长并及时覆盖创面，明显加速伤口愈合，并保持创面平整光滑，使瘢痕减少或消失及减少色素沉着。本案例每次换药在使用湿润烧伤膏前，外用重组人表皮生长因子（图5-4），由于窦道处愈合缓慢，辅以微波理疗促进局部血液循环。

（5）创面愈合过程　治疗期间使用湿润烧伤膏结合重组人表皮生长因子。治疗第35天创面，大部分愈合，上皮爬行（图5-5）。治疗第65天，创面基本愈合，散在残余创面（图5-6）。治疗第95天，创面全部痊愈（图5-7）。住院期间未发生院内压力性损伤。

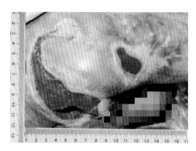

图5-4　使用表皮生长因子上皮
爬行后的创面

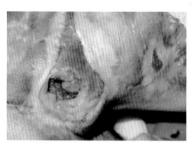

图5-5　治疗第35天创面

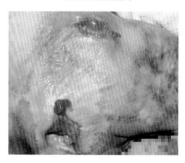

图5-6　治疗第65天创面

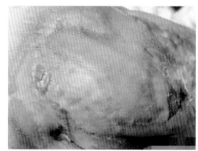

图5-7　治疗第95天创面

2. 全身支持治疗

（1）饮食指导　给予低盐、低脂糖尿病饮食，少量多餐，进食清淡、高纤维、高蛋白质食物，如肉、鱼、蛋、奶等。每日蛋白质摄入量为0.8～1.0g/kg；多摄入新鲜蔬菜和水果，保持大便通畅；适量补充维生素及矿物质如维生素C、维生素D等，促进伤口愈合；限制食盐摄入，每日不超过4g；减少摄入刺激性食物如辣椒、芥末、胡椒、咖喱等，以免刺激伤口；戒烟酒。

（2）营养支持　根据营养评定结果，给予静脉补充氨基酸，维持水、电解质平衡，同时口服肠内营养液。

（3）病情监测　准确、及时测量患者的生命体征，密切监测血糖。

3.预防新发压力性损伤

该患者为一老年截瘫患者，活动能力受限制。应注意：①每班评估患者情况，调整全身状态，加强营养，向患者及家属进行相关健康宣教，不断增强压力性损伤的预防意识。②做好减压护理：合理应用气垫床、减压垫等；定时翻身，避免拖、拉、拽等动作，间歇解除身体各部位的压力，每2h翻身；对其他高危部位选择性地使用敷料保护，是预防压力性损伤最有效的手段。③重视医疗器械相关压力性损伤，如导尿管、吸氧管、通气管道等管道采用高举平台法固定，尽量避免医疗器械相关性损伤。④保持床单位平整无异物，及时清洁皮肤，减少外部因素对皮肤带来的不可避免的刺激。

第二节　烧伤

一、病例介绍

1.病史

患者，女性，47岁，因液化气爆炸伤1周由外院转入。患者诉1周前因液化气泄漏燃烧导致颜面部、双上肢、胸背部等多处烧伤，受伤时未做特殊处理，伤后立即入当地医院就诊，予抗炎、换药等对症处理，未见好转，现转入我院治疗。

2.既往史

患者既往确诊糖尿病十余年，间断使用胰岛素，血糖控制不佳。否认高血压病史。

3.入院时创面情况

颜面颈部（图5-8）、背部创底红白相间，痛觉迟钝。双上肢、前躯干部创面（图5-9）以Ⅲ度为主，部分创面黑色焦痂覆盖，创面无痛感。

4.辅助检查

（1）CT检查　①支气管疾病伴双肺炎症；②双肺胸腔积液（左侧为著），伴双下肺膨胀不全。

（2）创面分泌物细菌培养+药敏试验结果提示溶血性链球菌（多重耐药菌）。

（3）糖化血红蛋白10.5mmol/L；血糖11.8mmol/L。

（4）人血清白蛋白32g/L。

5.入院诊断

（1）全身多处烧伤36% TBSA并感染（深Ⅱ度烧伤10% TBSA，Ⅲ度26% TBSA）。

（2）肺部感染。

（3）胸腔积液。

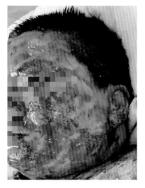 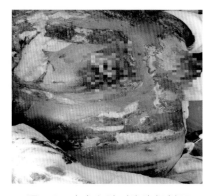

图5-8 患者入院时头颈部创面　　图5-9 患者入院时胸腹部创面

（4）低蛋白血症。

（5）2型糖尿病。

二、治疗

（1）积极抗感染治疗　根据细菌培养+药敏试验结果，合理选择抗生素进行治疗。

（2）加强营养支持　根据患者营养不良风险评估结果，给予预防性营养支持治疗，加强胃肠内营养，根据病情需要补充肠内营养制剂。

（3）加强肺部管理　予氧气雾化治疗，注意呼吸情况。针对患者肺部感染、胸腔积液，做好相应护理措施，密切观察患者呼吸情况，指导有效咳嗽，出现明显发绀、气促、胸闷应及时处理。

（4）积极控制血糖　给予胰岛素治疗，胰岛素+二甲双胍，餐前餐后严格监测血糖，根据血糖结果调整胰岛素用量。

（5）创面处理　使用烧伤湿性医疗技术，治疗过程中根据创面情况适度耕耘、清创、引流，促进肉芽生长，创面每4～6h换一次药，每次换药前均应将创面上的液化物、药物清除干净，涂抹烧伤膏时其范围与创面大小一致，避免药物溢出创面周围，保证正常皮肤的清洁。

三、护理

【评估】

1. 全身评估

（1）低蛋白血症，组织细胞再生不良或缓慢，伤口组织细胞生长障碍，肉芽组织形成受阻，创面愈合延迟。

（2）患者既往糖尿病病史，免疫系统发生异常变化，巨噬细胞功能受损，创面易感染，同时糖尿病导致微血管基底膜增厚，局部血流减少，伤口供氧不足，延误伤口愈合。

（3）伤口疼痛和经久不愈引起患者产生恐惧、焦虑等心理反应，局部伤口供血、供氧减少，伤口愈合能力较弱。

2. 局部评估

（1）患者烧伤程度较深，深Ⅱ度烧伤10％ TBSA，Ⅲ度26％ TBSA，双上肢、前躯干部创面以Ⅲ度为主，部分创面黑色焦痂覆盖。

（2）创面感染，局部组织有部分坏死，焦痂附着。

（3）伤口基底不洁净，部分肉芽组织形成。

（4）创面有较为明显的异味。

【护理要点】

1. 加强病情观察

（1）监测生命体征，尤其注意体温和呼吸波动情况。患者高热时给予物理降温措施，如冰敷、温水擦浴。当物理降温措施效果不佳时，可遵医嘱采取药物降温措施。

（2）监测血糖，积极控制血糖，避免影响创面愈合。

2. 创面护理

（1）加强创面观察，注意观察创面分泌物的颜色、量、气味，根据创面情况及时清创、换药，避免交叉感染。

（2）注意影响创面愈合的因素，包括机械因素及非机械因素，及时调整，预防再损伤。

（3）胸腹部使用烧伤膏时应注意按时换药，换药时动作轻柔，每次换药时须及时清除外溢的烧伤膏，保持创面周围皮肤清洁。

（4）双上肢包扎创面应注意观察外敷料的渗湿情况，保持敷料清洁干燥；渗出物多时及时给予烧伤大型远红外线治疗仪治疗，促进渗液吸收；当渗湿严重时及时更换外敷料。同时应注意观察双上肢肢端末梢血液循环，避免包扎过紧会影响患者血液循环。

（5）双上肢皮片移植术后护理：取舒适卧位，抬高双上肢，避免长时间压迫，保持创面敷料干燥，供皮区可给予烧伤大型远红外线治疗仪治疗，定期观察创面，注意供皮区出血情况，发现异常及时处理。

（6）具体创面处理流程

① 入院5天（图5-10）：患者血象、体温下降，抗生素未进行调整，继续使用美罗培南抗感染，头

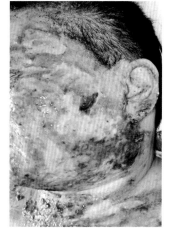

图5-10　入院5天
头面部创面情况

面部继续烧伤膏暴露治疗，胸腹部、双上肢予湿润烧伤膏+生长因子换药。

②入院10天（图5-11）：此时为患者坏死组织液化高峰期，患者创面可见明显溶痂，创面渗出物增多，炎性指标上升，出现高热寒战，疼痛明显，进食量减少。创面分泌物培养结果回报：金黄色葡萄球菌，根据创面培养结果，医嘱予改用注射用替考拉宁抗感染。胸腹部使用烧伤膏暴露换药，每3～4h换药1次，并及时清理创面坏死组织，加用康复新溶液清洗创面，双上肢予烧伤膏包扎换药，每天2次。监测体温及炎性指标，加强营养支持。患者胸部X线片提示：左下肺少许炎症并左侧少量胸腔积液可能，较前好转。继续给予氧气雾化治疗，密切观察生命体征，注意呼吸、体温情况。

③入院21天：患者颜面部（图5-12）创面愈合好，胸腹部创面（图5-13）可见肉芽形成，渗出明显减少，继续加强换药，抗感染，营养支持。

④入院28天（图5-14）：患者颜面部、背部创面愈合，胸腹部及双上肢可见肉芽形成，继续予湿润烧伤膏暴露换药。

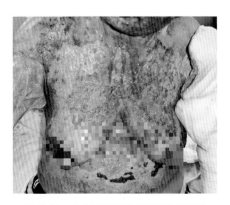
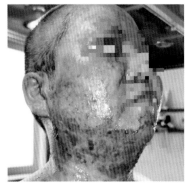

图5-11　入院10天胸腹部创面情况　　图5-12　入院21天颜面部创面情况

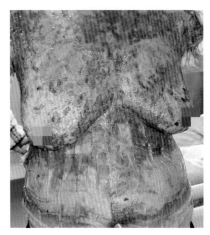
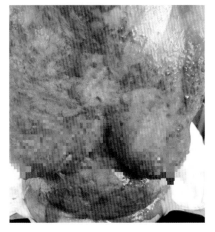

图5-13　入院21天胸腹部创面情况　　图5-14　入院28天胸腹部创面情况

⑤ 入院30天：患者双上肢内侧创面均为Ⅲ度创面（图5-15），行烧伤清创自体表皮移植术，植皮面积8%。

⑥ 入院35天（图5-16）：患者胸腹部皮肤液化物明显减少，继续予伤口换药，减少烧伤膏换药次数，每6h一次。

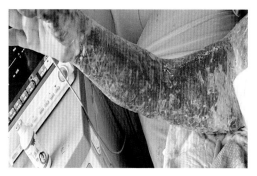 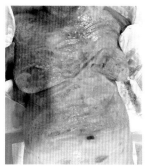

图5-15　入院30天右上肢创面情况　　图5-16　入院35天
胸腹部创面情况

⑦ 入院42天（图5-17）：患者创面基本愈合，双上肢、乳房、腹部残余创面约3%。左上肢创面培养结果回报示洋葱伯克霍尔德菌。创面未见小水疱，无发热，创面无坏死，继续烧伤膏暴露换药，观察体温变化。

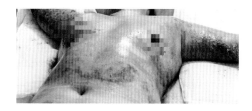

图5-17　入院42天创面情况

（7）入院50天　患者创面基本愈合（图5-18），予指导功能锻炼及抗瘢痕治疗，加强双上肢功能锻炼。指导头面部功能锻炼及抗瘢痕治疗，重点指导颈部、唇周功能锻炼（图5-19）。

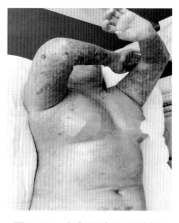 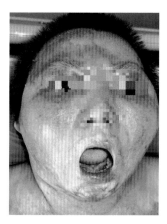

图5-18　患者入院50天创面　　图5-19　唇周功能锻炼

（8）综合抗瘢痕治疗　患者创面愈合后给予综合抗瘢痕治疗，量身定制压力衣（图5-20），精准压力疗法，同时行药物疗法、微针针刺疗法等。

3. 多重耐药菌感染的护理

（1）单间安置患者。

（2）床头卡、床单位悬挂隔离标识。

（3）加强手卫生，抓住洗手的5个关键时期。

（4）患者创面较深、细菌顽固、抗生素应用难度大时，根据细菌培养+药敏试验结果及时更换抗生素治疗。

（5）病室保持空气新鲜、流通，每日空气消毒机消毒一次。

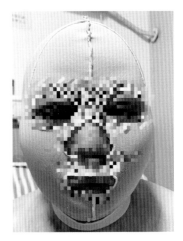

图5-20　面部瘢痕压力疗法

（6）避免交叉感染，医疗垃圾使用双层黄色垃圾袋收集。

（7）与患者接触的相关医疗器械、器具、物品如听诊器、体温计、血压计等应专人专用，并及时消毒处理。轮椅、心电监护仪等不能单独使用的物品在每次使用后及时擦拭消毒。

4. 疼痛护理

患者受伤后均有不同程度的疼痛，在护理的过程中，应重视对患者的疼痛评估，营造安静舒适的环境，降低外界刺激，加强沟通，取得患者的理解与信任。采取多种措施转移患者注意力，减少对患者的不良刺激，必要时遵医嘱使用镇痛药。

5. 饮食干预

患者血糖长期处于高值，烧伤后机体代谢紊乱，糖异生增加，引起血糖进一步增高，两者共同作用下，血糖难以控制，会影响伤口愈合，故需加强对患者血糖的干预，注重饮食管理，请营养科及内分泌科会诊，制订合理的饮食计划，并督促患者正确执行，确保患者进食定时、定量，把血糖控制在合理的范围内。

6. 早期康复护理

（1）患者一般情况好转时指导患者进行上肢的主动与被动活动。

（2）创面愈合后早期进行压力衣治疗。

（3）指导早期关节功能康复锻炼，避免瘢痕挛缩畸形。

7. 延续性护理

（1）指导患者加强功能锻炼，进行持续抗瘢痕治疗。

（2）坚持穿戴压力衣治疗，及时复查。

（3）指导患者注意避免紫外线、强光直射，预防色素沉着。

（4）指导患者正确地使用血糖仪以及告知患者胰岛素注射的正确方法，定期监测血糖，遵医嘱使用降糖药。

（5）指导患者适当进行运动，提高胰岛素受体的敏感性。

（6）分别在患者出院1个月（图5-21）、6个月（图5-22）对患者进行出院回访，评估患者瘢痕及功能情况，根据患者情况给予相应的抗瘢痕指导。

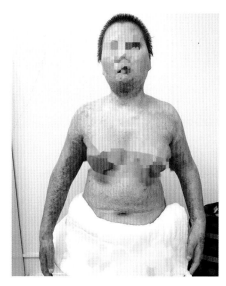 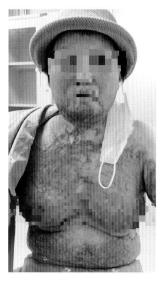

图5-21　出院1个月回访情况　　　　图5-22　出院6个月回访情况

第三节　挤压伤

一、病例介绍

1. 病史

患者，男，62岁，因工作中不慎被挖掘机挤压腰、臀、双下肢等致腹部、腰部、臀部、肛周、双大腿等多处严重损伤，左腹股沟、精索、会阴部等多处撕脱伤，肛门损毁、肛管挫伤，腰椎骨折同时伴有活动性内出血。在当地医院行急诊清创手术及结肠造口术，10天后患者病情恶化，创面颜色逐渐加深，高热持续不退，后转上级医院治疗。无既往史。

2. 入院后专科体查

臀裂及骶尾部创面变黑，骶骨骨质外露，双侧臀部呈深紫色（图5-23），直肠指诊可见肛门狭窄，左大腿上端肿胀明显，皮温高，左腹股沟伤口引流通畅，左腹股沟及骶尾部纱布渗湿，伴有恶臭（图5-24）。

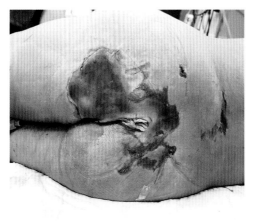
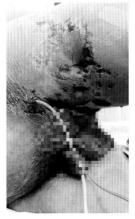
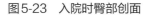

图5-23　入院时臀部创面　　　　图5-24　入院时左大腿
　　　　　　　　　　　　　　　　　　　及左腹股沟创面

3. 辅助检查

（1）血常规　白细胞18.14×10^9/L，血小板485×10^9/L，血红蛋白84g/L。

（2）肝肾功能　丙氨酸氨基转移酶153U/L，天门冬氨酸氨基转移酶261U/L，肌酐123μmol/L，尿素16.92mmol/L。

4. 入院诊断

（1）左腹股沟撕脱伤　精索、阴茎、睾丸挫伤，左股动静脉挫伤，左大腿内收肌群挫伤，左大腿近端皮肤脱套伤。

（2）会阴区撕脱伤　肛门损毁，肛管挫伤，肛周肌肉损伤。

（3）臀部、大腿后侧肌群坏死。

（4）软组织感染。

（5）肝肾功能损伤。

二、治疗

1. 一般治疗

入院后予综合抗感染、加强营养支持，积极处理创面，与重症医学、营养科、康复科、胃肠外科、疼痛科等多学科合作。疼痛科进行疼痛评估后制订伤口疼痛管理方案，并根据换药时伤口疼痛状态动态调整疼痛干预方案；营养师评估患者营养状态，针对性制订每日营养摄入的标准，并搭配合理膳食；烧伤重建修复外科进行创面修复，所有团队成员在患者伤口愈合过程中充分合作，如伤口愈合不良及时会诊讨论，寻找影响伤口愈合的原因，及时纠正不良因素，促进患者创面恢复。

2. 手术治疗

（1）第一次手术　行臀部、会阴部、腹股沟区清创，坏死组织清除，神经肌肉探查，皮瓣转移＋深部感染伤口引流术。

（2）第二次手术（图5-25）　行臀部、会阴部、腹股沟区清创、坏死组织清除（图5-26）＋切痂＋神经肌肉探查、皮瓣转移＋深部感染伤口引流术。

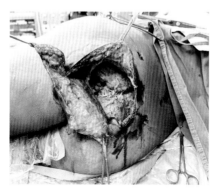

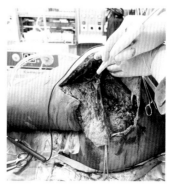

图5-25　第二次手术　　　　　图5-26　第二次手术

　　　　　　　　　　　　　　　部分坏死组织清创后

（3）第三次手术（图5-27）　行臀部清创切痂负压引流术。

（4）第四次手术　行清创切痂负压引流术。

（5）第五次手术（图5-28）　行臀部、会阴部、腹股沟区清创切痂＋自体皮移植＋深部感染伤口引流术。

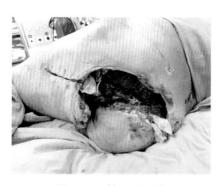

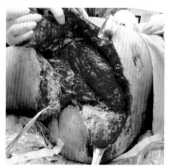

图5-27　第三次手术　　　　　图5-28　第五次手术

（6）第六次手术　行臀部、会阴部、腹股沟区清创深部感染伤口引流术。

（7）第七次手术　行臀部、会阴部、腹股沟区清创切痂皮瓣转移＋自体皮移植＋深部感染伤口引流术。

（8）第八次手术　行臀部、左大腿清创＋皮片游离修复负压吸引术。

3. 康复治疗与回访

患者病情稳定、创面愈合后转入康复医院行康复治疗。后回访患者（图5-29），已康复出院，能正常下地行走，自理能力恢复。

三、护理

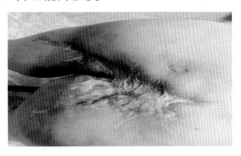

图5-29　患者回访情况

【评估】

1. 全身评估

（1）年龄因素　老年患者身体代谢能力降低，组织再生能力减退，伤口愈合能力和质量下降。

（2）营养状况　①患者红细胞计数、血红蛋白量降低，携氧能力降低，伤口组织缺氧，创面愈合受阻。②低蛋白血症，组织再生缓慢，伤口组织生长不良，愈合延迟。

（3）肾功能受损　患者因大型机械挤压，细胞变性坏死产生毒素进入体循环，肾功能受损，影响全身毒素的排泄、水电解质平衡功能，导致感染概率增加，影响创面愈合。

（4）心理因素　患者伤情严重，存在焦虑、恐惧心理，从而抑制患者免疫功能，影响蛋白质合成，使伤口愈合减慢。

2. 局部评估

（1）创面大小　患者软组织损伤严重，伤口不能自行愈合。

（2）伤口感染　患者创面严重感染，组织严重受损，阻碍伤口愈合。

（3）伤口部位　患者创面主要集中在臀部、会阴部，创面敷料容易污染、不易固定，影响后期恢复。

【护理要点】

1. 严密监测病情

严密监测患者生命体征，观察体温变化。出现高热时及时对症处理，体温上升期给予保暖，高温持续期可给予物理降温措施，必要时遵医嘱使用降温药物。

2. 疼痛护理

加强疼痛评估，根据疼痛评分结果给予相应的处理，疼痛较轻者可分散或转移其注意力缓解疼痛。必要时可遵医嘱给予镇痛药物。

3. 伤口负压引流护理

（1）妥善固定导管，引流管固定在床旁，防止压迫和折叠，并及时更换引流装置。准确记录引流液的量、颜色、性质。

（2）保持引流管装置的密闭性，定期检查引流瓶有无破损、各接头是否连接完好。

（3）维持有效负压，加强巡视，保持引流管通畅。随时观察泡沫敷料是否塌陷。如未塌陷，则提示引流管不畅，应检查负压设备是否正常，贴膜是否漏气，引流管是否堵塞。

（4）若大量新鲜血液被引流出，则提示伤口出血，应立即关闭负压，压迫止血，并通知医师处理。

4. 皮瓣移植手术的术后护理

患者臀部皮肤肌肉等软组织坏死，创面愈合困难，需要及时修复创面，采取皮瓣移植的方法对创面进行覆盖，术后应注意患者体位，可选择俯卧位或者右侧卧位，俯卧位时注意将造口部位垫高，避免压迫。注意观察皮瓣的血运情况如皮温、皮肤颜色、组织张力、毛细血管反应，并与健肢作对比，随时观察并记录异常情况。若发现皮瓣血液循环障碍，及时通知医师并进行相应的处理。

5. 皮肤护理

加强皮肤交接，使用波动式气垫床，定期查看患者皮肤情况，各导管采用高举平台法固定，防止出现压力性损伤或医疗器械相关性压力性损伤等情况。加强皮肤清洁，每天使用温水擦拭正常皮肤1～2次。定时翻身，注意皮瓣位置，防止皮瓣受压。

6. 结肠造口的护理

（1）观察造口肠黏膜血运情况，肠管有无回缩、水肿、出血、坏死。注意观察造口周围皮肤，应保持清洁干燥，可选用造口粉保护，避免肠内容物直接刺激。若造口周围皮肤出现发红、水疱、破溃等，应及时请造口小组成员会诊处理。

（2）合理选择造口袋并定期更换。指导患者及家属正确使用造口袋，粘贴底盘前一定要用温水清洗周围皮肤并擦干。

（3）饮食指导 指导患者进食易消化、无刺激、清淡食物，饮食规律、节制、定时定量，忌食不新鲜、不清洁及生、冷、坚硬食物，忌食促进肠蠕动及增加粪便量的食物，避免进食易产生臭气的食物如鸡蛋、大蒜等，保证适量的蔬菜、水果，进食时要注意减少空气的进入，如不要张嘴说话以减少造口过多排气。

7. 并发症的处理

患者受到大型机械严重挤压，其肌肉组织缺血缺氧，细胞变性坏死产生的毒素、肌红蛋白和钾离子进入体循环，易导致以酸中毒、急性肾功能衰竭为表现的挤压综合征。挤压综合征起病急，可迅速出现全身中毒症状，病死率高。尿量是判断休克和急性肾损伤的重要指标，临床中应注意密切观察，并监测电解质、肾功能指标，观察神志、口渴、恶心等肾功能不全表现，遵医嘱准确记录24h出入量，为判断和治疗提供依据，该患者住院期间尿量都在正常范围内，出院前复查尿常规正常、肾功能正常。

第四节　糖尿病足溃疡

一、病例介绍

1. 病史

患者，男，50岁，因口干、多饮4年，右足溃烂1个月入院。患者于4年前无明显诱因出现口干、多饮、多食、易饥、体重下降，伴有四肢麻木，监测血糖最高达27mmol/L，按2型糖尿病治疗后症状有所好转。1个月前烤火时烫伤右足，逐渐出现水疱、溃烂、黑痂，在家自行换药无好转并加重，收入院治疗。自起病来，精神状态良好，大小便正常，睡眠可。无慢性病、传染病、手术、过敏及输血史。吸烟，经常饮酒。

2. 入院诊断

（1）糖尿病足 Wagner 2级。

（2）2型糖尿病。

（3）低蛋白血症。

二、治疗

（1）饮食控制　低盐低脂糖尿病饮食。

（2）积极治疗原发病　给予胰岛素治疗，同时口服阿卡波糖，餐前、餐后严格监测血糖，根据血糖结果调整胰岛素用量。

（3）抗生素治疗　初始根据经验给予头孢菌素类抗生素治疗，3天后创面培养结果提示肺炎克雷伯菌，对头孢菌素类抗生素敏感，继续应用头孢菌素类抗生素。

（4）血管外科会诊　根据情况执行下肢动脉造影+球囊扩张术，因患者家属拒绝，继续予保守治疗；改善肢体微循环，予硫酸氢氯吡格雷片（波利维）、阿司匹林口服。

（5）营养神经　如维生素B_1等，促进损伤神经的修复。

三、护理

【评估】

1. 全身评估

（1）一般情况　T 36.2℃，P 78次/分，R 20次/分，BP 130/70mmHg，SpO_2 95%。

（2）营养危险因素　身高166cm，体重65kg，体重指数23.58kg/m²，腰围86cm，臀围90cm，腰臀比0.96。患者体型呈中心性肥胖，伴低蛋白血症，有饮酒的习惯，不利于血糖的控制。营养是影响患者创面愈合的重要危险因素。

（3）既往史　患者既往血糖控制不佳，出现四肢麻木，可能合并有糖尿病周围神经病变，同时患者长期吸烟，有可能会造成血管痉挛性收缩，影响创面的血液供应，导致创面愈合延迟。

（4）实验室检查　尿糖3+，尿微量白蛋白142mg/L，糖化血红蛋白13.3％；葡萄糖空腹24.3mmol/L、餐后14.1mmol/L，白细胞15.6×10⁹/L，C反应蛋白56.36mg/L，白蛋白28.4g/L，胆固醇3.96mmol/L，甘油三酯3.52mmol/L。

（5）X线检查　肺部感染，右足诸骨未见明显骨质异常。

（6）双下肢动脉彩超　双下肢动脉硬化并多发软斑形成。

（7）腹部B超　脂肪肝，前列腺增生。

发育正常，营养中等，急性面容，自动体位，全身皮肤无皮疹、无水肿、弹性正常，足背皮温正常。

2. 局部评估

（1）创面评估　右足背外侧可见一溃疡创面约4cm×14cm大小，伤口基底100％黄色，伤口渗液中等、黄色、有臭味，伤口边缘有角质层及黑痂，无潜行、窦道，周围皮肤色素沉着，局部伤口红肿疼痛（图5-30、图5-31）。综合评估为糖尿病足Wagner 2级。

（2）专科检查

① 足溃疡处分泌物细菌培养：金黄色葡萄球菌。

② 经皮氧分压：左侧足背正常、右侧轻度异常。

③ 足部感知觉：10g尼龙丝检查阳性；128Hz音叉四肢振动觉减弱。

④ 足部血运：双足背动脉搏动可。

⑤ 双下肢多普勒：双侧胫后动脉、双侧足背动脉、双侧第一足趾动脉血管均有狭窄。

⑥ 颈动脉多普勒：双侧颈总动脉、颈内动脉狭窄。

⑦ 心理评估：因足部溃疡疼痛影响行走，糖尿病足治疗费用高，时间长，又担心预后不佳，患者有紧张、焦

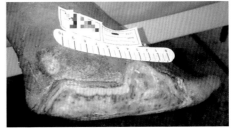

图5-30　患者入院时伤口评估（一）

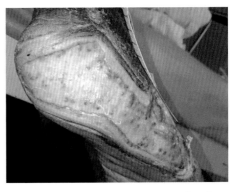

图5-31　患者入院时伤口评估（二）

虑情绪。

【护理要点】

1. 第一次伤口处理（第1天）

（1）先用生理盐水清洗伤口。

（2）去除伤口周边坏死组织及黑痂。

（3）创面用康乐保清创胶＋藻酸银敷料。

（4）外层予以纱布覆盖再绷带包扎固定。

2. 第二次伤口评估（第14天）

（1）伤口评估　大小4cm×13cm，伤口周围厚角质层，伤口基底25％黄色75％红色，伤口渗液中等、黄色、无味，患足疼痛（图5-32、图5-33）。

（2）处理方法

① 生理盐水清洗伤口。

② 伤口周围建立侧支循环，改善和恢复下肢血流，促进溃疡的愈合。

③ 创面选用藻酸银敷料。

④ 外层予以纱布覆盖再用绷带包扎固定。

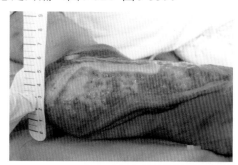

图5-32　第二次伤口评估（一）

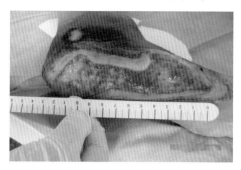

图5-33　第二次伤口评估（二）

3. 第三次伤口评估（第21天）

（1）伤口评估　大小6cm×12cm，伤口基底100％红色，伤口渗液少量、黄色、无味（图5-34～图5-36）。

（2）处理方法

① 先用生理盐水清洗伤口。

② 创面继续用藻酸银敷料抗感染。

③ 外层予以纱布覆盖再用绷带包扎固定，肉芽过长处予以加压包扎有利于周围上皮爬行。

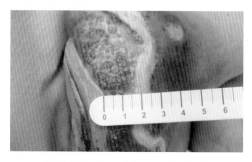

图5-34　第三次伤口评估（一）

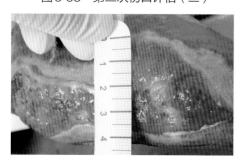

图5-35　第三次伤口评估（二）

4.第四次伤口评估（第35天）

（1）伤口评估　2级足溃疡，大小2.5cm×10cm，伤口基底100％红色，伤口渗液少量、黄色、无味（图5-37、图5-38）。

（2）处理方法

① 先用生理盐水清洗伤口。

② 创面用碘仿纱布覆盖：碘仿纱布具有加强感染创面的止血收敛、去腐生

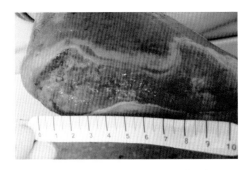

图5-36　第三次伤口评估（三）

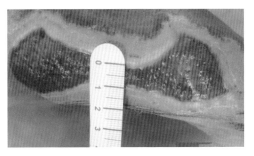

图5-37　第四次伤口评估（一）

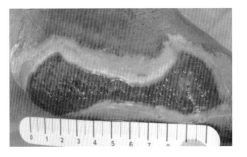

图5-38　第四次伤口评估（二）

肌、除臭消炎、刺激肉芽生长等作用。

③ 外层予以纱布覆盖再用绷带包扎固定，肉芽过长处予以加压包扎有利于周围上皮爬行。

住院40天后，患者创面范围较前明显缩小，基底为红色新鲜肉芽创面，患者要求出院，改用湿润烧伤膏暴露换药，每4h一次。治疗60天后，患者复诊，创面完全愈合（图5-39）。

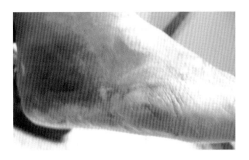

图5-39　糖尿病足创面愈合
（治疗60天后）

第五节　下肢动脉性溃疡

一、病例介绍

患者，男，62岁，因左下肢疼痛2个月入院。患者诉左下肢发凉、麻木2年余，间歇性跛行3个月，跛行距离约200m。2个月前开始下肢麻木、胀痛，未予特殊处理。1个月前左足部变暗红色，左足第2、3、4脚趾逐渐变黑（图5-40、图5-41），

夜间疼痛难忍，故前来就诊。

门诊CTA显示：腹主动脉远端、左侧髂动脉及左下肢动脉广泛粥样硬化改变，伴左下肢多发动脉狭窄（左侧腘动脉、左侧胫前动脉、胫后动脉、腓动脉、足背动脉多发节段性闭塞）。

既往史：有"高血压"病史5年，服用氨氯地平片降压"2天1片"，血压控制可。患者自诉2年前有脑梗死病史，无明显后遗症。吸烟史40余年，每日2～3包。

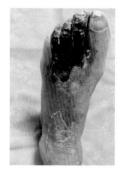

图5-40 入院时下肢创面情况（一）

1. 入院诊断

（1）左下肢动脉粥样硬化闭塞症伴坏疽（第1、2、3、4脚趾）。

（2）腹主动脉粥样硬化。

（3）高血压病2级（高危组）。

2. 鉴别诊断

（1）血管闭塞性脉管炎　多见于50岁以下青壮年男性，主要累及于四肢末端中小静脉，是阶段性分布的慢性复发性血管闭塞性疾病。多发生于患者的下肢部位，内脏血管也偶见发病。其临床病理表现主要为四肢血管壁阶段性、非化脓性炎症伴血栓形成。典型临床表现主要为患肢疼痛、肿胀、皮肤色泽改变、麻木、发凉等，随着病情加

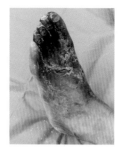

图5-41 入院时下肢创面情况（二）

重可出现间歇性跛行、雷诺现象，甚至出现溃疡和坏疽。多与抽烟、寒冷刺激、外伤及自身免疫功能紊乱等因素相关。

（2）糖尿病足溃疡　是指糖尿病患者由于合并神经病变及各种不同程度的末梢血管病变而导致足部感染、溃疡形成和（或）深部组织的破坏。其临床特点为早期肢端麻木、疼痛、发凉和（或）有间歇性跛行、静息痛，或痛觉不明显，足部温暖，但有麻木感，皮肤干燥、干裂，进而出现皮肤溃疡，继而出现水疱、血疱、糜烂、溃疡、肌腱变性坏死、坏疽等表现。其病理基础是动脉粥样硬化、毛细血管基膜增厚、内皮细胞增生、红细胞变形能力下降、血小板聚积黏附力增强、血液黏稠度增加、中小动脉管腔狭窄或阻塞、微循环发生障碍，致使组织器官缺血、缺氧及同时并发神经病变等造成坏疽。

二、治疗

1. 抗感染治疗

予哌拉西林他唑巴坦抗感染。

2. 抗凝治疗

依诺肝素注射液4000IU皮下注射，每12h一次。

3. 改善血液循环

前列地尔注射液，可用于治疗慢性动脉闭塞症（血栓闭塞性脉管炎、闭塞性动脉硬化症等）引起的四肢溃疡及微小血管循环障碍，减轻患者的四肢静息疼痛，改善心脑血管微循环障碍。

4. 介入治疗

在DSA引导下，使用Seldinger技术行左侧股动脉顺行插管，置入5F短鞘管，注入对比剂，造影并摄片显示：左侧股浅动脉、P1-P2段腘动脉、部分胫后动脉、部分胫前动脉可见显影，其中腘动脉P2-P3段、胫前动脉中远段、胫后动脉近段、腓动脉未见明显显影，呈闭塞样改变（图5-42、图5-43），周围较多侧支血管形成，余所显影动脉及其分支轮廓规则，未见明显狭窄及充盈缺损征象。使用5F单弯导管配合0.035导丝及0.018导丝，导丝依次顺利通过左侧腘动脉、胫后动脉、胫前动脉闭塞段并送至胫后动脉、胫前动脉远端，造影证实导丝位于真腔内后，沿0.018导丝依次顺入PTA球囊（2.5mm×20cm、3.0mm×20cm、4.0mm×12cm）行左侧胫后动脉、胫前动脉-腘动脉球囊扩张术；退出导丝及球囊导管复查造影提示：左侧腘动脉、胫前动脉、胫后动脉血流较术前稍改善，但对比剂下行仍欠顺畅，可见大量充盈缺损，考虑血栓；透视下置入溶栓导管至腘动脉内，经溶栓导管注入0.9%氯化钠注射液20mL+注射用尿激酶10万U后，患者返回病房以0.9%氯化钠注射液100mL+注射用尿激酶10万U，每3h 1次动脉导管泵入继续溶栓治疗。

溶栓治疗3天后，血管造影显示左下肢动脉血流较前明显改善（图5-44、图5-45），予拔除动脉导管，加压包扎，沙袋加压6h，保持左侧肢体制动12h，卧床24h。术后患者左下肢足背动脉、腘动脉可触及，左侧第1～4足趾坏疽同前，

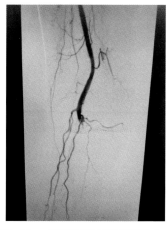 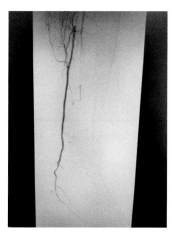

图5-42　术前左下肢血管造影（一）　　图5-43　术前左下肢血管造影（二）

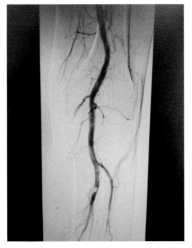
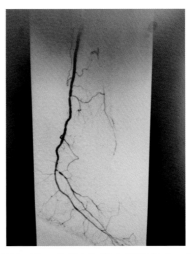

图5-44　术后左下肢血管造影（一）　　图5-45　术后左下肢血管造影（二）

左侧腹股沟穿刺点愈合，未扪及肿块，予以阿司匹林肠溶片100mg口服每日1次，阿托伐他汀片200mg口服每晚1次，利伐沙班片5mg口服每日1次。

5. 手术治疗

患肢血运改善后转入烧伤科病房，经完善术前各项检查，在全麻下行左足前脚掌截肢术、皮瓣转移修复术，设计前后舌形皮瓣，切口约从足内缘舟骨结节前方约2cm起横过足背到跖骰关节外缘，转向足底向前弧形经跖趾关节平面至切口的起始部（图5-46）。术后予以消炎、伤口换药、抗凝等对症治疗。

6. 术后回访

患者残端愈合良好，指导进行下肢功能锻炼（图5-47）。

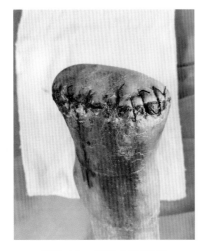
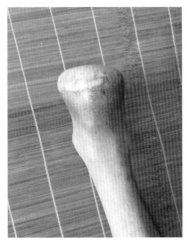

图5-46　截肢术后10天　　　　图5-47　术后1月随访

三、护理

【评估】

1. 全身评估

（1）一般情况 T 36.5℃，P 94次/分，R 20次/分，BP 137/76mmHg，SpO$_2$ 97%。

（2）营养危险因素 身高172cm，体重65kg，BMI 21.9kg/m^2，白蛋白32.9g/L。患者因下肢创面疼痛剧烈，进食量较前减少一半，近2个月内体重下降4kg（≥5%），NRS 2002为3分，有营养不良风险。

（3）既往史危险因素 患者吸烟量大，已有全身多处血管动脉粥样硬化，且吸烟有可能造成血管痉挛性收缩，影响切口的血液供应，延长愈合的时间。

（4）实验室检查 空腹血糖10.6mmol/L，餐后2h血糖15.6mmol/L，C反应蛋白86.36mg/L，白细胞计数15.6×10^9/L。凝血功能提示纤维蛋白原浓度4.85g/L。总胆固醇3.47mmol/L，甘油三酯1.87mmol/L。X线检查：双肺弥漫性病变，性质待定。

2. 局部评估

创面评估：左足背皮肤呈暗红色，前脚掌可见4cm×5cm创面，伤口基底100%黑色，左足第2～4脚趾完全坏疽，第1足趾内侧坏疽，创面干燥无渗液、无异味。触诊发现患者踝关节以下足背皮温低，左足背动脉、胫后动脉均无法触及，疼痛剧烈，阵发性加强，夜间基本难以入睡，疼痛评分为8分。

专科检查：下肢激光多普勒-踝肱指数（ABI）指脚踝处（足背动脉或胫后动脉）测量的收缩压与肱动脉测量收缩压比值，肱动脉的收缩压取双臂较高者，踝部收缩压取患肢。一般在静息、平卧时测量。ABI小于0.9或大于1.4被认为异常。当ABI大于1.4时，须在脚趾处进行TBI（toe－branchial index）测量，TBI小于0.7被认为异常。该患者ABI结果如下：

右PT：137	DP：148	Toe：111	ABI：1.08
左PT：135	DP：115	Toe：26	ABI：0.84

【护理要点】

1. 术前观察要点

（1）评估患者的一般情况如肝肾功能、血常规、出凝血时间等，记录生命体征情况和疼痛情况。

（2）相关系统检查如心电图、下肢激光多普勒等。

（3）评估患者双下肢远端动脉搏动情况，便于术后对比。

（4）术前准备 术区备皮，术侧大腿上1/3至腹股沟部；术前禁食4h、禁水2h，防止术中及术后呕吐；术前留置尿管，指导患者练习床上大便；向患者及家属进行手术相关知识宣教，心理疏导缓解患者紧张情绪。

2. 介入术后护理要点

（1）生命体征的观察　术后行心电监测，监测生命体征的变化，观察有无发热、腹痛等异常情况，注意尿量及颜色。

（2）体位　术后留置左侧股动脉导管溶栓时，注意嘱患者保持患肢伸直，避免弯折，保证尿激酶的顺利泵入；拔除动脉导管后注意穿刺点处沙袋压迫6h，患肢伸直制动12h，卧床24h，注意观察患肢血运、颜色、皮温及动脉搏动情况。

（3）严密监测病情及实验室检查　溶栓过程中，动态监测D-二聚体，它是纤维蛋白降解的产物，是下肢动脉血栓溶解的标志。同时，注意密切监测患者病情，观察有无出血反应。

（4）饮食　介入手术后无胃肠道不适即刻可进食清淡易消化食物，应注意多饮水，促进对比剂排出。

（5）疼痛护理　观察记录疼痛的时间、程度、性质、发作规律，伴随症状及诱发规律，调整舒适体位，给予精神安慰和心理疏导；采用多模式镇痛法，轻度疼痛采取头高脚低、深呼吸、听音乐、冥想、放松疗法转移注意力等方式，有效降低疼痛感。中重度疼痛时应遵医嘱应用镇痛药，如地佐辛、布桂嗪、曲马多、氢吗啡酮等，并观察用药后反应。

（6）用药护理　介入术后患者需长期口服抗凝药，如阿司匹林、利伐沙班等，注意观察有无牙龈出血、鼻出血、皮下青紫等出血倾向，穿刺拔针后应适当延长按压时间，若有严重、难以止住的出血应及时通知医师处理。

3. 外科截肢术后护理要点

（1）生命体征的观察　全麻术后需心电监测，密切监测患者的体温、脉搏、呼吸、血压和血氧饱和度情况，若术后T＜38.5℃，一般为手术热，使用物理降温即可。

（2）体位　全麻术后应平卧（可睡枕头）6h，保持呼吸道通畅，及时清除口腔分泌物，如有恶心、呕吐时头偏向一侧，防止误吸。在患肢下垫软枕抬高，促进下肢血液循环；下肢术后需卧床，可在床上翻身、进行踝关节运动、直腿抬高的运动，有助于减少血栓的发生，促进肺功能恢复。

（3）出血　术后若出现心率增快或血压下降的情况，应注意观察手术创面情况及伤口引流液情况，术后2h内引流液一般不超过200mL，引流液的颜色为鲜红色时，可能是手术切口处血管破裂出血，应立即通知医师。此外，如患者血常规中红细胞计数、血红蛋白含量或血细胞比容呈进行性下降趋势，而网织红细胞计数进行性升高，此时提示存在活动性出血情况。

（4）饮食　术后6h内禁食禁饮，6h后可饮水、进流质食物。注意低盐、低脂、高蛋白质饮食，每日食盐量以4g为宜，应限制动物性脂肪的摄入量，以植物油代替动物油，减少胆固醇的摄入。高蛋白食物包括各种瘦肉、禽类、鱼类、蛋类等，各种豆类（如黄豆、绿豆、红豆等），豆制品以及花生、核桃、芝麻等坚果食品。这些食物不仅富含优质蛋白质，还含有多种人体必需的氨基酸，容易被人体消化吸收，有助于术后创面的愈合。

（5）生活护理　严格戒烟戒酒，寒冷季节注意足部保暖，如有麻木、疼痛等不适症状时应尽早就医。

第六节　下肢静脉性溃疡

一、病例介绍

1. 病史

患者，男，57岁，因右下肢皮肤溃疡3年余，伴局部破溃流脓1个月余入院。

患者诉8年前出现右下肢浅静脉扩张、迂曲，以小腿后侧为甚，有时感右下肢扩张静脉处刺痛，活动后加重，休息后或晨起时缓解。3年前无明显诱因出现皮肤溃疡，色素沉着，伴局部瘙痒，无明显疼痛、水肿等，下肢活动无异常，患者未予以特殊治疗。1个月前患者右下肢小腿前侧局部出现皮肤破溃，伴有流脓，局部稍有疼痛感，偶有头晕、胸闷，进食后胃胀，否认头痛、胸痛、恶心呕吐、腰痛等，患者在当地医院就诊，具体诊治过程不详，诊断为脑梗死、慢性胃炎，经治疗后，患者头晕、胸闷、胃胀明显缓解，但小腿经换药后破溃面积进行性增大，局部流脓增多，故前来就诊。

2. 既往史

平素体健。有高血压病史3年，每天服用氨氯地平片5mg降压，血压控制可。10年前头部外伤，自诉在当地医院检查无明显异常。有吸烟史20余年，每日1～2包，戒烟1个月余。无饮酒史。

3. 入院诊断

（1）右下肢静脉性溃疡并感染。

（2）脑梗死？

（3）慢性胃炎？

二、治疗

1. 抗感染治疗

予头孢哌酮/舒巴坦抗感染。

2. 手术治疗

完善术前各项检查后，在腰麻下行右下肢清创切除、皮瓣转移修复术。距肿块边缘2mm处设计切口，手术刀切开皮肤，电刀切开皮下组织，自深筋膜层完整剥离溃疡及其周边不健康组织，形成一直径约6cm大小的椭圆形创面，以可吸收线缝扎并电刀止血，双氧水及生理盐水冲洗创面，将溃疡组织标本送检。根据溃疡切除后创面大小设计局部旋转皮瓣，旋转修复暴露的创面；供瓣区张力大，将两侧皮瓣游离后推进修复供瓣区创面。最后以4号线全层缝合切口，于皮下留置引流条一根，外覆凡士林纱布，以无菌敷料及绷带加压包扎。术后注意监测生命体征，予以抗炎、补液等对症支持治疗，维持水、电解质平衡，嘱患者注意卧床休息，避免下地行走，以免增加下肢静脉压力。

三、护理

【评估】

1. 全身评估

（1）一般情况　T 36.7℃，P 75次/分，R 20次/分，BP 142/89mmHg，SpO_2 98%。

（2）营养危险因素　身高162cm，体重68kg，体重指数25.9kg/m²。

（3）既往史危险因素　长期大量吸烟会加重血管狭窄、闭塞，进而导致溃疡发生。

（4）实验室检查　白细胞计数5.6×10⁹/L，白蛋白33.8g/L，总蛋白58.6g/L，胆固醇5.57mmol/L，低密度脂蛋白胆固醇3.93mmol/L，甘油三酯1.58mmol/L，尿酸469μmol/L，结核感染T细胞斑点试验（阳性），结核抗体-IgG/IgM（阴性）。

（5）X线检查　双肺野、心膈未见明显异常，右小腿中段内后方软组织区气体样密度影，考虑感染性病变所致。

（6）双下肢动脉彩超　双下肢动脉硬化并多发细小强光斑，双下肢静脉血流缓慢，右侧大隐静脉瓣膜功能不全，右小腿肌间静脉曲张。

（7）心脏彩超　左心室顺应性下降。

2. 局部评估

（1）创面评估　右小腿中段前侧可见皮肤破溃，稍呈类圆形，直径约5cm，伤口100%黑色，可见少量淡黄绿色脓液，有臭味，伤口内可见坏死样物质，去除坏死物后基底为黄色，局部红肿、轻压痛，伤口边缘有少许角质层及黑痂，无潜行、窦道，右下肢浅静脉迂曲扩张，右小腿广泛皮肤色素沉着改变，右下肢感觉、活动功能未见明显异常（图5-48、图5-49）。

（2）实验室检查　下肢溃疡处分泌物细菌培养：肺炎克雷伯菌（多重耐药），

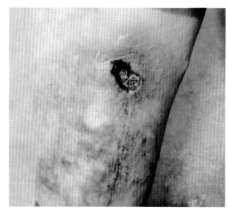
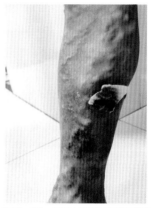

图5-48　入院时下肢创面情况　　图5-49　下肢静脉曲张情况

分泌物涂片抗酸染色阴性。

【护理要点】

1. 创面处理

术后第2天，打开敷料后见伤口局部颜色稍青紫，少许渗液，轻度压痛，将青紫明显部位缝线拆开一针，局部外用肝素钠乳膏换药，凡士林纱布覆盖（图5-50）。5天后，改用羧甲基纤维素钠银敷料换药。1周后，患者皮瓣伤口颜色青紫较前明显好转，局部干燥，无压痛，患者出院。

2. 压力治疗

结合患者意愿，为患者量身定制右下肢梯度压力袜（图5-51），使用软尺准确测量右下肢踝部最小周长处、小腿最大周长处，压力等级不小于Ⅱ级，建议持续穿戴时间不少于6个月，以预防腿部静脉溃疡复发。

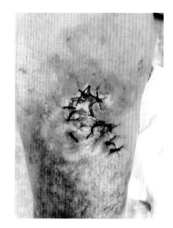

图5-50　术后创面

3. 皮肤保护

每日用清水、温和的清洁用品清洗下肢，日常不要用肥皂，否则可能加重皮肤干燥。在皮肤未干时涂抹无香型保湿乳膏或软膏，如凡士林乳膏，效果较理想。

4. 运动

创面愈合后避免久坐或久站，尽量四处走动，每日抬高腿部3～4次，每次30min，每日进行踝关节运动、直腿抬高运动数次，以缓解下肢肿胀。

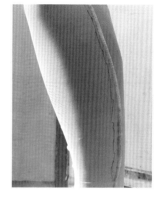

图5-51　创面愈合穿戴压力袜

第七节 失禁相关性皮炎

一、病例介绍

1. 病史

患者，男，65岁，因胆道术后剑突下疼痛5个月余，加重1日入院。2021年5月29日于全麻下行胆道探查+胆总管切开取石+T管引流+肠粘连松解术。术后患者反复出现剑突下隐痛，12月1日患者腹痛较前加重入院治疗，伴皮肤黏膜黄染，无畏寒发热、恶心呕吐、腹胀、黑便等其他不适。12月9日行肠粘连松解、再次胆总管切开取石+胆道探查、胆道镜检+肝方叶切除+胆肠内引流术，术后负压引流胆汁。12月20日（图5-52）患者腹部伤口仍有

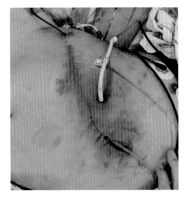

图5-52 12月20日伤口浸渍情况

少量胆汁外渗，伤口周围皮肤浸渍，红斑，伴有刺痛，部分皮肤破损，请伤口造口小组组长会诊，解决伤口胆汁浸渍问题，促进手术切口恢复。

2. 既往史

既往有左肝切除手术史，冠心病病史，无其余特殊病史。

3. 辅助检查

（1）CT 肝内胆管多发结石并肝内胆管扩张。

（2）肝肾功能 白蛋白28.9g/L，天门冬氨酸氨基转移酶66U/L，总胆红素63.3μmol/L，直接胆红素40.2μmol/L。

4. 诊断

（1）胆汁渗漏性刺激性皮炎。

（2）右肝内胆管结石；胆总管切开取石+胆道探查、胆道镜检+肝方叶切除+胆肠内引流术术后。

（3）梗阻性黄疸。

（4）冠心病。

（5）左肝外叶切除术后。

二、治疗

（1）积极处理伤口，减少伤口周围皮肤长期接触刺激物，解决胆汁浸渍对皮

肤的损伤。

（2）积极抗感染，加强营养支持，补充人血白蛋白注射液，维持水、电解质平衡，镇静、镇痛，护肝利胆。

三、护理

【评估】

1. 全身评估

① 老年男性患者，年老体弱，细胞的再生能力显著退化，成纤维细胞分裂周期延长，伤口愈合过程延长。

② 既往冠心病病史，血管老化，血液供应明显减少，不利于切口愈合。

③ 贫血、血浆蛋白低下等全身营养缺乏疾病，导致切口组织细胞生长障碍、胶原纤维合成减少、肉芽组织形成不良等。

④ 紧张、焦虑情绪使患者免疫系统功能受损，间接影响伤口愈合。

2. 局部评估

胆汁漏出使伤口周围皮肤经常处于潮湿环境，同时，胆汁为弱碱性液体，改变了皮肤的pH值，使皮肤处于碱性环境中，易导致皮肤损伤的发生。

【护理要点】

1. 伤口及周围皮肤护理

保持伤口周围皮肤干燥，为避免胆汁漏出液继续刺激伤口周围皮肤，应用一件式造口袋联合持续负压吸引有效收集漏出液。具体操作如下：①协助患者取平卧位；②测量患者伤口边缘大小，选用一件式造口袋，于造口袋底盘剪出中间孔，孔径大小以包住伤口为宜；③用生理盐水清洗伤口周围皮肤，待干；④涂上薄薄一层造口护肤粉，停留5～10min，将多余的粉剂擦掉，再喷涂皮肤保护膜，待干燥；⑤破溃处皮肤使用水胶体敷料保护；⑥撕开造口袋底盘背面的粘贴纸，使造口袋紧贴于患者皮肤，并由内向外稍加按压使其粘贴牢固，不留缝隙；⑦伤口引流管由造口袋排便口引出外接负压引流器。

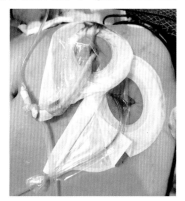

护理中注意造口袋每2天更换1次或渗漏时即刻更换；清洗伤口时动作轻柔，采用冲洗和轻拍式法，禁用擦拭法（图5-53）。2天后，患者胆汁浸渍情况较前改善（图5-54）。2周后（图5-55），患者皮肤浸渍情况改善，继续给予其他相关护理措施，促进患者康复。

图5-53　12月20日处理

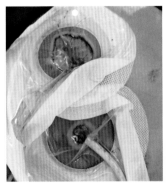
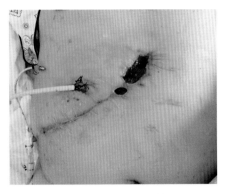

图5-54　12月22日伤口处理　　　　图5-55　2周后伤口情况

2.保持T管的有效引流

（1）平卧位引流管高度应低于腋中线，站立或活动时应低于腹部切口，防引流液逆流。

（2）T型管不可受压、扭曲、折叠，应经常挤捏，保持通畅。

（3）定时更换体位，防引流管斜面紧贴组织造成引流不畅。

（4）血块及小结石堵塞管腔时，应反复挤压引流管或使用等渗盐溶液缓慢低压冲洗。

3.加强观察

造口袋底盘是由羧甲基纤维素、动物胶、果胶等水胶体敷料制成，能有效避免肠液、消化液等对皮肤的刺激。护理人员需定期巡视患者，随时观察造口袋处周围皮肤情况，发现皮肤浸渍现象时及时更换，加强皮肤护理与清洁。保持各管道及造口袋密闭，保持管道通畅，避免管道脱落、打折等，也可适当加用延长管增加患者活动范围。

4.疼痛护理

定期进行疼痛评估，根据疼痛评估结果给予相应的护理指导。

第八节　癌性伤口个案护理

一、病例介绍

1.病史

患者，男性，49岁，未婚，自由职业。因左侧腹股沟区肿块反复溃烂5年余，加重6个月于2021年4月7日入住我科。患者自诉于2016年10月发现左侧腹股沟处出现约5cm×5cm×2cm肿块，2017年1月肿块（图5-56）出现破溃、流液且伴恶臭，其间予以抗感染、抗结核、增强免疫等对症支持治疗。患者因自觉肿块增长迅速，创面溃烂加剧，分泌物多且伴恶臭，故前来就诊。

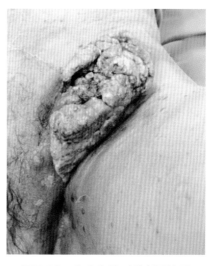

2. 既往史

无高血压、糖尿病史，1991年因车祸致胸5椎体水平以下截瘫。2009年6月行膀胱结石取石术，尿流改道膀胱造口术。2010年10月行右肾经皮肾镜钬激光碎石取石术。

3. 辅助检查

（1）CT检查（图5-57）　提示左侧髋部皮肤增厚、部分缺失，考虑皮肤癌并溃疡形成可能，但不完全除外感染性病灶；左侧髂血管旁、双侧盆壁、双侧腹股沟多发肿大淋巴结，符合淋巴结转移瘤。

图5-56　患者入院时的创面情况

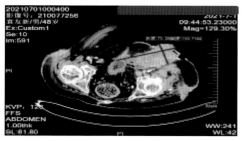
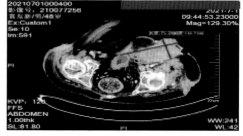
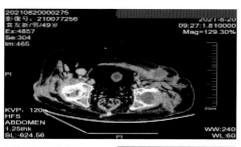
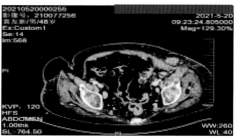
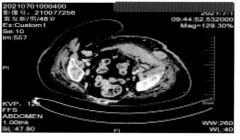
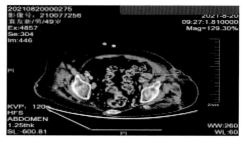

图5-57　CT结果

（2）病理诊断 提示（左腹股沟肿块）高分化鳞状细胞癌，大小（图5-58）11cm×8cm×7.5cm，侵犯皮下脂肪组织（图5-59），基底及皮肤切缘无癌残留（图5-60）。

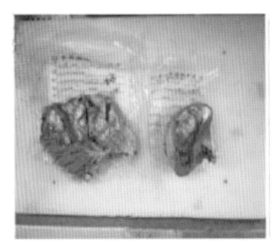

图5-58 病理报告大小

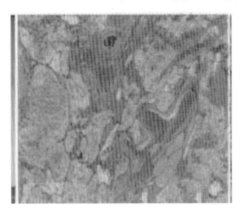

图5-59 侵犯皮下脂肪

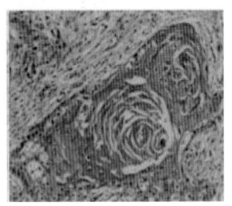

图5-60 无癌残留

（3）创面分泌物培养结果（图5-61） 奇异变形杆菌（哌拉西林/他唑巴坦、头孢他啶、头孢哌酮/舒巴坦、氨曲南敏感）。

4.入院诊断

（1）左侧腹股沟、股骨大粗隆恶性溃疡。

（2）溃疡恶变并多处转移。

（3）T5椎体陈旧性压缩性骨折、脊髓损伤、截瘫。

（4）全身多处压力性损伤。

（5）肺部感染。

检验主题：细菌（真菌）培养及鉴定　标本：分泌物　检验科室：微生物室　21051832218
申请时间：2021-5-18　21:41　申请医生：杨永超　检验状态：确认报告

异常　正常　全部　检验结果列表

序号	结果描述	细菌名称	药物名称	敏感度	结果	参考值范围	单位
3		奇异变形杆菌	阿米卡星	耐药	64	<=16 S >=32 R	μg/mL
4		奇异变形杆菌	妥布霉素	中介	8	<=4 S >=16 R	μg/mL
5		奇异变形杆菌	环丙沙星	耐药	4	<=0.25 S >...	μg/mL
6		奇异变形杆菌	左旋氧氟沙星	耐药	8	<=0.5 S >=2 R	μg/mL
7		奇异变形杆菌	头孢吡肟	耐药	16	<=2 S >=16 R	μg/mL
8		奇异变形杆菌	氨曲南	敏感	1	<=4 S >=16 R	μg/mL
9		奇异变形杆菌	头孢他啶	敏感	0.5	<=4 S >=16 R	μg/mL
10		奇异变形杆菌	替卡西林/克拉维酸	敏感	8	<=16/2 S >...	μg/mL
11		奇异变形杆菌	哌拉西林/他唑巴坦	敏感	4	<=16/4 S >...	μg/mL
12		奇异变形杆菌	氨苄西林	耐药		<=8 S >=32 R	μg/mL
13		奇异变形杆菌	亚胺培南	耐药	8	<=1 S >=4 R	μg/mL
14		奇异变形杆菌	复方磺胺甲噁唑	耐药	320	<=2/38 S>...	μg/mL
15		奇异变形杆菌	多西环素	耐药	16	<=4 S >=16 R	μg/mL
16		奇异变形杆菌	美罗培南	敏感	1	<=1 S >=4 R	μg/mL
17		奇异变形杆菌	米洛环素	耐药	16	<=4 S >=16 R	μg/ml
18		奇异变形杆菌	四环素	耐药		<=4 S >=16 R	μg/mL
19		奇异变形杆菌	替卡西林	耐药		<=16 S >=1...	μg/mL
20		奇异变形杆菌	替加环素	耐药	4	<=2 S >=8 R	μg/mL
21		奇异变形杆菌	厄他培南	敏感			μg/mL
22		奇异变形杆菌	莫西沙星	耐药			μg/mL
23		奇异变形杆菌	头孢哌酮/舒巴坦	敏感	8		μg/mL
24		奇异变形杆菌	多黏菌素	耐药	16		μg/mL
25		奇异变形杆菌	头孢他啶/阿维巴坦	敏感			μg/mL
26	经培养2天，无真菌...						
27	△△△多重耐药菌...						

图5-61　创面分泌物培养结果

二、治疗

1. 抗感染治疗

定期进行创面分泌物培养+药敏试验，根据药敏试验结果，予美罗培南0.5g每8h一次抗感染。

2. 营养支持治疗

输入血白蛋白注射液纠正低蛋白血症，输同型浓缩红细胞纠正贫血。

3. 创面处理

根据患者的创面情况选择无菌壳聚糖敷料抗感染，并使用藻酸盐敷料充分引流。

4. 确定手术治疗方案

根据患者的治疗意愿，经多学科会诊（营养、呼吸、麻醉、肿瘤）后，完善相关检查，在排除血栓、活动性肺结核等风险的前提下，确定姑息性的手术治疗方案。方案包括全麻下行：①腹股沟肿块姑息性切除+左腹股沟淋巴结清扫术；②髋关节离断（图5-62）；③阔筋膜张肌肌皮瓣修复股骨大转子部位；④股二头肌皮瓣转移修复残端（图5-63）。

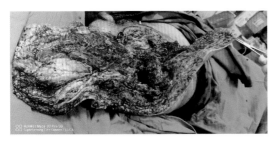
图5-62　髋关节离断

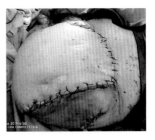
图5-63　修复残端

5. 术后综合治疗方案

（1）抗感染　使用美罗培南0.5g每8h一次。

（2）积极处理创面　根据创面情况进行创面换药治疗，预计12～14天拆线。

（3）营养支持治疗　氨基酸注射液250mL每天1次。

（4）放疗治疗方案　直线加速器适型治疗（X线刀治疗）。

三、护理

【评估】

1. 全身评估

（1）一般情况　T 36.5℃，P 105次/分，R 20次/分，BP 99/67mmHg，SpO$_2$ 95％，身高175cm，体重90kg，BMI 29.4kg/m^2；自理能力评分为5分，需要他人照顾。

（2）营养危险因素　①疾病因素：恶性肿瘤多处转移。②营养状态：体重下降＞5％、进食量较前下降。③实验室检查：人血清白蛋白量（28.5g/L）及血红蛋白值（112g/L）均低于正常。NRS 2002评分为4分，提示患者存在营养不良风险，需进行营养支持治疗。

（3）既往史　患者因车祸导致截瘫，长期卧床，胸5椎体水平及以下部位深感觉、浅感觉消失，双下肢肌张力为0级。Brand评分为9分，提示患者压力性损伤的风险属于极高危状态，需加强评估，进行有效干预。

（4）实验室检查　白细胞12.35×10^9/L。凝血功能：D-二聚体为0.69mg/L，提示患者可能存在感染及血栓的风险。

（5）心理-社会评估　患者了解自己的疾病及预后，治疗意愿强烈，希望尽量延长生存期时间。目前由兄弟轮流照顾，经济情况尚可，能负担治疗费用。对病情、治疗及预后时有焦虑。

2. 局部评估

（1）创面评估　左腹股沟区11cm×8cm×7.5cm肿块，突出皮面，表面凹凸不平，约90％红色伤口、10％黄色伤口，周围皮肤红肿，可见多个窦道。肿块中央5cm×7cm溃疡，深达肌层，内有黄白色渣样坏死物，有恶臭，深面可扪及6cm×8cm×2cm肿块，与周围组织分界欠清，活动性差，有少许波动感。

（2）疼痛评估　患者因截瘫导致无疼痛反应。

（3）肢体评估　双上肢活动自如，感觉正常；双下肢因截瘫无法活动，感觉丧失。

【护理要点】

1. 伤口早期处理

（1）伤口冲洗　该患者伤口位于腹股沟，渗出量极大为黄绿色脓液，且气味重，考虑伤口可能存在厌氧菌感染。处理过程中采用溶液冲洗的方法，先用3％过氧化氢，再用生理盐水反复冲洗干净，同时清除多余的坏死组织。

（2）伤口扩创引流　患者伤口深，部位特殊，有多处窦道形成，不利于引流。采用手术方式扩大外口，并根据创面情况考虑使用抗菌的银离子敷料，同时藻酸盐敷料填塞，保持引流充分。

（3）止血　冲洗清创完成后，在出现渗血点的创面使用具有止血、吸收作用的敷料，如藻酸盐、明胶海绵等进行覆盖。若出血严重则使用血管收缩类药物，并用纱布适当按压出血点。

（4）敷料包扎　因患者渗出多，为有效吸收渗液，最外层采用泡沫敷料粘贴的方式。

2. 皮瓣术后护理要点

（1）生命体征的观察　监测患者的生命体征包括体温、脉搏、血压、SpO_2等，根据数值了解患者的病情变化。若出现异常应及时处理，直至平稳。

（2）环境　调节室内温度（25～27℃）与相对湿度（50％～60％）。注意保暖，局部可采用烧伤红外线治疗仪或烤灯连续照射，照射距离保持在30～40cm，避免局部温度过低导致血管痉挛。严禁吸烟，避免尼古丁引起末梢小动脉痉挛导致皮瓣缺血坏死。

（3）体位及患肢位置　术后协助患者取平卧位，以皮瓣不受压为宜。患肢有效制动7～10天；适当抬高（高于心脏平面），保持20°～30°，有利于静脉和淋巴回流，预防或消除皮瓣肿胀等症状。

（4）皮瓣血运的观察　术后皮瓣极易出现血管危象，临床工作中应密切观察皮瓣的血运变化，包括毛细血管充盈反应、皮瓣的色泽及皮温、皮瓣肿胀程度等情况。

① 毛细血管充盈反应：用手指压迫皮瓣，皮瓣颜色变苍白，移去手指后皮瓣由苍白转为红润，正常的毛细血管充盈反应时间应该是2～3s。若时间延迟，则意味着动脉供血不足。若时间缩短，则意味着静脉回流障碍。

② 皮瓣色泽：皮瓣的颜色应与供区周围皮肤相近。若皮瓣色泽苍白，可能

意味着动脉供血不足。若皮瓣呈暗红色或黑紫色，则应警惕静脉回流障碍。

③ 皮温：灌注良好的皮瓣温度一般与健侧相差0.5～2℃。若皮温低于健侧超过2℃，预示可能存在循环障碍。若皮温突然增高或超过正常范围，同时局部有刺痛感或痛感持续加重，则提示可能存在感染。

④ 皮瓣肿胀程度：皮瓣的肿胀程度决定于皮瓣的血液进出量。若皮瓣出现干瘪、皮纹增多，则预示动脉供血不足。若皮瓣出现过度肿胀、皮纹消失，可能表示静脉回流障碍。

（5）饮食　术后6h内禁食禁饮，6h后可饮水、进流质食物。疾病恢复过程中应动态评估患者的营养状况，根据患者的情况制订营养方案，建议进食高热量、高蛋白质、富含维生素、易消化的食物，要求膳食合理、多样化、荤素搭配。高蛋白食物包括各种瘦肉、禽类、鱼类、蛋类等，有利于增强患者的机体抵抗力，加速创面愈合。督促患者戒烟、戒酒，指导患者多饮水，保持大便畅通，同时禁食咖啡因类饮料，避免血管收缩影响创面愈合。

3. 皮肤护理

患者因长期卧床，全身多处出现压力性损伤。日常生活中应注意：①加强翻身，根据情况2～4h变换体位一次，并在患者脚踝、足跟部垫软枕，降低压力。翻身时用软枕支撑，能有效减少压力性损伤的发生；②保持床单位整洁，减少外部因素对皮肤带来的不可避免的刺激；③选用泡沫敷料来保护患者的骨隆突处，使用过程中应注意敷料的面积一定要大于病变的范围，5～7天更换一次，但敷料出现潮湿、卷边或粘贴不牢固等现象时应随时更换；④保持皮肤清洁、干燥，清洁皮肤时采用较为温和的中性皮肤清洁剂，清洁皮肤时水温维持在45℃左右。

4. 深静脉血栓的预防

该患者因长期卧床，导致血流缓慢；而手术及清创等各种创伤性操作引起患者血管内皮的损伤，导致患者发生深静脉血栓的风险大幅度提升。针对性的综合干预措施能促进患者下肢的静脉血液回流，有效减低深静脉血栓的发生率，避免严重并发症的发生，减轻患者的疾病负担及经济负担。

（1）评估　根据患者的D-二聚体水平、大腿周径差及超声检查结果；观察患者的皮肤温度、色泽、足背动脉搏动、感觉，了解肢体有无肿胀及压痛感。

（2）日常护理

① 指导患者卧床休息时将肢体抬高，高于心脏平面；

② 对患者的下肢实行按摩、热敷，促进静脉回流，避免血液淤滞，减轻患者肢体的疼痛与肿胀；

③ 血栓预防动作训练，比如前后活动脚趾、踝关节自主背伸、股四头肌长收缩等，要求每个动作持续5s左右，根据患者的情况30次/组，3组/天；

④ 调整膳食结构，养成良好的排便习惯，避免大便不畅导致腹压增加，引起静脉血液回流受阻。

（3）物理预防　针对深静脉血栓的物理预防，患者使用间歇性充气性加压装置，气压治疗每天2次，每次30min，其疼痛和肿胀的情况减轻较前明显改善，未发生深静脉血栓。

（4）药物预防　低分子量肝素的应用能有效促进血液循环，降低血液的高凝状态，从而降低下肢发生深静脉血栓的风险。根据医嘱使用低分子量肝素钠，同时注意观察药物的疗效及不良反应，了解患者皮肤黏膜是否有出血点、伤口出血情况，定期检测患者的各项凝血指标。

常用急慢性伤口护理

附录

附录A 伤口处理记录表

门诊/病室 _____ 床号 _____ 姓名 _____	家庭住址 _____
ID号 _____ 性别 _____ 年龄 _____ 岁	联系电话 _____
诊断 _____	既往处理史 _____

全身性疾病：□神经系统疾病 □心、肺疾病 □糖尿病 □肾功能不全 □血液系统疾病 □营养不良 □激素使用 □免疫抑制药使用 □其他 _____ 备注 _____	实验室检查				
		血红蛋白	人血清白蛋白	血糖	分泌物培养
	日期				
	结果				

伤口类型：□压疮 □糖尿病足 □外伤/手术切口 □烧伤 □肿瘤伤口 □放射性皮炎 □静脉性溃疡
　　　　　□动脉性溃疡 □其他 _____

分期：_____

伤口部位____ （标记位置，见图） 右 左		日期 ____年__月__日	____年__月__日	____年__月__日	____年__月__日
	伤口大小	长度____cm 宽度____cm 深度____cm 潜行/窦道/瘘管____cm（____至__点） 照片编号____	长度____cm 宽度____cm 深度____cm 潜行/窦道/瘘管____cm（____至__点） 照片编号____	长度____cm 宽度____cm 深度____cm 潜行/窦道/瘘管____cm（____至__点） 照片编号____	长度____cm 宽度____cm 深度____cm 潜行/窦道/瘘管____cm（____至__点） 照片编号____
	创面床	□坏死 （黑色）____% □腐肉 （黄色）____% □肉芽 （红色）____% □上皮 （粉红）____% 其他____	□坏死 （黑色）____% □腐肉 （黄色）____% □肉芽 （红色）____% □上皮 （粉红）____% 其他____	□坏死 （黑色）____% □腐肉 （黄色）____% □肉芽 （红色）____% □上皮 （粉红）____% 其他____	□坏死 （黑色）____% □腐肉 （黄色）____% □肉芽 （红色）____% □上皮 （粉红）____% 其他____

	周围皮肤	□正常　□苍白 □水泡　□皮炎 □干燥　□水肿 □浸渍　□瘀斑 □红/热　□色素沉着	□正常　□苍白 □水泡　□皮炎 □干燥　□水肿 □浸渍　□瘀斑 □红/热　□色素沉着	□正常　□苍白 □水泡　□皮炎 □干燥　□水肿 □浸渍　□瘀斑 □红/热　□色素沉着	□正常　□苍白 □水泡　□皮炎 □干燥　□水肿 □浸渍　□瘀斑 □红/热　□色素沉着
	渗液颜色性状	□黄色　□黏稠 □绿色　□稀薄 □黄褐色 □其他＿＿＿	□黄色　□黏稠 □绿色　□稀薄 □黄褐色 □其他＿＿＿	□黄色　□黏稠 □绿色　□稀薄 □黄褐色 □其他＿＿＿	□黄色　□黏稠 □绿色　□稀薄 □黄褐色 □其他＿＿＿
	渗液（量）	□干燥 □低（＜5mL/24h） □中（5～10mL/24h） □高（＞10mL/24h）	□干燥 □低（＜5mL/24h） □中（5～10mL/24h） □高（＞10mL/24h）	□干燥 □低（＜5mL/24h） □中（5～10mL/24h） □高（＞10mL/24h）	□干燥 □低（＜5mL/24h） □中（5～10mL/24h） □高（＞10mL/24h）
	气味	□无　　□臭	□无　　□臭	□无　　□臭	□无　　□臭
	创面疼痛（频率）	□无 □只在换药时 □间断疼痛 □持续疼痛	□无 □只在换药时 □间断疼痛 □持续疼痛	□无 □只在换药时 □间断疼痛 □持续疼痛	□无 □只在换药时 □间断疼痛 □持续疼痛
	处理措施				
	签名				
	伤口治疗师签名				

附录B　Norton评估表中文版

项目及评分									
身体状况		精神状况		活动能力		移动能力		失禁情况	
良好	4	清醒	4	活动自如	4	移动自如	4	无	4
尚好	3	淡漠	3	扶助行走	3	轻度受限	3	偶尔	3
瘦弱	2	混乱	2	轮椅活动	2	严重受限	2	经常	2
非常差	1	木僵	1	卧床不起	1	移动障碍	1	二便失禁	1

Norton危险评估指引

使用说明：≤14分属于Norton压力性损伤评分表的危险人群，随着分值降低危险性相应增加。

身体状况：

指最近的身体健康状态，例如：营养状况、组织肌肉块完整性、皮肤状况。

4分＝良好：身体状况稳定，看起来很健康，营养状况很好3尚好：一般身体状况稳定，看起来健康状况尚可

2分＝瘦弱/差：身体状况不稳定，看起来还算健康

1分＝非常差：身体状况危急，呈现病态

精神状况：指意识状况和定向感

4分＝清醒：对人、事、地定向感非常清楚，对周围事物敏感

3分＝冷漠：对人、事、地定向感只有2～3项清楚，反应迟钝、被动

2分＝混淆：对人、事、地定向感只有2～3项清楚，沟通对话不恰当

1分＝木僵：无感觉、麻木、没有反应、嗜睡

活动能力：指个体可行动的程度

4分＝活动自如：能独立走动

3分＝需协助行走：无人协助则无法活动

2分＝轮椅活动：只能以轮椅代步

1分＝卧床不起：因病情或医嘱限制而卧床不起

移动能力：个体可以移动和控制四肢能力

4分＝完全不受限制：可随意自由移动、控制四肢活动自如

3分＝稍微受限制：可移动、控制四肢，但需人稍微协助才能翻身

2分＝大部分受限制：无人协助下无法翻身，肢体轻、肌肉萎缩

1分＝移动障碍：无移动能力，不能翻身

失禁：个体控制大小便的能力

4分＝无：指大小便控制自如或尿失禁已留置尿管

3分＝偶尔失禁：在过去24h内有1～2次大小便失禁之后使用尿套或留置尿管

2分＝经常失禁：在过去24h内有3～6次小便失禁或腹泻

1分＝大小便失禁：无法控制大小便，24h内有7～10次失禁发生

附录C　Braden评估表中文版

项目	评分要求				评分/分
感觉	完全受限（1分）	非常受限（2分）	轻微受限（3分）	没有受限（4分）	
机体对压力引起不适感觉的反应能力	由于知觉减退或服用镇静药而对疼痛刺激没有反应（没有呻吟、退缩或紧握）或者绝大部分机体对疼痛的感觉受限	只对疼痛有反应，能通过呻吟、烦躁的方式表达机体不适，或者机体的一半以上的部分对感觉或不适感觉障碍	对言语指挥有反应，但不是总能用言语表达不适或机体1～2个肢体对感觉疼痛或不适感感觉障碍	对其讲话有反应，无感觉障碍，机体没有对疼痛或者不适的感觉缺失	
潮湿	持久潮湿（1分）	经常潮湿（2分）	偶尔潮湿（3分）	很少潮湿（4分）	
皮肤处于潮湿状态的程度	由于汗液或尿液等原因皮肤一直处于潮湿状态，每次翻身或移动时都能发现患者皮肤是潮湿的	皮肤经常但不总是处于潮湿状态，床单至少每天更换一次	皮肤偶尔潮湿，每天需额外更换1次床单	皮肤通常是干的，只需按常规换床单	
活动能力	卧床不起（1分）	局限于轮椅（2分）	偶尔行走（3分）	经常行走（4分）	
躯体活动的能力	限制在床上	行走能力严重受限或没有行走能力	白天在帮助或需要帮助的情况下偶尔可以走一段路，每天大部分时间在床上或椅子上度过	每天至少在室外行走两次，醒着的时候室内每2h活动1次	

项目	评分要求				评分/分
移动能力	完全受限 （1分）	严重受限 （2分）	轻微受限 （3分）	不受限 （4分）	
改变和控制躯体位置的能力	没有辅助的情况下不能完成轻微的身体或四肢的位置变动	偶尔能轻微地移动躯体或四肢位置，但能独立完成经常的或显著的躯体位置改变	能经常独立地改变身体或四肢的位置，但变动幅度不大	能独立完成经常性的大幅度体位改变	
营养	非常缺乏（1分）	可能缺乏（2分）	充足（3分）	营养丰富（4分）	
平常的食物摄入模式	从未吃过完整的一餐，每餐很少吃完1/3的食物，每天吃两餐，而且缺少蛋白质（肉或奶制品）、摄入液体量少，没有补充每日规定量以外的液体；或者是肠外营养和（或）主要进清流质食物或超过5天是静脉输液	很少吃完一餐，通常每餐只能吃完1/2的食物，蛋白质摄入仅是每日三餐中的肉或奶制品，偶尔进行每日规定量以外的补充；或者少于最适量的液体食物或管饲	能吃完半数餐次以上、每日吃四餐含肉或奶制品的食物，偶尔会拒吃一餐，但通常会接受补充食物；或者管饲或胃肠外营养提供大多数的营养需要	吃完每餐食物，从不拒吃任一餐，通常每日吃四餐或更多次含肉或奶制品的食物，偶尔在两餐之间吃点食物，不需要额外补充营养	
摩擦力和剪切力	有问题 （1分）	潜在的问题 （2分）	无明显问题 （3分）		
	移动时需要中等到大量的辅助，不能抬起身体避免在床单上滑动，常常需人帮助才能复位。大脑麻痹、挛缩、激动不安导致不断的摩擦	可以虚弱地移动或需要小的辅助，移动时皮肤在某种程度上与床单、椅子、约束物或其他物品发生滑动，大部分时间可以在床上椅子上保持相对较好的姿势，但偶尔也会滑下来	可以独自在床上或椅子上移动，肌肉的力量足以在移动时完全抬起身体，在任何时候都可在床上或椅子上保持良好姿势		

附录D　Braden Q评估表中文版

项目	评分			
移动	完全不能移动（1分）	非常受限（2分）	轻度受限（3分）	不受限（4分）
	患者完全不能自主改变身体或四肢的位置	偶尔能轻微改变身体或四肢的位置	可经常移动且独立改变身体或四肢位置	可独立进行主要的体位改变，能随意改变
活动	卧床（1分）	坐椅子（2分）	偶尔步行（3分）	室外步行（4分）

项目	评分			
身体活动动的程度	被限制在床上	步行严重受限或不能步行，不能耐受自身的体重和（或）必须借助椅子或轮椅活动	白天偶尔步行但距离很短，大部分时间在床上或椅子上	室外步行每日至2次，室内步行至少每2h 1次（白天清醒期间）
感知	完全受限（1分）	非常受限（2分）	轻微受限（3分）	无损害（4分）
对压力致疼痛的反应能力	由于意识水平下降或用镇静药后对疼痛刺激无反应	对疼痛有反应，只能有呻吟、烦躁不安表示，不能用语言表达不舒适或痛觉能力受限大于1/2体表面积	对指令性语言有反应，但不能总是用语言表达不舒适或有1～2个肢体感受疼痛能力受损	对指令性语言有反应，无感受觉受损
潮湿	持续潮湿（1分）	非常潮湿（2分）	有时潮湿（3分）	很少潮湿（4分）
	由于排尿或出汗，皮肤几乎一直处于潮湿状态	皮肤频繁受潮，床单至少每8h更换1次	要求每12h更换1次床单	皮肤通常是干燥的，按常规更换床单
营养	非常差（1分）	不足（2分）	充足（3分）	很好（4分）
日常进食方式	禁食和（或）清流质饮食或静脉输液5天以上；或白蛋白<25mg/L或从未吃完一餐；罕见吃完大部分所供食物；蛋白质摄入每天2份肉；没有口人补充液体	流质或管饲/TPN提供年龄所需要的热量和矿物质不足；或白蛋白<30mg/L；或罕见吃完一餐；或仅吃所供食物的1/2；蛋白质摄入每天3份肉；偶尔吃一次加餐	管饲或TPN提供年龄所需要的充足热量和矿物质；或摄入大多数食物的1/2以上；或每日摄入4份肉类；偶尔拒绝一餐，但常常会加餐	食欲正常摄入年龄所需的充足热量；能吃完每餐的大部分；从不少吃餐，每天肉类≥4份；偶尔加餐，不总是要加餐
摩擦力和剪切力	明显有问题（1分）	存在问题（2分）	潜在问题（3分）	无问题（4分）
	需要中度或极大的协助才能移动身体，且无法将身体完全抬起，卧床或坐椅子时会下滑，需极大协助才能调整姿势，或肢体痉挛或烦躁不安，患者皮肤时常受到摩擦	在帮助下才能移动身体，不能完全抬起身体使其在床单表面滑动，在床上或椅子上经常出现下滑；需要最大限度的帮助才能变换体位	能有效，但需要一定的协助，在移动过程中，皮肤可能在床单、椅子、约束带等设备上出现一些滑动，大多时候，能在床或椅子上维持相当好的姿势，但偶尔会滑下来	能独立坐床或椅改变体位时能完全抬起，在床上或椅子里的所有时间内都能保持良好的体位
组织灌注或氧合作用	非常受限（1分）	受限（2分）	充足（3分）	很好（4分）
	低血压（舒张压<50mmHg，新生儿<40mmHg或不能耐受生理性体位改变）	血压正常，氧饱和度<95%；血红蛋白<100g/L；毛细血管再充盈时间>2s；血清pH<7.40	血压正常，氧饱和度<95%；血红蛋白<100g/L；毛细血管再充盈时间>2s；血清pH正常	血压正常，氧饱和度>95%；血红蛋白水平正常；毛细血管再充盈时间>2s

附录E Waterlow评估表中文版

项目及评分			
体形、体重与身高	**危险区域的皮肤类型**	**性别和年龄**	**组织营养不良**
中等　　　　0分 超过中等　　1分 肥胖　　　　2分 低于中等　　3分 （参照亚洲人标准体重表）	健康　　　　　0分 Tissue paper　1分 干燥　　　　　1分 水肿　　　　　1分 潮湿　　　　　1分 颜色差　　　　2分 裂开/红斑　　3分	男　　　　　1分 女　　　　　2分 14～49　　1分 50～64　　2分 65～74　　3分 75～80　　4分 ≥81　　　 5分	恶病质　　　　8分 心力衰竭　　　5分 外周血管病　　5分 贫血　　　　　2分 吸烟　　　　　1分
控便能力	**运动能力**	**饮食**	**神经性障碍**
完全自控　　0分 偶失禁　　　1分 尿便失禁　　2分 大便失禁　　3分	完全　　　　　0分 烦躁不安　　　1分 冷漠的　　　　2分 限制的　　　　3分 迟钝　　　　　4分 固定　　　　　5分	中等　　　　0分 差　　　　　1分 鼻饲　　　　2分 流质　　　　2分 禁食　　　　3分 厌食　　　　3分	糖尿病/多发性硬化/脑血管意外/运动/感觉神经障碍 　　　　　　　4～6分 大手术/创伤腰以下/脊椎的大手术或创伤　　5分 手术时间≥2小时　5分 药物治疗使用类固醇、细胞毒性药、抗感染药　　4分
总评分	10～14分轻度危险，15～19分高度危险，大于20分极度危险		

Waterlow 评估指引

体形、体重与身高	中等 超过中等 肥胖 低于中等	体重在标准体重的±10%范围内 体重超过标准体重的10%～20% 体重超过标准体重的20% 体重比标准体重少于10%～20%为消瘦、少于20%以上为明显消瘦
皮肤类型	健康 菲薄 干燥 水肿	皮肤颜色、湿度、弹性等正常 皮肤张紧发亮，或由于皮下脂肪减少、肌肉萎缩，皮肤变薄 无汗时皮肤异常干燥 皮下组织的细胞内及组织间隙内液体积聚过多
组织营养不良	恶病质 心力衰竭 外周血管病 贫血 吸烟	极度消瘦 指伴有临床症状的心功能不全，通常伴有肺循环和（或）体循环瘀血 指心脏以外的血管病变 外周血血红蛋白量低于正常值下限、成年男性<120g/L，女性<110g/L 定义为每天吸烟1支且持续1年或以上
控便能力	完全自控 偶失禁 尿/大便失禁 尿便失禁	指尿便完全自控，或尿失禁已留置尿管 指尿便基本自控，偶尔有尿和（或）大便失禁 指尿或大便失禁或有腹泻 尿便混合失禁
运动能力	完全 烦躁不安 冷漠地 限制地 迟钝 固定	意识清楚，身体活动自如，自主体位 意识模糊、躁动不安、不自主活动增加 意识淡漠，活动减少 患者不能随意调整或变换体位 存在感觉/运动功能障碍，自主变换体位能力减弱或医疗限制 由于强迫体位或被动体位等不会自主变换体位或者要求变换体位

项目及评分		
饮食食欲	中等 差 鼻饲 禁食 厌食	消化功能、进餐次数、用餐时间、进食方式、摄入食物种类和量正常 食欲缺乏，摄入食物种类和量减少 将导管经鼻腔插入胃内，从管内注入流质食物、营养液、水和药物 流质，一切食物呈流体，易吞咽、消化、无刺激 长期禁食超过2天 无食欲或其他原因患者不愿（拒绝）进食
神经性障碍	糖尿病 多发性硬化 脑血管意外 运动障碍 感觉障碍	一种常见的代谢内分泌病，分为原发性或继发性两类 一种青壮年发病的中枢神经系统炎性脱髓鞘病，引起肢体无力或瘫痪 指由各种原因引起的脑血管病变，导致脑功能缺损的一组疾病总称 可分为瘫痪、僵硬、不随意运动及共济失调等 指机体对各种形式的刺激无感知、感知减退或异常的一组综合征
大手术/创伤	所有外科/腰以下/脊椎手术时间>2h，评估有效时间为术后24h内	
药物治疗	大剂量类固醇 细胞毒性药	包括糖皮质激素、盐皮质激素、性激素 在细胞分裂时能够选择性杀死细胞的药物，如环磷酰胺、甲氨蝶呤等

参考文献

[1] 胡爱玲，郑美春，李伟娟. 现代伤口与肠造口临床护理实践[M]. 2版. 北京：中国协和医科大学出版社，2018.

[2] 罗伯特·玛格塔（RobertoMargotta）著. 李城，译. 医学的历史[M]. 太原：希望出版社，2004.

[3] 芦桂芝，曲晓菊. 造口伤口护理[M]. 北京：人民卫生出版社，2018.

[4] 玄铁. 皮肤伤口处理简史[J]. 现代商业银行，2017(10)：105-108.

[5] 徐洪莲，王静. 常见伤口解析与护理[M]. 上海：复旦大学出版社，2019.

[6] 雷晓平，叶小丽，查海燕. 延续性护理在伤口造口患 者临床护理中的效果与价值[J]. 国际护理学杂志，2021，40(01)：159-161.

[7] 希波克拉底. 西方医学奠基人[M]. 上海：上海远东出版社，2002.

[8] 郑晓静，马国华. 医联体内专科护士慢性伤口造口延续性护理实践[J]. 中华医院管理杂志，2019，35(4)：350-352.

[9] Winter GD. Formation of the scab and the rate of epithelization of superficial wounds in the skin of the young domestic pig. Nature. 1962，193：293-294.

[10] 蒋琪霞，李晓华. 湿性愈合理念及方法在压疮治疗中的应用进展[J]. 护理研究，2009，23(29)：2635-2637.

[11] 黄瑶，钱培芬. 美国伤口专科护士发展现状[J]. 护理学杂志，2013，28(24)：15-17.

[12] 耿志杰，陈军，刘群峰，等，伤口护理应用湿性敷料研究进展[J]. 护理学报，2017，24(11)27-30.

[13] 王翠玲，薛平，李建英. 造口伤口失禁临床护理实务[M]. 太原：山西科学技术出版社，2018.

[14] 曾立云. 造口伤口护士临床工作手册[M]. 北京：人民卫生出版社，2018.

[15] 李丹丹，郑维民，赵东梅，等. 国内外伤口、造口、失禁护理专科护士培训体系发展现状[J]. 护理研究，2015(9)：1040-1042.

[16] 廖灯彬，王琴，宁宁. 从无到有到专业，中国内地伤口护理的发展[J]. 华西医学，2014，29(9)：1601-1602.

[17] 芦鸿雁，丁雯，吴越香，等. 伤口造口高级护理实践模式的构建与运作[J]. 中国护理管理，2018，18(1)：7-10.

[18] 丁炎明. 伤口护理学[M]. 北京：人民卫生出版社，2017.

[19] 中国临床瘢痕防治专家共识制定小组. 中国临床瘢痕防治专家共识[J]. 中华损伤与修复杂志(电子版)，2017，12(6)：401-406.

[20] 孙业祥. 烧伤感染的诊治进展[J]. 中国烧伤创疡杂志，2019，31(3)：186-191.

[21] 王俊，尤巧英，李宏烨，等. 糖尿病足溃疡的治疗进展[J]. 中华糖尿病杂志，2021，13(5)：449-453.

[22] 侯小丽，王鹏华，孙幸幸，等. 糖尿病足感染的诊断与治疗[J]. 中华糖尿病杂志，2014(7)：443-446.

[23] 徐波，杨彩哲，李小红，等. 糖尿病足严重程度评估指标的相关性分析[J]. 中国现代医学杂志，2017，27(27)：120-123.

[24] 蒋琪霞，解怡洁，白育瑄，等. 中国老年人皮肤损伤患病率及其流行特征的多中心横断面研究[J]. 中国全科医学，2022，25(21)：2569-2576.

[25] 蒋秀佳，王青青. 风湿免疫性疾病患者皮肤溃疡的护理干预效果研究[J]. 医学美学美容，2019，28(12)：154.

[26] 葛均波，徐永健，王辰. 内科学[M]. 10版. 北京：人民卫生出版社，2022.

[27] 陈孝平，汪建平，等. 外科学[M]. 9版. 北京：人民卫生出版社，2018.

[28] Vogel Jon D，Johnson Eric K，Morris Arden M，等. Clinical Practice Guideline for the Management of Anorectal Abscess，Fistula-in-Ano，and Rectovaginal Fistula[J]. Diseases of the Colon and Rectum. 2016，59(12). 1117-1133.

[29] 克罗恩病肛瘘共识专家组. 克罗恩病肛瘘诊断与治疗的专家共识意见[J]. 中华炎性肠病杂志(中英文)，2019，3(2)：105-110.

[30] 杜昆，杜宁超，徐敏，等. 体重指数与肛瘘术后相关并发症的关联性分析[J]. 汕头大学医学院学报，2021，34(1)：30-35.

[31] Boenicke L，Karsten E，Zirngibl H，et al. Advancement flap for treatment of complex cryptoglandular anal fistula：prediction of therapy success or failure using anamnestic and clinical parameters[J]. World J Surg，2017，41(9)：2395-2400.

[32] Schwandner O. Obesity is a negative predictor of success after surgery for complex anal fistula[J]. BMC Gastroenterol，2011，23(11)：61.

[33] Mei Z B，Wang Q M，Zhang Y，et al. Risk factors for recurrence after anal fistula surgery：a meta- analysis[J]. Int J Surg，2019，69：153-164.

[34] Luo X M，Edwards M R，Mu Q，et al. Gut microbiota in human systemic lupus erythematosus and a mouse model of lupus[J]. Appl Environ Microbiol，2018，84(4)：1-11.

[35] Finzel S，Schaffer S，Rizzi M，et al. Pathogenesis of systemic lupus erythematosus[J]. Z Rheumatol，2018，77(9)：789-798.

[36] Frangou E，Vassilopoulos D，Boletis J，et al. An emerging role of neutrophils and Netosis in chronic inflammation and fibrosis in systemic lupus erythematosus (SLE) and ANCA-associated vasculitides (AAV)：implications for the pathogenesis and treatment [J]. Autoimmun Rev，2019，18(8)：751-760.

[37] Wang Y F，Zhang Y，Lin Z，et al. Identification of 38 novel loci for systemic lupus

erythematosus and genetic heterogeneity between ancestral groups[J]. Nat Commun，2021，12(1)：772.

[38] 中华医学会外科学分会血管外科学组. 下肢动脉硬化闭塞症诊治指南[J]. 中华普通外科学文献(电子版)，2016，10(01)：1-18.

[39] Annunciator C，Sandu C，Georgescu L，et al. Systemic Scleroderma or Paraneoplastic Syndrome [J]. Internal Medicine，2019，16(3)：55-62.

[40] 张丽媛. 集束化护理在预防维持性血液透析患者导管感染中的应用效果[J]. 当代护士(上旬刊)，2018，25(25)：139-141.

[41] 张斌，李菊仙. 系统性硬皮病血液透析患者的护理体会[J]. 护士进修杂志，2020，35(4)：381-383.

[42] Mugii N，Hasegawa M，Matsushita T，el al. The effica cy of self administered stretching for finger joint motion in Japanese patients with systemic sclerosis[J]. J Rheu— matol，2006，33(8)：1586-1592.

[43] irestein G S, Budd R C，McInnes I B,等. 凯利风湿病学[M]. 粟占国，左晓霞，朱平，等译. 北京：北京大学医学出版社，2015.

[44] Maverakis E，Marzanoa V，Lest，et al. Pyoderma gangrenosum[J]. Nat Rev Dis Primers，2020，86(1)：81.

[45] 黎晓丽，林乃余，唐旭华，等. 坏疽性脓皮病发病机制的研究进展[J]. 皮肤性病诊疗学杂志，2022，29(2)：178-181.

[46] 吴超，晋红中. 坏疽性脓皮病的临床特征[J]. 中华临床免疫和变态反应杂志，2019，13(3)：209-213.

[47] 中国医师协会肛肠医师分会临床指南工作委员会. 肛周坏死性筋膜炎临床诊治中国专家共识(2019年版)[J]. 中华胃肠外科杂志，2019，22(7)：689-693.

[48] Abdullah M，McWilliams B，Khan S U. Reliability of the laboratory risk indicator in necrotising fasciitis (LRINEC)score[J]. Surgeon，2019，17(5)：309-318.

[49] Bodansky DMS，Begaj I，Evison F，et al. A 16-year longitudinal cohort study of incidence and bacteriology of necrotising fasciitis in England[J]. World J Surg，2020，44(8)：2580-2591.

[50] 王晓红. 度普利尤单抗用于特异性皮炎治疗中的疗效分析[J]. 中国现代药物应用，2022，16(24)：145-147.

[51] 易飞. 特异性皮炎靶向及小分子药物治疗进展[J]. 中国中西医结合皮肤性病学杂志，2019，18(5)：510-513.

[52] 许静鸣，陈倩倩，吴晨，等. 神经外科失禁性皮炎的护理进展[J]. 实用临床护理学电子杂志，2020，5(41)：191-196.

[53] 沈晨阳，李伟浩.《美国血管外科学会无症状性和间歇性跛行下肢动脉硬化闭塞症诊治指

南》解读[J]. 中华外科杂志，2016，54(2)：81-83.

[54] 郑春兰，尚玉珊，王晶. 正念减压疗法对下肢动脉硬化闭塞症患者焦虑情绪及睡眠质量的影响[J]. 中华全科医学，2019，17(6)：997-999.

[55] 牛青梅，喻英，王培英，等. 个体化运动处方对下肢动脉硬化闭塞症患者行走能力的影响[J]. 中国实用护理杂志，2019，35(13)：998-1002.

[56] 中华医学会外科学分会血管外科学组. 下肢动脉硬化闭塞症诊治指南[J]. 中华医学杂志，2015，95(24)：1883-1896.

[57] 王秀兰，吴翔. 探讨综合护理对下肢动脉硬化闭塞症患者疼痛的疗效观察[J]. 护士进修杂志，2017，32(15)：1390-1391.

[58] 王峥，刘莹，王思远. 下肢动脉硬化闭塞症患者知-信-行现状及影响因素分析[J]. 中国实用护理杂志，2019，35(4)：273-278.

[59] European Stroke Organisation，Tendera M，Aboyans V，et al. ESC Guidelines on the diagnosis and treatment of peripheral artery diseases：Document covering atherosclerotic disease of extracranial carotid and vertebral，mesenteric，renal，upper and lower extremity arteries：the Task Force on the Diagnosis and Treatment of Peripheral Artery Diseases of the European Society of Cardiology (ESC) [J]. Eur Heart J，2011，32(22)：2851-2906.

[60] 张修航. 老年压力性损伤转归影响因素的回顾性研究[D]. 长春：吉林大学，2019.

[61] 陈丽娟，孙林利，刘丽红，等. 2019版《压疮/压力性损伤的预防与治疗：临床实践指南》解读[J]. 护理学杂志，2020，35(13)：41-43.

[62] 夏冬云，史婷奇，陆巍，等. 压力性损伤临床决策支持系统的研发与应用[J]. 中华护理杂志，2020，55(01)：50-54.

[63] 成守珍，郜迎雪，郭志东，等. 护士对卧床患者压力性损伤护理知识和态度的调查研究[J]. 中华护理杂志，2018，53(07)：837-840.

[64] Spetz J，Brown D S，Aydin C，et al. The value of reducing hospitalacquired pressure ulcer prevalence：an illustrative analysis[J]. Journal of Nursing Administration，2013，43(4)：235-241.

[65] Chen H L，Shen W Q，Liu P. A Meta-analysis to Evaluate the Predictive Validity of the Braden Scale for Pressure Ulcer Risk Assessment in Long-term Care. [J]. Ostomy/wound Management，2016，62(9)：20-28.

[66] Børsting T E，Tvedt C R，Skogestad I J，et al. Prevalence of pressure ulcer and associated risk factors in middle and older age medical inpatients in Norway. [J]. Journal of Clinical Nursing，2017，27(3)：34-37.

[67] 张月，耿蕃芳. 三种压疮评估量表在呼吸内科高危老年患者压疮预警中的应用[J]. 国际护理学杂志，2018，37(12)：1623-1625.

[68] Claudia G，Brown J M，Stefan C，et al. Development and validation of a new patient-

reported outcome measure for patients with pressure ulcers：the PU-QOL instrument[J]. Health & Quality of Life Outcomes，2013，11(1)：1-12.

[69] Coleman S，Smith I L，Mcginnis E，et al. Clinical evaluation of a new pressure ulcer risk assessment instrument，the Pressure Ulcer Risk Primary or Secondary Evaluation Tool(PURPOSE T)[J]. J Adv Nurs. 2018，74(2)：407-424.

[70] Fard FD，Moghimi S，Lotfir. Pressure ulcer risk assessment by monitoring interface pressure and temperature[C]//Electrical Engineering. IEEE，2013：1-5.

[71] Wang F，Lam Y，Mehrnia A，et al. A wireless biomedical instrument for evidence-based tissue wound characterization[C]//Wireless Health. ACM，2010：222-223.

[72] Akbari H，Younessi H M. Designing and constructing a blood flow monitoring system to predict pressure ulcers on heel[J]. Journal of Biomedicine Physics &Engineering，2014，4(2)：61-68.

[73] 周秀，秦春香，陆晶. 压力性损伤的风险预警及数据挖掘研究现状[J]. 湘雅护理杂志，2020，1(3)：518-521.

[74] 胥祉涵，王世强，李丹，等. 2022年美国运动医学会《2型糖尿病患者的运动/身体活动指南》解读及启示[J]. 中国全科医学，2022，25(25)：3083-3088.

[75] 金昌洙，李莉，等. 烧伤创疡治疗学[M]. 北京：科学出版社，2021.

[76] 陈佳丽，宁宁，李佩芳. 中国伤口专科护理的发展[J]. 华西医学，2015，30(10)：4.

[77] 邵琼洁，王芳华，黄卫东. 我国伤口专科护士的培养现状研究[J]. 吉林医学，2020，41(6)：1471-1473.

[78] 陈晓蓉，徐晨. 组织学与胚胎学[M]. 3版. 合肥：中国科学技术大学出版社，2022.

[79] 童莺歌，田素明. 疼痛护理学[M]. 杭州：浙江大学出版社，2017.

[80] 北京护理学会肿瘤专业委员会，北京市疼痛治疗质量控制和改进中心. 北京市癌症疼痛护理专家共识(2018版)[J]. 中国疼痛医学杂志，2018，24(9)：641-648.

[81] 郭春兰，田玉凤. 不同分散注意力法对患者伤口敷料更换过程疼痛的影响[J]. 实用医学杂志，2014，30(4)：643-645.

[82] 卢根娣，席淑华. 伤口护理指南[M]. 上海：第二军医大学出版社，2014.

[83] 宁宁，廖灯彬，刘春娟. 临床伤口护理. 北京：科学出版社，2013.

[84] Bell C，McCarthy G. The assessment and treatment of wound pain at dressing change[J]. Br Nurs，2010，19：S4，S6，S8，S10.

[85] Solowiej K，Upton D. Painful dressing changes for chronic wounds：assessment an management[J]. Br J Nurs，2012，21(20)：20-25.

[86] 中华医学会烧伤外科学分会，《中华烧伤杂志》编辑委员会. 负压封闭引流技术在烧伤外科应用的全国专家共识(2017版)[J]. 中华烧伤杂志，2017，33(3)：129-135.

[87]《多学科合作下糖尿病足防治专家共识(2020版)》编写组. 多学科合作下糖尿病足防治专

家共识(2020版)全版[J]. 中华烧伤杂志，2020，36(08)：E01-E52.

[88] 韩心怡，吕国忠. 蛆虫疗法在慢性创面中的应用研究进展[J]. 中华烧伤杂志，2019，35 (6)：477-480.

[89] 市冈滋，寺浩人. 糖尿病足创伤治疗策略(精)[M]，北京：人民军医出版社，2013.

[90] Schaper N C，Netten J J V，Apelqvist J. IWGDF guidance on prevention and management of foot problems in diabetes：a summary guidance for daily practice. Diabetes Metab Res Rev，2016，32(S1)：7-15.

[91] 中华医学会内分泌学分会，中华医学会糖尿病学分会，中国医师协会内分泌代谢科医师分会. 中国成人糖尿病前期干预的专家共识(2023版)[J]. 中华糖尿病杂志，2023，15(6)：484-494.

[92] 陈秀君. 藻酸盐银离子敷料治疗重度肠造口皮肤黏膜分离的护理. 护士进修杂志2012，27(18)：1710-1712.

[93] 刘刚. 常见皮肤病治疗学[M]. 南京：东南大学出版社，2016.

[94] 黄鸪，甘建春，朱励民，等. 自制双套管持续低负压冲洗引流在腹部手术切口感染或脂肪液化中的应用[J]. 安徽医药，2016，20(11)：3.

[95] 姜笃银，邱道静. 急诊皮肤伤口的分类与整形修复. 创伤外科杂志，2017，19(1)：3.

[96] 中国医师协会急诊医师分会，北京急诊医学学会，中国医师协会急诊医师分会急诊外科专业委员会. 中国犬咬伤治疗急诊专家共识(2019)[J]. 中华急诊医学杂志，2019，28(9)：1071-1077.

[97] 罗成群，彭浩. 危重烧伤救治[M]. 长沙：中南大学出版社，2011.

[98] 谢志勤，曹利宁，汤利萍，等. 基于全球疾病负担大数据的中国压力性损伤疾病负担分析[J]. 现代预防医学，2023，50(2)：210-215.

[99] 吴军，唐丹，等. 烧伤康复治疗学[M]. 2版. 北京：人民卫生出版社，2018.

[100] 杨承莲，杨慧，潘常辉，等. 造口产品联合应用在经皮经肝胆道引流术后管周渗漏患者中的临床价值[J]. 介入放射学杂志，2015(4)：359-361.

[101] 中华医学会风湿病学分会，国家皮肤与免疫疾病临床医学研究中心，中国系统性红斑狼疮研究协作组. 2020中国系统性红斑狼疮诊疗指南[J]. 中华内科杂志，2020，59(3)：172-185.

[102] 袁晨璐，焦彦霞，魏育婷，等. ICU患者压力性损伤风险评估工具准确性的网状Meta分析[J]. 护理学杂志，2023，38(1)：59-63.

[103] 王园园，蒋建萍，朱志超，等. 压力性损伤风险预测机器学习模型的系统评价[J]. 中国护理管理，2023，23(3)：417-424.

[104] 杨龙飞，齐敬晗，刘佳琳，等. 压力性损伤预防和治疗循证指南的意见总结[J]. 护理研究，2022，36(6)：1008-1015.

[105] Armstrong D G，Orgill D P，Galiano R D，et al. A multi-centre，single-blinded randomised

controlled clinical trial evaluating the effect of resorbable glass fibre matrix in the treatment of diabetic foot ulcers[J]. International Wound Journal，2021. 21(5)：791-800.

[106] Armstrong D G，Boulton A J M，Bus S A. Review of Diabetic Foot Ulcers-In Reply[J]. JAMA：the Journal of the American Medical Association，2023，11(7)：330-349.

[107] Robert J，Hinchliffe. International Working Group on the Diabetic Foot (IWGDF). Guidelines on diagnosis，prognosis，and management of peripheral artery disease in patients with foot ulcers and diabetes (IWGDF 2019 update)[J]. Diabetes/metabolism research and reviews，2020，36 (Suppl 1)：e3276.

[108] Stephen R．Ali，Baris A．Ozdemir，et al．Hinchliffe. Critical Appraisal of the Quality of Evidence Addressing the Diagnosis，Prognosis，and Management of Peripheral Artery Disease in Patients With Diabetic Foot Ulceration[J]. European Journal of vascular and endovascular surgery：the official journal of the European Society for Vascular Surgery，2018，56(3)：401-408.

[109] 宋薇，解嘉慧，肖宇. 糖尿病足溃疡的危险因素与治疗研究进展[J]. 山东医药，2019，59(4)：88-91.

[110] 陈魏燕，杨贵儿，宁荣香，等. 糖尿病足患者溃疡面感染的影响因素及不同敷料的预防效果评价[J]. 中华医院感染学杂志，2019，29(7)：1042-1044.

[111] 中国微循环学会周围血管疾病专业委员会糖尿病足学组. 糖尿病足创面修复治疗专家共识[J]. 中华糖尿病杂志，2018，10(5)：305-309.

[112] 王晓军，郝凤杰. 不同Wagner分级糖尿病足患者的临床及治疗特点[J]. 临床与病理杂志，2018，38(11)：2383-2388.

[113] 黄忍，余朝文. 股腘动脉硬化闭塞症治疗分析[J]. 中国现代医药杂志，2020，22(3)：24-27.

[114] 王元丽，赵春霞. 动脉硬化闭塞症的疼痛管理[J]. 中西医结合心血管病电子杂志，2018，6(22)：148-149.

[115] 温志国，梁德安，李文明，等. 膝下动脉硬化闭塞症介入治疗[J]. 中国疗养医学，2018，27(11)：1185-1186.

[116] 陆爽爽，刘遵，史伟浩，等. 下肢动脉硬化闭塞症患者腔内治疗术后运动及患侧肢体侧支血管的现况调查[J]. 中国医学计算机成像杂志，2023，29(2)：191-195.

[117] 汪洋，欧敬民. 下肢动脉硬化闭塞症患者有无合并2型糖尿病与炎症指标的相关性[J]. 同济大学学报(医学版)，2023，44(1)：57-61.

[118] 逯莹，甘红艳，杨玉金，等. 下肢动脉硬化闭塞症患者静态行为现状及其影响因素研究[J]. 中华护理杂志，2023，58(6)：714-720.

[119] 王晋祥，董宇新，赵一博，等. 挤压综合征相关急性肾损伤的诊疗进展[J]. 中国全科医学，2022，25(15)：1914-1918.

[120] 马娜，马璐，苏敏，等．围术期多元化保温措施在四肢严重挤压伤创面游离皮瓣修复术后护理中的应用[J]．中国美容医学，2021，30(10)：175-177．

[121] 孟波军，洪星禹．老年下肢静脉性溃疡术前进行穿通静脉评估的方法现状[J]．国际老年医学杂志，2023，44(1)：106-108．

[122] 中国微循环学会周围血管疾病专业委员会．下肢静脉性溃疡伤口管理专家共识[J]．血管与腔内血管外科杂志，2023，9(1)：1-6．

[123] 黄仁燕，柳国斌．压力治疗在下肢静脉性溃疡中的应用[J]．海南医学院学报，2020，26(3)：231-235．

[124] 国际血管联盟中国分部护理专业委员会．正压疗法用于下肢静脉疾病防治的中国专家共识[J]．军事护理，2023，40(4)：1-5．

[125] 穆文方，王娴，肖星婷，等．下肢静脉溃疡患者自我管理的最佳证据总结[J]．中华护理杂志，2022，57(6)：740-748．

[126] 修闽宁，杨丽华，侯庆梅，等．临床护士化疗药物外渗预防相关知识和行为的调查[J]．护理学杂志，2020，35(2)：62-64．

[127] 孙晓敏，张银萍，韦欢欢，等．临床护士化疗职业防护知识现状调查[J]．中华护理教育，2015，12(8)：623-626．

[128] 郑宏娟，张佩英．下肢静脉溃疡压力治疗的证据总结[J]．中华护理教育，2020，17(11)：1046-1051．

[129] 中华医学会外科学分会血管外科学组，中国医师协会血管外科医师分会，中国医疗保健国际交流促进会血管外科分会，等．中国慢性静脉疾病诊断与治疗指南[J]．中华医学杂志，2019，99(39)：3047-3061．

[130] 张莹，孙秋子，张晓菊，等．下肢静脉溃疡患者肢体功能锻炼的最佳证据总结[J]．护理学杂志，2019，34(2)：83-86．

[131] 李龙．医用梯度压力袜临床应用的共识与争议[J]．介入放射学杂志，2021，30(2)：208-213．

[132] 刘冬梅，李明华，李淑清．老年糖尿病患者合并小面积Ⅲ度烧伤的护理干预探讨[J]．糖尿病新世界，2021，24(03)：115-117．

[133] 刘艳，张桂芳．基于CiteSpace软件的中国烧伤瘢痕护理研究可视化分析[J]．全科护理，2023，21(18)：2477-2481．

[134] 石一芩，黎宁，晏玲，等．成年烧伤患者静脉血栓栓塞症风险评估量表的编制及信效度检验[J]．陆军军医大报，2023，45(12)：1328-1336．

[135] Chlebowski R T，Blackburn G L，Thomson C A，et al．Dietary fat reduction and breast cancer outcome：interim efficacy results from the Women's Intervention Nutrition Study[J]．J Natl Cancer Inst．2022;114(4)：369-377．

[136] Yokota T，Zenda S，Ota I，et al．Phase 3 randomized trial of topical steroid versus

placebo for prevention of radiation dermatitis in patients with head and neck cancer receiving chemoradiation[J]. Int J Radiat Oncol Biol Phys，2021，111(3)：794-803.

[137] 中华医学会医学美容与美学分会皮肤美容学组. 放射性皮炎诊疗专家共识[J]. 中华医学美学美容杂志，2021，27(05)：353-357.

[138] 午海霞，乔盼盼，徐亚男. 1例严重右足挤压伤患者护理体会[J]. 世界最新医学信息文摘，2019，19(61)：344.

[139] 王涛，张国英. 挤压综合征的早期诊断与处理[J]. 中国小儿急救医学，2018，25(4)：274-277.

[140] 汪丽萍，阳娟. 1例复杂复合损伤后行结肠造瘘术患者的护理[J]. 中国伤残医学，2012，20(10)：161-163.

[141] 张新超，魏捷，于学忠，等. 中心静脉压急诊临床应用中国专家共识(2020)[J]. 中国急救医学，2020，40(05)：369-376.

[142] 英艳. 烧伤湿性疗法常见创面并发症原因分析及护理方法[J]. 中国煤炭工业医学杂志，2013，16(04)：657-658.

[143] 王秀美，黄美霞，孙敏. 悬浮床在难治性压疮护理中的应用[J]. 护理研究，2010，24(26)：2405.

[144] 李峨，侯文肖，郑丽华. 2022年版美国结直肠外科医师协会肛瘘诊治指南解读[J]. 中国临床医生杂志，2023，51(01)：16-19.

[145] 史仁杰. 肛门直肠周围脓肿诊疗新进展评述[J]. 中国中西医结合杂志，2018，38(04)：399-401.

[146] 徐洪莲. 药物外渗伤口的护理[J]. 上海护理，2021，21(03)：72-75.

[147] 王凤栖. 开展综合护理干预对肛瘘患者术后肛门疼痛及尿潴留的影响研究[J]. 黑龙江医学，2023，47(7)：860-862.

[148] 舒小娟. 综合性护理在减轻肛瘘患者术后疼痛及尿潴留中的应用[J]. 现代养生，2022，22(13)：1087-1089.

[149] 王建柏，高劲谋，胡平，等. 49例严重肢体挤压伤院前院内一体化救治[J]. 创伤外科杂志，2016，18(07)：393-396.

[150] 王军玲，钱晓燕. 肛瘘手术患者实施综合护理的效果评定[J]. 健康必读，2021，9(3)：146.

[151] 李英红. PDCA循环式护理对肛瘘手术后患者疼痛程度及健康认知、自我护理能力的影响[J]. 中国肛肠病杂志，2023，43(4)：78-80.

[152] 刘维海，常青. 药物外渗的原因分析及处理措施[J]. 中国医院用药评价与分析，2020，20(9)：1150-1152.

[153] 张鑫. 循证护理在预防肿瘤患者化疗药物外渗中的应用价值[J]. 中国医药指南，2021，19(5)：200-201.

[154] 尹亚楠，王平，韩轶娴，等．蒽环类药物外渗患者的循证护理[J]．中国药业，2023，32(1)：120-124．

[155] 赵文琪．一例硫代硫酸钠联合百多邦外敷治疗化疗药物外渗护理体会[J]．实用临床护理学电子杂志，2018，3(20)：119-125．

[156] 李芹．循证护理在化疗药物外渗护理中的应用[J]．实用临床护理学电子杂志，2018，3(43)：10-11．

[157] 梁红，谢楠，李茜茜，等．采用MDT模式对1例去甲肾上腺素药物外渗患者进行护理的效果探讨[J]．当代医药论丛，2021，19(8)：195-196．

[158] 杨玉云，李元，何秀珍，等．低年资护士在患者发生静脉药物外渗后的质性研究[J]．基层医学论坛，2019，23(36)：5255-5257．

[159] 白洁．肿瘤患者化疗药物外渗的干预化护理方式分析[J]．中西医结合心血管病电子杂志，2019，7(32)：149-150．

[160] 洪中，李远珍，殷勤．血管活性药物外渗的护理研究进展[J]．护士进修杂志，2019，34(18)：1655-1657．

[161] 吉晓燕，李爱寅，姚艳．颈深部多间隙脓肿护理体会[J]．实用临床护理学电子杂志，2020，5(50)：43-46．

[162] 何平，李月明，李友伟，等．基层医院颈深部脓肿综合诊治要点与难点[J]．智慧健康，2020，6(22)：109-111．

[163] 林淑惠，张文娟，赖爱华．VSD在糖尿病足深部脓肿治疗中的应用及护理[J]．当代护士(下旬刊)，2017(10)：45-47．

[164] 魏惠燕，杨梅，胡宏鸾，等．自制串接法负压引流在1例盆腔脓肿伴深部软组织感染创口护理中的应用[J]．护理与康复，2018，17(11)：98-100．

[165] Barber M R W，Drenkard C，Falasinnu T, et al．Global epidemiology of systemic lupus erythematosus．Nat Rev Rheumatol 2021，17(9)，515-532．

[166] 谢长好，李志军．系统性红斑狼疮的诊断与治疗[J]．中华全科医学，2020，18(4)：527-528．

[167] 范铭，冯梅，袁双虎．放射性皮炎的预防与治疗临床实践指南[J]．中华肿瘤防治杂志，2023，30(6)：315-323．

[168] 李莎，曾小玲，邓飞艳，等．慢性放射性皮炎治疗研究进展[J]．华中科技大学学报(医学版)，2021，50(4)：533-537．

[169] 曾小玲，盛小伍，周晓，等．急性放射性皮炎防治研究进展[J]．肿瘤药学，2021，11(5)：524-529．

[170] 李金铃．肿瘤患者放射性皮炎的防治及护理研究最新进展[J]．饮食保健，2021(24)：183．

[171] 王培培．一例康复新液联合牛碱性成纤维细胞生长因子治疗三级急性放射性皮炎患者的

护理[J]. 保健文汇，2018(8)：53.

[172] 赵雪梅，江小梅. 化疗药物外渗护理体会[J]. 世界最新医学信息文摘，2019，19(36)：210-211.

[173] 王新操，张殿林. 快速康复外科护理在复杂性肛瘘围术期患者中的效果观察及并发症发生率分析[J]. 智慧健康，2023，9(13)：272-275.

[174] Jennifer A, Ledon B S, Jessica Savas B S, et al. Intralesional Treatment for Keloids and Hypertrophic Scars：A Review[J]. Dermatologic Surgery，2013，39(12)：1457-1459.

[175] Zhu H Y，Bai W D，Wang H T V, et al. Peroxisome proliferator-activated receptor-γ agonist inhibits collagen synthesis in human keloid fibroblasts by suppression of early growth response-1 expression through upregulation of miR-543 expression[J]. American Journal of Cancer Research，2016，6(6)：1358-1370.

[176] 胡大海，周琴，胡雪慧，等. 现代伤口临床护理理论和实践[M]. 西安：第四军医大学出版社. 2015.

[177] Peirisd. A historical perspective on crush syndrome：the clinical application of its pathogenesis，established by the study of wartime crush injuries[J]. J Clin Pathol，2017，70(4)：277-281.

[178] 李乐之，路潜. 外科护理学[M]. 7版. 北京：人民卫生出版社，2021.

[179] 付小兵，王正国. 中华创伤医学[M]. 2版. 北京：人民卫生出版社，2019.

[180] 刘鑫，林桦，张婷，等. 恶性肿瘤伤口患者症状生活困扰现状及其影响因素分析[J]. 中国护理管理，2022，22(02)：190-195.

[181] 刘宗超，李哲轩，张阳，等. 2020全球癌症统计报告解读[J]. 肿瘤综合治疗电子杂志，2021，7(02)：1-14.

[182] Tian J，Zhang D，Yao X，et al. Global epidemiology of systemic lupus erythematosus：a comprehensive systematic analysis and modelling study[J]. Ann Rheum Dis. 2022，82(3)：351-356.

[183] European Pressure Ulcer Advisory Panel，National Pressure Injury Advisory Panel，Pan Pacific Pressure Injury Alliance. Prevention and treatment of pressure ulcers/injuries：clinical practice guideline[S]. EPUAP/NPIAP/PPPIA：2019.

[184] Salati SA. Necrotizing fasciitis a review[J]. Pol Przegl Chir. 2022;95(2)：1-8.

[185] Allaw F，Wehbe S，Kanj SS. Necrotizing fasciitis：an update on epidemiology，diagnostic methods，and treatment[J]. Curr Opin Infect Dis. 2024;37(2)：105-111.

[186] 血栓闭塞性脉管炎中西医结合专家共识[J]. 血管与腔内血管外科杂志，2019，5(06)：471-479.

[187] 朱慧敏，袁欣然，王丹丹. 美国风湿病学会关于系统性硬化病研究进展[J]. 中华风湿病学杂志，2023，27(5)：333-337.

[188] 王晓佳，姬海燕，邸益红，等．系统性硬皮病流行病学回顾性分析[J]．中国病案，2020，21(08)：51-54．

[189] 李杨，王园园，邢可，等．坏疽性脓皮病的治疗现状及最新进展[J]．中华烧伤与创面修复杂志，2022，38(6)：574-579．DOI：10．3760/cma．j．cn501225-20220330-00108．

[190] Yamamoto T，Yamasaki K，Yamanaka K，et al．Clinical guidance of pyoderma gangrenosum 2022[J]．J Dermatol．2023，50(9)：253-275．

[191] Indarwatif，Mathew S，Munday J，et al．In Cidence of periphera lintravenous catheter failure and complications in paediatric patients：systematic review and meta analysis[J]．International Journal of Nursing Studies，2020，102：103488．

[192] 许莹，樊帆，徐富霞，等．儿童外周静脉药物外渗预防及管理的证据总结[J]．循证护理，2023，9(24)：4409-4414．

[193] Dufficy M，Takashima M，Cunninghame J，et al．Extravasation injury management for neonates and children：A systematic review and aggregated case series[J]．Journal of Hospital Medicine，2022，17(10)：832-842．

[194] 蒋琪霞，匡丹，王静，等．全国52所医院老年住院患者失禁相关性皮炎发生现况及影响因素分析[J]．中华现代护理杂志，2022，28(21)：2843-2849．